12/05

DATE DUE

FEB 1 0 2006		
FEB 2 4 2006		
JAN 2 3 2007		
FEB 0 9 2007		
JUN 2 2 2007		
AUG 1 2 2009		

SALUD CON LA EDAD

SALUD CON LA EDAD

Una vida de bienestar físico y espiritual

DR. ANDREW WEIL

VINTAGE ESPAÑOL
UNA DIVISIÓN DE RANDOM HOUSE, INC.
NUEVA YORK

Primera edición Vintage Español, octubre 2005

Biblioteca del Congreso de los Estados Unidos
Información de catalogación de publicaciones
Weil, Andrew.
[Healthy aging Spanish]
Salud con la edad : una vida de bienestar físico y espiritual / Andrew Weil.
p. cm.
Includes bibliographical references and index.
1. Aging. 2. Older people—Health and hygiene. I. Title.
RA777.6W43518 2005
613—dc22   2005042416

Vintage ISBN-10: 0-307-27560-4
Vintage ISBN-13: 978-0-307-27560-8

www.grupodelectura.com

Impreso en los Estados Unidos de América
10 9 8 7 6 5 4 3 2 1

Índice

Prefacio

La relación del Dr. Andrew Weil con la comunidad latina se inició hace ya 35 años, cuando era un médico joven y acabado de graduar de la Facultad de Medicina de la Universidad de Harvard. En esa época, el Dr. Weil, con su brillante carrera a cuestas, se fue a vivir a América Latina. Sus estudios e investigaciones científicas con el Museo de Botánica de Harvard y el Instituto de Asuntos Actuales del Mundo, llevaron al curioso e inquieto Dr. Weil a desarrollar temporalmente su carrera en varios países hispanos como México, Colombia, Ecuador, Perú y Bolivia. Allí, pudo profundizar en el lenguaje y las culturas médicas de esos países, lo que le facilitó la búsqueda de remedios naturales, tradicionales y alternativos, especialmente en las comunidades rurales.

También viajó por Europa y Asia, donde recopiló una amplia información en las áreas de prevención y nutrición; además, recogió otras opciones de remedios naturales que pueden utilizarse en combinación o aparte de nuestra medicina moderna. De esas importantes experiencias, avaladas por evidencias científicas, surgen las raíces de la "medicina integrativa", de la cual el Dr. Weil es el principal mentor y pionero. Con ella, el Dr. Weil nos ha proporcionado una nueva forma de medicina que tiene relación con la salud y el bienestar de la persona en su totalidad (cuerpo, mente y espíritu), incluyendo en ella todos los aspectos que nos facilitan una gratificante forma de vida.

. . .

Mientras el Dr. Weil llevaba a cabo con éxito y tesón interesantes investigaciones, y se dedicaba al mismo tiempo a la consulta médica, encontró tiempo para escribir diez libros; estos populares títulos ofrecen mensajes y guías de salud y nutrición óptima en un lenguaje que todos pueden entender.

En la actualidad, el Dr. Andrew Weil es ampliamente reconocido y apreciado a nivel internacional como líder y experto de primer orden en la "medicina integrativa". Él ha logrado explicar de forma detallada y fácil la salud y los procesos curativos. Con sus acertadas sugerencias de una dieta sana, contacto con la naturaleza, y ejercicio y actitud vital, podemos lograr un buen estado físico, mental y nutricional, así como también la manera de vivir más y mejor. Al plasmar esa ciencia con tanto acierto en sus libros, el Dr. Weil nos ha enseñado los secretos de la salud y los procesos naturales de curación para que podamos transformar nuestras vidas.

El Dr. Weil da inicio al libro *Salud con la edad* con una amplia explicación del mecanismo científico del envejecimiento; luego, explora las distintas culturas y los diferentes sistemas filosóficos, y nos señala cuál es la diferencia entre negar y aceptar nuestra edad con valor y dignidad. Nos presenta un atractivo plan que tiene como puntos básicos la prevención, la actividad física y los remedios naturales. Nos explica de forma experta lo que ocurre en el cuerpo humano durante el envejecimiento, marcando la diferencia entre sexos y países, separando acertadamente lo mítico de lo real, de acuerdo a las evidencias científicas y las investigaciones de última hora, facilitando consejos, remedios naturales y sugerencias para vivir saludablemente con el paso de los años.

Propone recetas específicas para el bienestar físico y mental, poniendo énfasis especial en la resolución de dificultades propias del envejecimiento, como la superación de la pérdida de independencia, el mantenimiento de una vida saludable y qué hacer para evitar la disminución del sentido del valor. Habla de la "edad biológica" y de lo que significa, y de cómo podemos utilizar nuestras habilidades integrativas de cuerpo y mente con acierto y eficacia. Sus secretos para la longevidad incluyen un atractivo plan en el que se destaca la dieta "anti-inflamatoria", un régimen nutricional con propiedades excepcionales para proteger la salud. También nos explica la aplicación de remedios naturales que pueden sernos útiles a la hora de conseguir un cambio que nos permita disfrutar plenamente de *Salud con la edad*.

Salud con la edad está escrito de una manera clara y precisa, proporcionando información valiosa y práctica, y poniéndonos en alerta sobre los aspectos negativos de no aceptar el proceso lógico de la edad. Resulta peligroso adoptar los conceptos de una filosofía "anti-edad" repleta de frustraciones, manipulaciones y miedos. El autor del excelente libro que presentamos hoy, nos recuerda que, pese a que todos deseamos la inmortalidad y encontrar la fuente de la eterna juventud durante nuestra vida, hay que aceptar inteligentemente el proceso natural, universal y dinámico del cambio, donde todo crece y todo envejece. Resulta muy conveniente aceptar la realidad del proceso imparable de la naturaleza humana y del mundo en el que nos ha tocado vivir.

El Dr. Weil nos ofrece una bella oportunidad para entender el valor profundo de las experiencias y de las esperanzas que lleva consigo la edad. Vivir es un gran privilegio, y hay que saber que "más que dar años a la vida, resulta mucho mejor dar vida a los años".

En *Salud con la edad,* la decisión inaplazable de conseguir una vida feliz y una longevidad positiva y estimulante, dependerá en buena parte de que sepamos prestar atención a sus sabias recomendaciones y que, de hecho, las pongamos en práctica.

Dr. José Luis Mosquera

Profesor Clínico Asistente, Facultad de Medicina y Programa de Medicina Integrativa (alumno 2004), Universidad de Arizona, Director Clínico-Medicina Integrativa, Centro Médico de St. Michaels, Newark, New Jersey

SALUD CON LA EDAD

Introducción

Hace poco cumplí los sesenta. Para celebrar el evento, mis amigos organizaron una fiesta sorpresa. Tras la diversión llegó el momento de reflexionar, y cuando lo hice, llegué a una conclusión poco agradable: estoy más cerca del momento en que mi energía y mis capacidades empezarán a disminuir y dejaré de ser independiente. Los sesenta es más o menos la época en que los órganos del cuerpo empiezan a fallar gradualmente, el período en el que comienzan a aparecer las primeras señales de las enfermedades relacionadas con la vejez.

De un día al siguiente apenas noto que envejezco. Cuando me miro al espejo por la mañana, mi rostro y mi barba blanca parecen las mismas de ayer. Pero cuando miro fotografías mías de la década de 1970 tengo una barba completamente negra. Al contemplar fotografías antiguas no puedo evitar darme cuenta de los cambios físicos ocurridos a lo largo de treinta años. Si presto atención, percibo otros cambios en mi cuerpo: más dolores y malestar, menos resistencia ante los rigores de los viajes y, a veces, menos energía. Y puede que mi memoria no trabaje tan bien como solía hacerlo. Y, al mismo tiempo, a pesar de la evidencia, hay parte de mi ser que siente que no ha cambiado, que, de hecho, se siente igual que cuando tenía seis años. Casi todas las personas con las que hablo del tema me cuentan experiencias similares.

Hace algunos años fui a la vigésimoquinta reunión de ex alumnos de mi promoción en el instituto, la única a la que he asistido jamás. No había visto a la mayoría de mis compañeros desde nuestra graduación en 1959. Algunos estaban igual que los recordaba y encajaban perfectamente con la imagen que guardaba de ellos en mi memoria desde un cuarto de siglo atrás. Unos pocos parecían no haber cambiado nada en absoluto. Otros, en cambio, estaban tan cambiados que me costaba encontrar puntos de similitud con las imágenes que tenía de ellos en mi cabeza. ¿Por qué tanta diferencia? ¿Por qué el tiempo altera tanto el aspecto de algunos individuos y no el de otros? O, en otras palabras, ¿por qué existe tantas veces una discrepancia entre la edad cronológica y la edad biológica? Yo creo que la respuesta hay que buscarla en interacciones complejas entre la genética y el medio ambiente. También creo, basándome en la evidencia médica que he visto, que podemos lograr controlar algunos de esos factores.

No comparto la opinión de que el envejecimiento nos acomete de repente en algún punto determinado de nuestra vida, sea a los sesenta o a cualquier otra edad clave. He hablado con investigadores, médicos y otros que creen que nacemos, alcanzamos rápidamente la madurez y luego avanzamos en un más o menos cómodo altiplano hasta que empieza la decadencia. Llaman a este período de declive *senectud* y lo consideran algo distinto y separado de lo que vino antes. Si uno se fija sólo en los aspectos físicos de la vida, especialmente a nivel microscópico celular, se trata de un punto de vista plausible.

Las células de los organismos viejos son diferentes de las de los organismos jóvenes y las observaciones sobre sus diferencias son una nueva ciencia dedicada a la biología del envejecimiento, que se llama biogerontología. Son los biogerontólogos quienes impulsan la idea de que el envejecimiento es una fase programada de declive que sigue al altiplano de la madurez. En su opinión la senectud es una fase discreta en la cual la célula pierde su capacidad de dividirse. Las células senectas siguen siendo capaces de realizar muchas de las funciones propias de la vida, pero no pueden reproducirse. Cuando los investigadores tratan de extraer células de organismos vivos, sean de plantas o de animales, y hacerlas crecer en probetas, la senectud se apodera rápidamente del cultivo, las células dejan de dividirse y luego los cultivos mueren. (En la vida humana, la senectud equivale al período de declive de las capacidades, el cual precede a la muerte y en el que aparecen las enfermedades relacionadas con la edad.)

Por el contrario, cuando las células se vuelven malignas, a menudo se vuelven inmunes a la senectud. Los biólogos se refieren a este cambio como «inmortalización». Se trata de una de las características más curiosas e importantes del cáncer, que describiré en mayor detalle más adelante. Apunta, además, a una posibilidad igualmente curiosa e importante sobre el envejecimiento: que la mecánica del envejecimiento en las células puede haber evolucionado como una defensa contra el cáncer. Puede que el crecimiento maligno sea inmortal a nivel celular, pero tiene el potencial de incapacitar y matar a organismos enteros prematuramente, es decir, antes de que puedan pasar sus genes y contribuir a la supervivencia y la evolución de la especie. Para que la vida continúe, impedir el crecimiento maligno debe ser una prioridad.

En cualquier caso, a mí me resulta más útil pensar en el envejecimiento como un proceso de cambio continuo y necesario que comienza con la concepción. En palabras de un filósofo oriental:

> *El sol a mediodía es el sol poniente;*
> *la persona que ha nacido comienza a morir.*

Para conseguir el máximo de salud y felicidad, esté donde esté dentro del continuo que es el envejecimiento, es importante aprender a vivir de la forma apropiada. Ese debería ser un objetivo fundamental para todos nosotros. Y lo que es apropiado cuando se tiene veinte años probablemente no sea lo mejor cuando se está en la cincuentena.

Pero también quiero decir desde un buen principio que no creo que se pueda revertir el proceso de envejecimiento. Al adoptar esta posición estoy consciente de que arriesgo perder a aquellos que quieren oír que el envejecimiento *sí* es reversible y que todos lograremos envejecer magníficamente. Podría decir esas cosas, pero no lo haré. Si quieren leer algo de ese estilo, acudan a cualquier librería y encontrarán un sinfín de títulos con variaciones sobre ese tema.

La cruda verdad es que envejecer conlleva cambios desagradables, como, por ejemplo: dolores y malestares; menos vigor, capacidad de curación, agudez de los sentidos, tono muscular, densidad ósea y energía sexual; pérdida de memoria; arrugas; pérdida de la belleza, de amigos, de familiares y de la independencia; una dependencia cada vez mayor de los doctores y de las pastillas, y aislamiento social. Podemos enmascarar los signos externos del proceso o tratar de mantener las viejas rutinas a pesar de él, pero no podemos cambiar el hecho de que todos avanzamos inexorablemente hacia la decadencia física y la muerte. Lo mejor que podemos hacer —que ya es mucho— es aceptar que es un hecho inevitable y tratar de adaptarnos a él, tratando de alcanzar la mejor salud posible a cualquier edad. En mi opinión, la negación del envejecimiento y el intento de combatirlo son contraproducentes; un fracaso a la hora de comprender y aceptar un aspecto importante de nuestra experiencia. Esa actitud es un gran obstáculo para envejecer con dignidad. Envejecer con dignidad significa dejar que la naturaleza siga su curso mientras hacemos cuanto podemos para retrasar la aparición de enfermedades relacionadas con la edad o, en otras palabras, tratar de vivir lo más y mejor que podamos y luego experimentar un rápido declive al final de la vida.

Pero también hay muchas buenas noticias. Por fortuna, la mayoría de nosotros no tendremos que envejecer del mismo modo que nuestros padres o nuestros abuelos. Tenemos acceso a mejores tratamientos médicos para las enfermedades relacionadas con la edad y sabemos más sobre cómo prevenirlas. Comemos mejor. Tenemos acceso a suplementos dietéticos y naturales que son beneficiosos para nuestra salud, además de a otros productos y servicios que nos ayudan a enfrentarnos al desafío de hacernos mayores. Comprendemos la importancia del ejercicio físico y del control del estrés. En consecuencia, cada vez vemos a más personas setentonas que tienen la apariencia y se comportan como la mayoría de la gente solía estar y comportarse cuando tenía cincuenta o sesenta;

cada vez vemos a más gente de ochenta años que sigue activa, saludable y disfrutando de la vida.

Más aún, creo que el envejecimiento no sólo comporta pérdidas y retos, sino que también trae ganancias y satisfacciones. En este libro quiero atraer su atención a las áreas de nuestra experiencia en las que «viejo» y «bueno» son sinónimos. ¿Qué es lo que nos emociona cuando estamos frente a árboles viejos? ¿Por qué se valora mucho más al vino y al whisky viejos que a los jóvenes? ¿Por qué los quesos viejos mejoran tanto? ¿Por qué a algunos violines les sienta bien la edad? ¿Por qué se valoran tanto algunas antigüedades? Quiero que usted considere las cualidades que la edad hace surgir en estas cosas y que luego busque las cualidades equivalentes en las personas.

Sí, el envejecimiento puede comportar fragilidad y sufrimiento, pero también conlleva poseer unas experiencias ricas y profundas, ser una persona compleja, serenidad, sabiduría y un tipo único de poder y dignidad. No le voy a decir que esta o aquella dieta, o que esta o aquella tabla de ejercicios ni esta o aquella hierba le harán más joven. Voy a tratar de convencerle, sin embargo, que tan deseable es aceptar el hecho de envejecer, como cualquier paso que tome para mejorar su salud a lo largo de su vida. Para envejecer dignamente debemos dejar de negar el hecho del envejecimiento y aprender y practicar lo que tenemos que hacer para mantener nuestro cuerpo y nuestra mente funcionando bien en *todas* las fases de la vida.

El primer paso para envejecer dignamente es mirar de frente a ese proceso y comprender en qué consiste.

Primera parte

*La ciencia y la filosofía
de la salud con la edad*

1

La inmortalidad

Pregunta: Si usted pudiera vivir eternamente, ¿lo haría, y de ser así, por qué?
Respuesta: No querría vivir eternamente, porque no deberíamos. Si tuviéramos que vivir para siempre, entonces viviríamos eternamente. Pero no podemos vivir eternamente, por eso yo no querría vivir eternamente.

—Miss Alabama, en el concurso de «Miss Estados Unidos» de 1994

Nuestra actitud frente al envejecimiento, y nuestra reacción hacia los cambios que la edad produce en nuestro aspecto están absolutamente condicionados porque sabemos que nos dirigimos inexorablemente hacia la muerte. No tengo intención de escribir sobre eso o del miedo a la muerte en este libro, pero me resulta imposible evitar mencionar ambos fenómenos como la fuente de nuestros sentimientos negativos acerca de la edad avanzada, pues están enteramente basados en el miedo.

Algunas especies envejecen más lentamente que los humanos, y otras con mayor velocidad. He tenido muchos perros a lo largo de los años, y he sido testigo de cómo mis compañeros caninos crecían, envejecían y morían. Mientras escribo, contemplo una fotografía de hace varios años de mis dos ridgebacks de Rhodesia en el porche delantero de mi casa en el sur de Arizona. Uno es un joven macho, Jambo, que no tendría más de un año cuando se tomó la fotografía. Está erguido, y es elegante y guapo, con toda la vitalidad de la juventud. La otra, B.T., tenía más de quince, bastante mayor para una raza tan grande. Está tendida, y su cara está completamente blanca. Poco después de esa imagen, no podía levantarse siquiera. Le proporcioné todo lo que necesitaba durante su declive, pero finalmente tuve que sacrificarla un día antes de que cumpliera dieciséis años.

Ahora Jambo tiene ocho años, y aún está en su apogeo: elegante, guapo y vital. Posee una profunda y enternecedora pesonalidad, que hace de él un compañero animal ideal. La mayoría de la gente que lo conoce comenta el buen aspecto que tiene, esa perfecta combinación de fuerza y belleza. A veces, cuando estoy leyendo en la cama por la noche, le invito a que suba y se eche a mi lado durante unos minutos. Si le acaricio el pecho de una forma especial, mira hacia el techo y extiende su cuello en una postura de noble satisfacción que me gusta contemplar. Pero cuando adopta esta posición, no puedo evitar fijarme en los primeros pelos blancos que han aparecido en su barbilla completamente negra. Y siempre que los veo, tampoco se me pasa por alto que cada vez tiene más.

Sé por experiencia que esta suave llovizna blanca anuncia los cambios que están por venir, y que también llegará el día en que él estará cubierto por una capa blanca de vejez. Cuando veo las señales de la edad poblando su fuerte cuello, pienso en mi propio vello facial, que antaño fue negro, y en el inexorable paso del tiempo y los implacables cambios que atacan los cuerpos a medida que llega el declive. Pienso en el dolor de perder a nuestros compañeros, en la separación que soportarán los que me aman y a los que amo, y en mi propio miedo al final; en fin, pienso en toda la tristeza que jamás puede desligarse de la alegría de la experiencia humana. Y estas reflexiones me embargan cuando observo unos pocos pelos blancos en el cuello de mi perro.

Todos sabemos que la vida tiene un límite, y fantaseamos acerca de la vida eterna. No es, pues, nada extraño que invirtamos tanto esfuerzo en negar el hecho de que envejecemos, mediante el uso de cosméticos, cirugía plástica y pequeñas mentiras («¡qué joven te ves!»). También por eso caemos rendidos ante las promesas de la medicina anti-edad, que nos dice que puede detener, e incluso revertir, el paso del tiempo.

La inmortalidad es un concepto muy seductor, pero me pregunto cuánta gente se ha detenido a pensar acerca de su significado e implicaciones reales, pues veremos que no es algo tan sencillo. Le invito a analizar la inmortalidad conmigo, a través del lente de la biología. Aparte de proporcionarle un marco de reflexión sobre cómo envejecer con salud, le permitirá familiarizarse con los últimos descubrimientos de los científicos que estudian el proceso de envejecimiento. Todos los consejos prácticos que le daré en este libro están basados en estas pruebas científicas*, y nacen de una filosofía que rechaza la inmortalidad y la eterna juventud como objetivos vitales que no son merecedores de nuestros desvelos.

En todos los niveles de nuestro ser, desde nuestras células hasta nuestra psiquis, existe una tensión entre mortalidad e inmortalidad. Comprender esta tensión le ayudará a aceptar el proceso de envejecimiento, y le impulsará a aprender a convivir con él de la forma más digna posible.

Empecemos con la inmortalidad a nivel celular. Hasta 1961, los investigadores creían, al menos en teoría, que las células normales extraídas del cuerpo y cultivadas en laboratorios deberían ser capaces de crecer y dividirse hasta el infinito si se suplían sus necesidades: es decir, si recibían un suministro de alimentación constante y si se eliminaban sus residuos. Ese año, Leonard Hayflick y Paul Moorhead, del Instituto Wistar de Filadelfia, demostraron lo contrario: que todas las células normales se dividen con el fin de regenerarse, un número determinado y finito de veces. Esta cifra se conoce hoy como el límite de Hayflick. Su descubridor, actualmente profesor de anatomía en la Facultad de Medicina de la Universidad de California en San Francisco, es uno de los principales biogerontólogos que existen. Su libro, *How and Why We Age*, publicado por primera vez en 1994, es el mejor que he leído sobre el tema, y recomiendo su lectura.

El límite de Hayflick es distinto según la especie, y a menudo está correlacionado con la esperanza de vida. Los humanos cuentan con

---

* Para mayor comodidad del lector, al final del texto se incluye un glosario con algunos de los términos científicos que emplearé.

un límite de Hayflick de unas cincuenta divisiones celulares, lo que los convierte en los mamíferos más longevos. Los ratones, que viven un máximo de tres años, tienen un límite de unas quince divisiones, y en las gallinas, que pueden llegar a vivir doce años, el límite es de veinticinco. En el punto más extremo de la longevidad, la tortuga de las Galápagos, que en ocasiones alcanza los 175 años, posee un límite de Hayflick de 110.

Las células HeLa, sin embargo, pueden realizar un número infinito de divisiones. No envejecen. Siguen creciendo y dividiéndose siempre que tengan nutrientes, oxígeno, espacio y algún medio de deshacerse de sus residuos. Las células HeLa fueron las primeras células humanas que se cultivaron fuera del cuerpo humano en grandes cantidades. Debido a su longevidad, constituyeron una revolución en el campo de la investigación médica y biológica, y rápidamente se adoptaron en los laboratorios de todo el mundo. El límite de Hayflick de las células humanas es cincuenta, pero las células HeLa lo ignoran. En cierto sentido, son inmortales.

Me enseñaron que «HeLa» se compone a partir de las sílabas iniciales del nombre y apellido de una mujer, Helen Lane, que se suponía era la fuente original de las células. Más tarde se descubrió que esto no era cierto, sino que las células procedían en realidad de Henrietta Lacks, una mujer pobre afroamericana de Baltimore, cuya historia salió a la luz años después de que sus células se multiplicaran prodigiosamente allá dónde se estudiaban.

Henrietta nació en el seno de una familia de recolectores de tabaco de Virginia. Se mudó a Baltimore en 1943 a los veintitrés años, se casó y tuvo cinco hijos en un corto espacio de tiempo. Luego, a principios de 1951, empezó a sufrir de hemorragias vaginales anómalas. Fue a la clínica del hospital Johns Hopkins, donde un doctor halló un tumor de aspecto preocupante de un cuarto de libra (unos 115 gramos) en el cuello del útero. El médico mandó hacer una biopsia, y envió muestras del tejido para el diagnóstico. Resultó ser maligno. Poco después, Henrietta regresó a la clínica para empezar el tratamiento de radiación, pero antes de eso se tomó otra muestra del tumor y esta vez se envió a George Gey, jefe de la unidad de investigación de cultivo de tejidos de Johns Hopkins.

Gey, junto con su esposa Margaret, llevaba tiempo en busca de células humanas que fueran capaces de crecer fuera del cuerpo humano. Su principal objetivo era estudiar el cáncer con el fin de hallar una cura. La biopsia de Henrietta Lacks le dio exactamente lo que necesitaba. Sus células cancerígenas crecían en las probetas como ninguna otra, con vigor y agresividad. Por supuesto, éstas eran malas noticias para la donante. A los pocos meses, el tumor de Henrietta había hecho metástasis por todo su cuerpo, originando tumores en todos sus órganos, hasta que falleció entre grandes dolores, en una sección racialmente segregada del hospital Johns Hopkins el 4 de octubre de 1951, ocho meses después del diagnóstico. El mismo día, George Gey apareció en televisión para anunciar su revolucionario descubrimiento en el campo de la investigación sobre el cáncer. Sostuvo un vial que contenía las células de Henrietta, y por primera vez las llamó células HeLa.

La demanda de células HeLa creció rápidamente. Los Gey enviaron viales a sus colegas, que a su vez las enviaron a otros, y poco tiempo después las células cancerígenas de Henrietta Lacks se multiplicaban por los laboratorios de todo el mundo. Gracias a ellas se descubrió la primera vacuna contra la polio, y también se utilizaron para estudiar los efectos de las drogas y la radiación, los mecanismos genéticos y muchas otras enfermedades. Hasta las mandaron al espacio en un transbordador espacial, para ver cómo se desarrollaban en la gravedad cero las células humanas cultivadas. Si se sumaran todas las células HeLa que existen en el mundo, la cifra superaría varias veces el peso del ser humano del cual procedieron.

La historia de Henrietta Lacks también plantea cuestiones éticas y sociales bastante incómodas y delicadas, pues ella jamás dio su consentimiento ni tuvo conocimiento de que sus células se emplearían de este modo. Ni ella ni su familia recibieron compensación alguna por el uso de las células (de hecho no se enteraron de lo sucedido hasta veinticuatro años después), y ninguno de los científicos que trabajó con las células HeLa reconoció jamás su papel en la investigación. Pero eso es otra historia.

¿Por qué siguen viviendo las células HeLa, quizá eternamente, cuando el ser humano que las produjo murió hace tiempo, y cuando la mayoría de las células envejecen después de un número determinado de divisiones? ¿Qué factor o factores condicionan la cantidad de divisiones que pueden realizar las células de distintos organismos? Las respuestas están grabadas en el ADN, nuestro material genético. El ADN está presente en unas estructuras en forma de barra llamadas cromosomas, que están en el núcleo de cada célula. Cuando éstas van a dividirse, para iniciar la reproducción y generar más tejido, los cromosomas tienen que replicarse, de modo que cada célula hija posea la misma información genética que su célula original. Las espirales de ADN que componen los cromosomas se desenroscan de modo que el código genético pueda copiarse para generar cadenas duplicadas, pero cada vez que el proceso tiene lugar, se pierde algo: un pedazo del extremo de cada fragmento.

Los cromosomas se interrumpen en una región concreta del ADN conocida como *telómero*. El nombre tiene una raíz griega, que significa «cuerpos finales». Los telómeros se han comparado al fragmento final de plástico en que terminan los cordones de los zapatos, pero no es un símil correcto, puesto que no existe ningún extremo. El telómero es más bien una secuencia repetida de seis «letras» (aminoácidos) del código del ADN —TTAGGG— que en español podrían traducirse como ELFIN. Esta secuencia se repite miles de veces en una célula joven. La mecánica de la replicación del ADN implica la pérdida de una porción del telómero cada vez que se produce una división celular. En el límite de Hayflick, la longitud del telómero restante no basta como para que se dupliquen cadenas de ADN sin provocar graves perjuicios genéticos. De modo que la célula ya no se divide, y termina su vida reproductiva. Llega la senectud y con el tiempo, la muerte de la célula.

El descubrimiento de los telómeros y su posible relación con la esperanza de vida máxima de los organismos, fue uno de los avances más importantes en el campo de la genética y de la biogerontología. Ha permitido a los investigadores resolver uno de los grandes misterios del cáncer: cómo puede ser que las células cancerígenas se vuelvan inmortales y sigan dividiéndose y multiplicándose hasta matar el organismo en el que surgen. En 1985, las doctoras Carol Greider y Elizabeth Blackburn informaron que habían descubierto la telomerasa, una enzima que añade más unidades de seis letras a los telómeros, compensando así la pérdida normal de fragmentos durante la división celular. La primera vez que detectaron su presencia fue en un animal unicelular microscópico llamado *Tetrahymena,* que vive en los lagos de agua dulce y en los ríos. Se utiliza habitualmente en la investigación genética, pero desde entonces la telomerasa también se ha descubierto en muchos otros organismos multicelulares, incluyendo los seres humanos. Aunque casi nunca está presente en las células normales, la mayoría de las células cancerígenas son capaces de producirla.

La transformación maligna es un proceso complejo que implica la eliminación de algunos genes y la activación de otros, a veces como respuesta a los agentes cancerígenos, y a veces no. Las células malignas no responden a las pautas generales de crecimiento y desarrollo, y constituyen una amenaza para sus vecinos normales, pero de la transformación maligna de una o más células hasta llegar a un cáncer clínicamente determinado, con la capacidad de matar al hospedador, media un gran trecho. Muchas células cancerígenas perecen porque su genética y su metabolismo están gravemente alterados, o porque crecen más que su suministro de sangre. En otros casos, los sistemas de defensa del cuerpo logran rechazarlas. Las que sobreviven tendrán que enfrentarse al límite de Hayflick, a menos que adquieran la capacidad de producir telomerasa. En muchas células existe un gen para la producción de telomerasa, pero permanece inactivo. (Pronto explicaré porqué está ahí.) Si una célula cancerígena logra activarlo y generar así la enzima que alarga los telómeros, puede dividirse indefinidamente, dando lugar a una clonación de células malignas que con el tiempo se convertirá en un tumor detectable.

Esto es lo que sucedió en el útero de Henrietta Lacks. El crecimiento ilimitado de las células HeLa se debe a la telomerasa. La actividad de la telomerasa —el proceso de iniciar la producción de telomerasa, por así decirlo— probablemente no sea el único camino hacia la inmortalidad de las células, puesto que el diez por ciento de los tumores parece capaz de reconstruir sus telómeros sin necesidad de la enzima. Evidentemente, terminan encontrando algún otro producto genético que les permite alcanzar el mismo resultado. A medida que los investigadores avanzan en los sutiles detalles que rodean la inmortalidad de las células, podrían emerger nuevas posibilidades ligadas al diagnóstico del cáncer y su tratamiento. La detección de la telomerasa en las muestras de tejido podría alertar de la presencia de cáncer en su etapa más temprana y más susceptible de recibir tratamientos efectivos. Si pudiéramos hallar un modo de suprimir la activación de la telomerasa —apagando el gen que la controla— quizá podríamos lograr que las células cancerígenas volvieran a ser mortales, y detener así su implacable crecimiento. Eso quizá llevaría demasiado tiempo y no sería el tratamiento principal con el cual atacar la enfermedad, pero resultaría muy útil como terapia de refuerzo para prevenir la metástasis, sin la toxicidad de la quimioterapia convencional.

He dicho que explicaría la razón por la cual en la mayoría de las células se da el potencial de producir telomerasa, aun cuando no siempre se activa. El motivo es que algunas células no malignas utilizan esta enzima en el marco de un crecimiento y desarrollo normales. Algunos ejemplos son las células madre embrionarias (que dirigen el desarrollo de los embriones, y de los cuales se pueden extraer), las células madre adultas (que siguen estando presentes en algunos tejidos en los organismos maduros), y las células germinales (que crean nuevos organismos). Más tarde trataré las células germinales—los huevos y el esperma. Las células madre embrionarias son células universales que poseen el potencial de crecer y diferenciarse de forma ilimitada. Pueden crear cualquier tipo de células en un organismo, desde células de piel, de sangre o nerviosas. (En otras palabras, todas las células son hijas de estas células madre.) En general, cuanto más diferenciadas y especializadas son las células, menor es su potencial de replicarse y mutar. Las células del corazón y las neuronas del cerebro son las más especializadas del cuerpo, y están en el extremo opuesto de las células madre en el espectro celular. Sus funciones son limitadas y muy concretas y no pueden dividirse ni reemplazarse. Cuando mueren, su pérdida es permanente.

Y sin embargo, ambos tipos de células contienen el genoma humano completo en sus cromosomas. La diferencia estriba en cuáles genes están inscritos, o activados, y cuáles no. La presencia de genes activados en las células madre es mayor que en otras células maduras, en donde están inactivos, entre ellos el gen de producción de telomerasa. La labor de las células madre embrionarias termina con la creación de un organismo nuevo y completo. En ese punto, es importante que su actividad cese. Pueden evolucionar y convertirse en células madre adultas, como describiré más adelante, pero no hay sitio para estas células centrales, universales y «todopoderosas» en un organismo ya desarrollado. De hecho, si siguen existiendo pueden dar lugar a los cánceres de desarrollo rápido que se producen en niños y jóvenes, y cuyo origen es distinto de los cánceres habituales que afectan a los adultos de más edad.

Los cánceres infantiles incluyen el retinoblastoma (ojos), el neuroblastoma (glándula adrenal), y el tumor de Wilm (riñón). A pesar de que son enfermedades horrendas, son especialmente aptas para tratarse con quimioterapia y radiación porque la división celular que presentan es muy alta. (La quimioterapia y la radiación atacan las células que se dividen.) Se cree que los cánceres infantiles se originan en las células embrionarias; una vez más, existe una estrecha relación entre inmortalidad y crecimiento maligno.

Recientemente, las células madre embrionarias son tema de debate en las noticias pues los investigadores han empezado a valorar la posibilidad de utilizarlas para regenerar tejidos y órganos dañados, y para el tratamiento de dolencias propias de la edad avanzada, como la enfermedad de Parkinson. Esta línea de investigación ha desatado la ira de la derecha religiosa, que se opone a toda investigación con embriones humanos, y que ha logrado privar de financiación gubernamental a cualquier proyecto que trabaje con células madre. No hay duda de que seguirán en marcha las investigaciones que obtienen financiación de entidades privadas, y los científicos que necesitan de los fondos federales tendrán que optar por trabajar con células madre adultas que no deben extraerse de embriones, pero cuya utilidad médica potencial es relativamente limitada.

El osteosarcoma o cáncer de huesos primario es un ejemplo de un cáncer que ataca a los jóvenes: la edad media de aparición está entre los diez y los veinte años. Quizá también tenga que ver con las células madre, pero es más probable que se origine en una célula madre adulta anómala. Existen muchos tejidos adultos, aunque no todos, que contienen estás células «primitivas» relativamente poco comunes. Dichas células son capaces de diferenciarse y convertirse en cualquiera de las células que compone ese tejido. Por ejemplo, las células madre de la médula espinal no sólo pueden replicarse a sí mismas, también pueden crear precursores de todas las variedades distintas de células blancas y rojas de la sangre, así como las células productoras de plaquetas. Las células madre adultas de los tejidos conectivos pueden originar células de hueso, de cartílagos, de músculo y de grasa. Las células madre adultas no poseen habilidades tan deslumbrantes y universales como las embrionarias, pero aun así poseen una maravillosa creatividad. Y también tienen el potencial negativo de generar cánceres de rápido crecimiento.

Actualmente los médicos realizan transplantes de células madre adultas para regenerar la médula espinal en determinados pacientes con cáncer, un gran avance respecto al antiguo método que suponía el transplante de la propia médula espinal. (La médula espinal es la fuente de las células rojas y blancas de la sangre, así como de las plaquetas.) Para algunos tipos de leucemia, linfomas y mielomas múltiples, los transplantes de células madre pueden salvar la vida del paciente. El procedimiento consiste en cultivar estas células concretas a partir de la médula espinal o de la sangre, y luego destruir una parte de la médula espinal existente (junto con cualquier célula maligna que pueda contener) con abundantes dosis de quimioterapia, radiación, o ambas. Generalmente, el resultado de este tratamiento sería la muerte, pero cuando las células madre se introducen de nuevo en el torrente sanguíneo, se van directamente a la médula reducida y proceden a regenerar todas las células necesarias, libres de la enfermedad.*

Pero esto es solamente el principio de lo que podrían conseguir las células madre. Si usted realiza una búsqueda por Internet del término «células madre», podrá hacerse una idea de sus posibilidades actuales y en el futuro. Las células madre podrían curar enfermedades hasta consideradas como incurables (como el Alzheimer y la diabetes juvenil), devolver la facultad de oír en caso de sordera neurosensorial, e incluso permitir la regeneración de espinas dorsales dañadas.

En alguna de mis otras obras, escribí:

> La pérdida muscular que se produce en el corazón a resultas de la interrupción en el suministro sanguíneo no se reemplaza con nuevo músculo. Éste se repara y queda una cicatriz fibrosa, pero no se produce regeneración del tejido original. Lo mismo vale para las neuronas del cerebro. Las células del corazón y las células nerviosas poseen funciones tan especializadas —y tan diferenciadas— que parecen haber perdido su capacidad para crecer. Y sin embargo, quizá en el interior de estas células vitales exista un mecanismo esperando ser descubierto, que podría activar las secuencias apropiadas de ADN en el núcleo. Si la ciencia empieza a concentrarse en el sistema de curación, para aislar y comprender sus mecanismos [...] no sería impensable que algún día los médicos puedan activar la regeneración de los corazones y cerebros dañados, y de las espinas dorsales rotas. Sería en verdad una nueva era de la medicina, orientada hacia la sanación y la curación del paciente.

---

* Existe otro posible origen de células madre de la sangre: precisamente, los restos de la sangre presente en el cordón umbilical de un recién nacido. Esta sangre puede recogerse justo después del nacimiento, congelarse y conservarse para un posible uso en el futuro por parte del recién nacido, o de cualquier otra persona de su mismo tipo de sangre o tejido. Aquellas parejas que van a ser padres deberían solicitar que se llevara a cabo esta medida preventiva, que es totalmente segura.

La clave de estas maravillosas posibilidades consiste en aprender a utilizar y dirigir las células potencialmente inmortales que residen en el cuerpo humano, tanto durante el desarrollo embrionario como durante la madurez. De nuevo me veo obligado a recordar a los lectores la relación entre inmortalidad y cáncer. Una visión de esa inmortalidad es el crecimiento desaforado de las células HeLa que mataron a su hospedador. Tanto las células madre como las adultas deben mantenerse dentro de sus límites fijados para evitar un desastre de este tipo. Posiblemente activan la producción de telomerasa de forma transitoria, durante las fases de crecimiento activo, y luego ponen fin al proceso cuando el crecimiento celular ya no es necesario.

Existe otra línea de investigación sobre la telomerasa que también plantea esperanza y miedo. Hoy es posible insertar el gen de esta enzima en las células que no lo poseen, y así permitir a las células maduras que prolonguen sus telómeros y se regeneren. Este procedimiento se ha llevado a cabo con éxito en los fibroblastos humanos, células halladas en la piel, que poseen una parte del potencial de las células madre adultas. Los fibroblastos fabrican las fibras elásticas y el colágeno que confieren firmeza a la piel, y también pueden diferenciarse de distintas formas para producir células generadoras de grasa, hueso, cartílago y músculo liso. La senescencia de los fibroblastos, consecuencia de la pérdida de telómeros, origina el deterioro de la piel a medida que pasan los años, y quizá sea la causa de otros cambios relacionados con la edad en los demás tejidos que estas células mantienen.

Algunas de estas conclusiones se basan en investigaciones relacionadas con una extraña enfermedad hereditaria, el síndrome de Werner, que se caracteriza por un envejecimiento acelerado, al menos en algunas partes del cuerpo. Los síntomas del síndrome de Werner aparecen durante la adolescencia e incluyen cataratas, pérdida de pelo y aparición de canas, deterioro de la piel, osteoporosis y ateroesclerosis aceleradas, y un mayor porcentaje de riesgo de cáncer (probablemente como resultado de la pérdida de funciones inmunitarias). Los afectados raramente sobreviven más allá de los cuarenta años, y para ese entonces parecen personas el doble de mayores. Llama la atención, especialmente, su piel prematuramente arrugada. Los fibroblastos extraídos de la piel de pacientes con síndrome de Werner y cultivados en el laboratorio muestran unos telómeros anómalos, de poca longitud y envejecimiento celular prematuro. Pero si se suministra el gen que produce la telomerasa a los fibroblastos afectados en probetas, éstos se regeneran. Sus telómeros se alargan, y los fibroblastos reemprenden todas sus funciones, e incluso llegan a ser inmortales, *sin mostrar ninguna señal de transformación maligna.*

Este experimento plantea varias posibilidades notables. Primero, pone de manifiesto que el proceso de inmortalización celular no es necesariamente sinónimo de cáncer, aunque a menudo van de la mano. La inmortalidad gracias a la telomerasa es una herramienta adquirida y utilizada, a menudo con terribles consecuencias para los organismos, por células que no funcionan adecuadamente. En las células no malignas puede llevar al rejuvenecimiento, con resultados benéficos para los organismos, siempre que la producción de la enzima esté controlada: que se active cuando sea necesario, y pueda desactivarse cuando ya no lo sea.

En segundo lugar, este experimento indica que quizá estén cercanos nuevos tratamientos para las consecuencias nefastas del síndrome de Werner, no solamente a nivel del daño en la piel, sino para problemas más graves. Por ejemplo, la actividad anómala de los fibroblastos hace que el músculo liso de las paredes de las arterias se haga más espeso, con lo cual éstas se vuelven más estrechas. Este cambio es una de las causas de la ateroesclerosis. (Muchos pacientes con síndrome de Werner mueren de sus dolencias cardiovasculares.)

En tercer lugar, podría surgir la posibilidad de diseñar un método efectivo para el rejuvenecimiento de la piel. Muchas personas consideran que las arrugas y la pérdida de firmeza y tono en la piel que sobrevienen con el paso del tiempo son los efectos más preocupantes de la edad, y de hecho la industria de la cosmética actúa como paliativo de esta inquietud vendiendo miles de millones de dólares en forma de productos y servicios. Casi todos estos productos no valen nada. (Más tarde hablaré de ellos.) Pero imagínese que la piel pudiera rejuvenecerse de verdad, suministrándole fibroblastos regenerados e inmortales, capaces y dispuestos a nutrirla, reafirmarla, reparar el daño y devolverle su esplendor. Eso quizá sea posible muy pronto. ¡Piense en las ramificaciones médicas, cosméticas y comerciales que podría tener!

Finalmente, también se vislumbra en la distancia la posibilidad de un sistema más general de medicina regenerativa mediante la manipulación genética, para permitir a los fibroblastos y otros tipos de células básicas que reparen daños congénitos o adquiridos en diversos órganos y tejidos. Podríamos tratar con efectividad y con seguridad enfermedades como la fibrosis pulmonar, la ateroesclerosis, la osteoporosis, y las enfermedades cerebrales degenerativas. Las investigaciones que se están realizando con fibroblastos y telomerasa son sólo el principio del enfoque potencial que podría adoptar la medicina del futuro, y que podría convertirse en extremadamente beneficioso.

Sin embargo, de nuevo querría inyectar prudencia y preocupación en este debate. La inmortalidad celular es un concepto fascinante, pero me resulta también perturbador, especialmente cuando se invoca como una de las claves para la prolongación de la vida. Citaré a un experto en la materia, el profesor S. Jay Olshansky de la Escuela de Salud Pública de la Universidad de Illinois en Chicago. Olshansky es el coautor (junto con Bruce A. Carnes) de *The Quest for Immortality: Science at the Frontiers of Aging,* un libro excelente, y también uno de los principales autores (los otros son Carnes y Hayflick) de la *Declaración de posiciones sobre el envejecimiento humano* que se publicó en 2002. La intención de la declaración era contrarrestar varias afirmaciones realizadas por los defensores de la medicina anti-edad. Docenas de científicos y expertos en el campo del envejecimiento la firmaron, incluido yo, y obtuvo una notable repercusión en los medios. He aquí lo que la declaración dice acerca de los telómeros y la longevidad:

Existen investigaciones científicas serias que demuestran que la longitud de los telómeros desempeña un papel significativo en la esperanza de vida celular de los fibroblastos humanos y en otros tipos de células normales. Sin embargo, incrementar el número de veces que una célula puede dividirse puede predisponerlas a la formación de tumores. Así, aunque la reducción de los telómeros quizá esté relacionada con el límite de la vida de una célula, no existen pruebas de que la reducción de los telómeros pueda afectar la longevidad humana.

El crecimiento de células de un cultivo quizá no tenga nada que ver con el comportamiento de las células en el interior del cuerpo, y la posibilidad de rejuvenecer fibroblastos con telomerasa tal vez tampoco nos indicará si seremos capaces de alterar la esperanza de vida humana. Existe un debate científico sobre este punto. Algunos ven en la telomerasa la versión moderna de la fuente de la eterna juventud, y otros son más escépticos. Por mi parte, prefiero esperar para dar mi opinión.

Ahora querría comentar esa tercera categoría de células potencialmente inmortales, las que llevan inscritas la función de reproducción. Todas las células del cuerpo, exceptuando los óvulos y los espermatozoides, cuentan con un juego de cromosomas duplicados, procedentes de cada uno de los progenitores. Cuando se produce la división celular no sexuada, los cromosomas se reproducen completamente, y cada célula hija hereda el mismo juego duplicado. Pero cuando las células germinales —los óvulos y el esperma— se forman, los juegos de cromosomas se dividen, repartiéndose cada uno en cada célula resultante. Así, las células germinales poseen la mitad de cromosomas que las células somáticas (del cuerpo), de modo que cuando un huevo y un espermatozoide se unen, el óvulo fertilizado (y las células que se deriven de él, exceptuando las células germinales de la siguiente generación) tendrá un juego genético procedente de cada uno de los progenitores.

En esencia, la reproducción sexual es como mezclar las cartas de la baraja genética, de modo que cada hijo tenga un conjunto ligeramente distinto de características heredadas procedentes de cada padre y madre. Unos pocos organismos (parecidos a los hongos) no necesitan preocuparse de la reproducción sexual: sencillamente generan células hijas con genes idénticos, que se van por su cuenta. Pero la naturaleza suele favorecer firmemente el método sexual, puesto que confiere una gran ventaja a la especie, independientemente de lo que suceda con los individuos.

Vivo en el desierto, en las afueras de Tucson, Arizona. Allí, el cactus más peligroso que hay es la «cholla saltarina» (*Opuntia fulgida)*, pariente del higo chumbo, más conocido y mucho menos peligroso, aunque si uno tropieza con él tampoco resulta cómodo. Las chollas saltarinas poseen tallos circulares y nudosos, y están armadas con temibles espinas que son una maravilla de la ingeniería botánica. Son tan afiladas que pueden atravesar la piel y la carne muy profundamente a la menor presión, y están cubiertas con microscópicas púas reversibles que dificultan sobremanera la extracción, pues es dolorosísima. Los seres humanos desprevenidos (así como los perros, y otros animales) que entran en contacto con esta planta a menudo se encuentran con todo un fragmento clavado en un brazo o una pierna. Esto es especialmente sorprendente, pues a veces ni siquiera nos damos cuenta de que se ha producido contacto. Es como si una sección entera del cactus hubiera saltado desde la planta hasta su cuerpo. De hecho, las chollas saltarinas no saltan, pero sus tallos llenos de espinas y nudos se rompen con el menor movimiento. Creo que el más mínimo contacto con la planta permite que unas pocas espinas atraviesen la piel, y aún antes de que estemos conscientes de eso, la extremidad afectada realiza un movimiento reflejo y arranca un pedazo de tallo entero de la planta, que termina así firme y profundamente clavado en la carne.

En realidad, esto constituye una estrategia reproductiva muy exitosa de la cholla saltarina, pues ese fragmento desgajado del cactus se enraizará y dará lugar a una nueva planta tan pronto como el animal o ser humano se lo extraiga de la herida y lo deposite en la superficie del desierto. Se trata de la «reproducción vegetativa», en la que no se produce ninguna mezcla genética, y que es la base del proceso de cultivo de las variedades de plantas mediante la poda, los injertos y la manipulación de brotes, en lugar de recolectar y plantar semillas. La reproducción vegetativa preserva las característisticas genéticas de la planta que aporta el tejido somático. La cholla saltarina es excepcionalmente buena en ese aspecto: algunas partes del desierto de Sonora son básicamente bosques de chollas, y resulta muy complicado cruzarlos sin botas que protejan bien los pies, y con extremo cuidado al pisar. De hecho, el sistema de reproducción de esta especie de cactus es tan eficiente que ya han perdido su capacidad de reproducción sexual. Dan frutos, igual que las demás especies de cholla, pero sus semillas son estériles. Todas las chollas saltarinas de este inmenso desierto son clones, y tienen exactamente los mismos genes.

Por el momento vamos bien. La cholla saltarina da la impresión de ser una especie muy exitosa. Desde luego, hay muchas, y todas parecen sanas; al «saltar» encima de cualquier cosa que las roce, se reproducen como locas. Y sin embargo son extremadamente vulnerables. La variación genética es la principal protección que la naturaleza emplea contra el cambio medioambiental. Si el entorno del desierto de Sonora cambiara, es decir si se volviera mucho más frío, o más caliente, por ejemplo, o si surgiera una nueva enfermedad de hongos que atacara a los cactus, las chollas saltarinas pronto quedarían gravemente diezmadas. De hecho, toda la población de chollas podría desaparecer rápidamente, y las *Opuntia fulgida* quedarían relegadas a la larga lista de especies extintas que no han sido capaces de sobrevivir en el planeta Tierra.

La vida en este planeta evolucionó en medio de cambios medioambientales hostiles y radicales, y no existe motivo para creer que las cosas van a ser más fáciles. El sexo es una herramienta de redistribución de la baraja genética, que trata de generar la gama más diversa y numerosa de posibilidades de vida, de modo que al menos algunos individuos puedan sobrevivir un cataclismo climático, aún si la mayoría perece. Así, el sexo es una estrategia exitosa para la perpetuación de la vida, al menos en lo que a la especie se refiere, pues los individuos pagan un precio muy alto: la muerte. Cualquier debate que iniciemos sobre la inmortalidad debe tener en cuenta esta disyuntiva.

En *The Quest for Immortality,* Olshansky y Carnes afirman:

«...la inmortalidad reside en los genes, y no en los cuerpos que los transportan. Los genes, los viajeros del tiempo por excelencia, trascienden las fronteras del tiempo que mide los límites impuestos en nuestros cuerpos mortales». El ADN y los genes inscritos en él son inmortales. Contienen instrucciones para la creación de cuerpos mortales que puedan perpetuarles. El ADN de sus células es el capítulo actual de un linaje sin fisuras que se remonta al primer ADN que apareció en la Tierra. La mayoría de los científicos creen que esta molécula auto-replicante evolucionó espontáneamente a partir de los compuestos orgánicos simples que se acumularon en el agua, en las condiciones físicas y ambientales tan distintas imperantes en el planeta en nuestro pasado prehistórico. Una minoría está en desacuerdo con esa tesis, y en lugar de eso creen que el ADN se plantó en nuestro planeta procedente de otro sitio, y que esta molécula única llegó del espacio exterior, y utilizó las materias primas del planeta para construir cuerpos mortales, siguiendo sus propios objetivos.

En cualquier caso, las células germinales que transportan el ADN de generación en generación son vehículos de ese ADN inmortal, pero ellas distan de serlo. Los óvulos no fertilizados desaparecen poco después de la ovulación, y la vida de los espermatozoides es muy corta. Sin embargo, los dos tipos de células poseen genes activados para la telomerasa, y cuando estos genes no funcionan, el proceso normal de fertilización corre peligro. Por supuesto, en cuanto se produce la fertilización, el zigoto resultante depende de la telomerasa para iniciar el proceso de división celular y crecer hasta convertirse en un embrión. Además, las células germinales también son especiales por una razón que las hace muy interesantes para los biogerontólogos: sus sistemas de reparación del ADN son notablemente más eficaces que los de las células somáticas.

Una teoría del envejecimiento postula que la acumulación de errores en el ADN de las células somáticas es la causa del cambio degenerativo. Desde este punto de vista, las arrugas en la piel, el endurecimiento de las arterias, la pérdida de células cerebrales y otras características que distinguen a los mayores de los jóvenes adultos equivaldrían a daños acumulados en el ADN a lo largo del tiempo, y en consecuencia, a errores en el contenido y la traducción de las instrucciones genéticas en las células. No hay duda de que el ADN puede resultar dañado. Sus fragmentos pueden romperse, o deformarse a causa de agentes químicos diversos (como los radicales libres, de los que hablaré más tarde), y las agresiones energéticas (como los rayos ultravioletas del sol, los rayos cósmicos y los rayos X). Los accidentes en el curso normal de la replicación del ADN también pueden causar distorsiones genéticas. Si la división celular se produce antes de que se reparen, el daño se transmite a las células hijas y los errores genéticos se acumulan.

Con el fin de protegerse de estas calamidades, el ADN contiene instrucciones para la fabricación de enzimas que pueden repararlo y neutralizar agentes potencialmente dañinos. La vida celular constituye una batalla perpetua entre las fuerzas que agreden al ADN y los mecanismos de protección de ese ADN. El doctor Thomas Perls, que estudia la genética de la longevidad en Harvard, afirma que lo más notable de todo es la cantidad de años que vivimos, teniendo en cuenta la hostilidad del entorno y las múltiples fuerzas que dan lugar a errores en el ADN. «Lo inaudito no es que envejezcamos y muramos, sino que avancemos por la vida con tan buenos resultados», afirma.

Si las células somáticas necesitan protegerse para evitar perjuicios en su ADN, imagínese lo importante que es para las células germinales, que son responsables de entregar el ADN de la forma más intacta posible, de generación en generación. Los mecanismos de reparación del ADN en las células germinales deben funcionar lo mejor posible, en todo momento. Cuando logremos comprender cómo se articulan estos mecanismos, quizá podamos impulsarlos en las células somáticas, y así llegar al rejuvenecimiento de tejidos y órganos por otra vía, independiente de la telomerasa. Estamos ante una posibilidad más que se abre en el horizonte de la medicina.

Hasta ahora, mientras escribía sobre la inmortalidad, me he concentrado en el aspecto celular. Pero, ¿cuáles son las posibilidades de inmortalidad para el organismo? Y si no de inmortalidad, cuando menos, ¿de una longevidad más extensa?

De nuevo tengo que ser prudente. Una posibilidad grotesca

queda ilustrada en el mito griego de Titonio. Eos, la diosa del amanecer, tiene un romance con Ares, el marido de Afrodita. Para castigar a Eos, la diosa Afrodita la condena a enamorarse de bellos mortales. Eos se enamora de dos, Titonio y Ganímedes, pero el padre de los dioses, Zeus, también desea a Ganímedes, y se lo lleva al Olimpo para que sea el portador de su copa. Zeus le ofrece a Eos una compensación por Ganímedes: prometerle un deseo. Eos formula el deseo de que Titonio sea inmortal, y olvida pedir que conserve para siempre su aspecto juvenil. El resultado es que Titonio vive eternamente, pero envejece sin remisión hasta convertirse en un anciano, una criatura frágil y aquejada de dolor. Eos le condena a pasar así la eternidad, aunque en algunas versiones de la historia se le convierte en saltamontes o en grillo y permanece cautivo en una jaula. (En algunas culturas, estos insectos simbolizan la longevidad.)

La medicina moderna ya es capaz de producir Titonios —extender la vida sin preservar la salud— y si consigue acumular y dominar técnicas para la prolongación de la vida de células, tejidos y órganos, las consecuencias para los organismos son incalculables. Debemos ser prudentes, y no desear una larga vida sin antes pensar cuidadosamente y con detalle en cómo será esa vida prolongada.

Suponga que un poder determinado le concediera su deseo de eterna juventud, y también salud, por un tiempo ilimitado. ¿Hasta cuándo podría usted soportarlo?

Desde siempre, escritores y filósofos han especulado acerca de la posibilidad de ser inmortales, y casi todos han llegado a la conclusión de que sería intolerable. Una de mis novelas favoritas trata de este tema: se titula *La sibila,* y la escribió en 1956 el premio Nóbel Pär Lagerkvist. La historia se podría resumir como una mezcla de Judío Errante conoce a la sacerdotisa del Oráculo de Delfos. Allí, el Judío busca a la sacerdotisa para tratar de comprender y hacer las paces con su peculiar destino. Cuando Jesús arrastraba su cruz durante el Via Crucis, él se negó a dejarle recostarse contra su casa para descansar, tal y como Jesús le pedía. «Pensé que si un hombre condenado, tan infeliz, se apoyaba en mi casa para descansar, quizá me traía mala suerte. De modo que le dije que siguiera avanzando, que no le quería allí.

«Puesto que no quieres que mi cabeza repose en tu casa, tu alma quedará maldita para siempre...», tal fue la respuesta de Jesús. «Porque me has negado mi ruego, sufrirás un mayor castigo que yo: jamás morirás. Vagarás por este mundo eternamente, y no hallarás descanso».

Más tarde, a medida que el Judío Errante se daba cuenta del alcance de estas palabras, este hombre verdaderamente desafortunado entreveía su futuro:

> [...] Era extraño, pues dijo que viviría para siempre, que jamás moriría. Qué extraño... ¿Por qué debería preocuparme que así fuera? ¿Es que no había sido mi deseo más profundo no tener que morir, no morir? ¿Por qué pues no me embargaba la alegría? ¿Por qué no sentía ninguna felicidad?
>
> [...] «para toda la eternidad, sin hallar descanso».
>
> Jamás había reflexionado verdaderamente sobre eso, pero ahora empezaba a comprender qué era la eternidad realmente. Cómo me privaría de la vida, que era en sí misma una condena, una maldición, y que mancharía mi alma inmortal.
>
> La eternidad... Nada tiene que ver con la vida, pensé. Es lo contrario a la vida. Es algo sin límite, sin fin, un reino de la muerte al que los vivos se asoman con horror. ¿Allí era donde yo estaba condenado a vagar? ¿Para esto se me había concedido esa cosa? «Para toda la eternidad...». Esa era mi sentencia de muerte: la más cruel que podía imaginarse.

La conclusión de todos los filósofos y escritores que se han preguntado acerca de la inmortalidad es la misma que el infeliz personaje de Lagerkvist alcanza. Hacerse mayor, y morir, es lo que confiere sentido a la vida, y sin ello vivir sería horrible e insoportable. Quizá deseamos vivir más que los setenta años que la Biblia nos otorga, o que la esperanza de vida ligeramente más alta de la gente que vive hoy en día en los países industrializados, que disfrutan de la bendición de la medicina moderna. Ciertamente, es legítimo esperar que las pérdidas y estragos de la edad avanzada nos lleguen tarde en la vida, y que el declive final y la muerte sean rápidos y tranquilos.

Pero ansiar la juventud eterna y escapar de la muerte me parece la mayor insensatez.

Durante este capítulo he revisado diversas visiones de la inmortalidad, y todas refuerzan la conclusión de escritores y filósofos, aun si no disponían de la información que los biogerontólogos de hoy en día han descubierto. La primera es la identidad de la inmortalidad celular y el crecimiento maligno. Cuando las células pasan a ser inmortales, son cancerígenas. No respetan las reglas que gobiernan el crecimiento y desarrollo normal de los organismos, y se comportan de modo egoísta y peligroso, para finalmente terminar destruyendo los organismos de los que proceden. Lo segundo es la esterilidad de la vida sin sexo y muerte, según hemos visto al tratar el ejemplo de la cholla saltarina y su incapacidad de adaptarse a un entorno cambiante. El tercer dato es el desastre de Titonio: estar atrapados en el inevitable sufrimiento de una vida sin fin, y sin posibilidad de liberación. El cuarto ejemplo es el destino del Judío Errante, al cual la vida eterna le ha robado de todo lo que hace que la vida merezca la pena.

Quería repasar estas ideas al principio de este libro a causa del tremendo poder que el concepto del anti-edad ejerce en las mentes contemporáneas. La medicina anti-edad es una corriente muy importante en la medicina hoy, y se manifiesta por doquier en revistas, convenciones, clínicas y médicos, además de constituir un mercado muy activo de productos y servicios. Los defensores de los métodos anti-edad quizá no ofrezcan exactamente inmortalidad, o juventud eterna, pero sin duda alimentan una extendida necesidad en el ser humano, que ansía esas condiciones. Trataré con mayor detenimiento el movimiento anti-edad en capítulos posteriores, pues estoy firmemente convencido de que impide a mucha gente llegar a aceptar de forma sana y positiva el hecho de que envejecemos y somos mortales.

Alfred Lord Tennyson (1809–92) escribió un poema titulado «*Tithonus*». Empieza así:

> *Decae el bosque, decae el bosque y sucumbe,*
> *Los efluvios derraman sus frutos en la tierra,*

Viene el hombre y cultiva el campo, y bajo él yace,
Y tras muchos veranos, muere el cisne.
Sólo a mí la cruel inmortalidad castiga;
En tus brazos lentamente me marchito...

Ahora vuelva y relea las palabras de Miss Alabama que están al principio de este capítulo. Quizá le parezcan más sabias, en una segunda lectura.

2

Las fuentes de la eterna juventud

Ante sus ojos, Shangri-La jamás se le había ofrecido tan
bello: el valle yacía al borde del precipicio, y la imagen
era la de un profundo estanque sin ondulaciones que
desprendía la misma paz de sus propios pensamientos.

—*Horizontes perdidos*, de James Hilton

En *The Quest for Immortality*, Olshansky y Carnes identifican tres
categorías universales y permanentes de leyendas acerca de la vida y
la juventud eternas. Las denominan leyendas *antediluvianas, hiperbóreas* y del *manantial*.

Las fantasías antediluvianas («antes del diluvio») se enmarcan en
una era anterior, en la que supuestamente las personas vivían más
tiempo que hoy en día, o para siempre, o eran eternamente jóvenes.
Las leyendas hiperbóreas («más allá del viento del norte») describen
el mismo escenario, pero en localizaciones remotas o envueltas en
magia, a salvo de la influencia corruptora del mundo actual. Las
historias del manantial (es decir, la fuente de la eterna juventud)
tratan de la existencia de sustancias mágicas que revierten el proceso de envejecimiento y niegan la muerte.

Existen estudios científicos que demuestran que la gente vive hoy
más tiempo que nunca, e incluso que la esperanza de vida del ser
humano se ha incrementado ligeramente a lo largo de la evolución.
No existe ninguna prueba científica que sostenga la hipótesis de una
mayor longevidad en una era anterior. Las afirmaciones bíblicas de

que Matusalén y sus compañeros hacían parecer jovencitos a los centenarios están en total contradicción con los descubrimientos de los paleontólogos.

Tampoco existe ninguna razón para creer que las personas excepcionalmente longevas proceden de ninguna región en concreto del mundo. (Sin embargo, sí analizaré algunos lugares que me parecen especialmente válidos debido a los indicios que proporcionan para estudiar el envejecimiento.)

En cambio, no es tan sencillo desestimar las historias sobre las fuentes de la eterna juventud. La telomerasa y las células madre quizá estén lejos de lo que Ponce de León tenía en mente cuando vagaba por las Indias Occidentales en 1513 en busca de Bimini y su riachuelo mágico (los nativos del actual Puerto Rico le hablaron de él), pero hoy en día manejamos materiales que poseen alguna de sus propiedades rejuvenecedoras. Este aspecto merece un comentario más profundizado, pues es la canción que entonan los promotores de productos y servicios anti-edad.

Antes de empezar, me gustaría detenerme brevemente en una leyenda moderna de la longevidad y la eterna juventud que supo cautivar la imaginación colectiva del mundo, o al menos del Occidente, a mediados del siglo viente. La novela de James Hilton, *Horizontes perdidos,* publicada en 1933, tiene tintes absolutamente hiperbóreos cuando describe el monasterio de lamas de Shangri-La, oculto en un esplendor prístino, en el Valle de la Luna Azul, en algún lugar más allá de las montañas más altas del Himalaya. En el fondo, también es una historia del manantial, pues sus habitantes atribuyen su extraordinaria buena salud y larga vida en parte a una planta del lugar, un detalle que los comentaristas a menudo se olvidan de mencionar. A Conway, el héroe de la novela, poco después de su llegada, se le ocurre que «...le gustaba la cocina china, con sus sutiles sabores recorriendo los alimentos; y su primera comida en Shangri-La fue por lo tanto como un familiar y agradable reencuentro. Asimismo, sospechaba que contenía algún tipo de hierba o droga para facilitar la respiración, pues notó la diferencia no sólo en sí mismo, sino también en sus compañeros». El ingrediente secreto se identifica más tarde como «la baya *tangatze,* a la que se atribuían propiedades medicinales, pero que era muy popular principalmente porque sus efectos eran similares a los de un narcótico suave».

El padre Perrault, un monje capuchino y Alto Lama de Shangri-La, que combina los aspectos más benignos de la cristiandad con los del budismo y tiene varios siglos de edad, le dice a Conway que cuando llegó a la lamasería, «se lanzó inmediatamente a la autodisciplina más rigurosa, curiosamente combinada con una indulgencia narcótica», o en otras palabras, «ejercicios de respiración profunda y de consumo de narcóticos». De modo que la extrema longevidad de los pobladores de ese mágico paraíso se debe tanto a la sustancia como al aislamiento de la nociva influencia de un mundo tóxico a todos los niveles: físico, mental y espiritual.

La novela de Hilton debió apelar especialmente a la generación que la Segunda Guerra Mundial estaba a punto de sepultar, pero me parece que el encanto de estas dos posibilidades es universal y no caduca. Si tan sólo pudiéramos neutralizar los ataques negativos del mundo que nos rodea, quizá podríamos evitar, o al menos mitigar, los estragos del tiempo. Y deben existir remedios que podamos tomar, para hacer frente a la vejez y a la muerte.

Algunos años atrás, los investigadores viajaron a varias zonas remotas del planeta para intentar contrastar las afirmaciones de determinados pueblos de que poseían una extraordinaria longevidad. Tres de estas regiones son Abkhazia, en la región del Cáucaso que pertenece a la antigua Unión Soviética; Hunzakut, un valle en Pakistán; y Vilcabamba en Ecuador. El único de estos territorios que conozco de primera mano es este último, que no me pareció muy distinto de cualquier otro pueblo de indios andinos que visité en Ecuador.

En cada caso, las reivindicaciones de los pueblos resultaron carecer de base, puesto que no existían registros de natalidad fiables. De hecho, surgieron pruebas bastante sólidas de que los mayores del lugar exageraban su edad por diversas razones, e incluso en algunos casos utilizaban las fechas de nacimiento de sus parientes fallecidos más cercanos. En Abkhazia, los investigadores develaron una pauta sistemática de falsificaciones de partidas de nacimiento con el apoyo del estado, con el fin de convertir la longevidad excepcional en un recurso nacional, hasta en una atracción para turistas.

Antes de que la comunidad científica llegara a un consenso acerca de la falta de pruebas que sostuvieran este tipo de afirmaciones, aparecieron muchos artículos en la prensa divulgativa acerca de los estilos de vida de los habitantes de Abkhazia, Hunzakut y Vilcabamba que intentaban desentrañar rasgos en común. Como era de esperar, muchos de los nativos de estas regiones eran físicamente activos hasta una edad avanzada: efectivamente, sus estilos de vida tradicionales así lo exigían, pues pastoreaban, recogían madera, cargaban cubos de agua y cultivaban campos. Comían bien, y consumían muchos alimentos frescos, más de lo habitual en la dieta típicamente occidental, y por supuesto no había rastro de comida rápida o procesada. En concreto, los abkhazianos celebraban banquetes con cierta frecuencia, en donde comían frutas y verduras locales, así como carne y yogur, que a menudo se anuncia como un rejuvenecedor mágico. Durante estas reuniones también consumían alcohol. En todas las regiones era evidente que la red comunitaria era muy fuerte, y un gran número de investigadores creyeron al principio que ahí radicaba el origen de la supuestamente inusual longevidad.

Algunas de las costumbres descritas obviamente pertenecen a un régimen de vida sano, y es probable que incrementen las posibilidades de los individuos de envejecer bien. En concreto, opino que una actividad física regular y unos lazos sociales y comunitarios fuertes son muy importantes. Y no lo digo solamente yo: en 1998, los doctores John W. Rowe y Robert L. Kahn escribieron *Successful Aging,* un resumen del estudio sobre envejecimiento de la Fundación MacArthur realizado en Estados Unidos y que empezó en 1987. Dieciséis científicos que procedían de diferentes disciplinas trabajaron juntos en el proyecto, que abarcaba el análisis de más de mil personas mayores en buen estado de salud. Los científicos identificaron dos rasgos comunes y destacados en los estilos de vida de los individuos del estudio: ejercicio físico constante a lo largo de la vida, así como una red de relaciones sociales e intelectuales sostenida. Dichas características desempeñaban un papel más destacado que cualquier hábito alimentario o el uso de suplementos dietéticos.

Los estudios centrados en las personas centenarias se han hecho más habituales, a medida que ha aumentado el número de individuos en todo el mundo que alcanzan esa edad. En Japón, América y Escandinavia, el porcentaje de crecimiento de esa franja de edad en los últimos años ha sido muy alto. De hecho, en estos países el sector de la población que crece más rápidamente es el de los ancianos. La mayoría de las personas que llegan a los cien años son mujeres, y muchas están aquejadas de diversas enfermedades, pero algunas se encuentran en una notable buena forma. ¿Es posible desentrañar algún rasgo común en los estilos de vida, la actitud o el comportamiento de los más ancianos que llegan a la vejez extrema en buenas condiciones?

Actualmente existe una serie de centros dedicados al estudio de la población centenaria: en Okinawa, en Alemania, en los Estados Unidos y otros países. Uno de los problemas con este tipo de investigación es que los criterios para reclutar individuos no suelen ser muy claros, por lo que se plantea la duda de si las muestras de población son realmente representativas. No es fácil llevar a cabo estudios acerca de la gente centenaria, y los que terminan incluidos en la muestra quizá son individuos más sanos y en mejor forma que los apartados. La única forma de corregir el margen de error de la selección es estudiar *todos* los individuos de cien años o más en una determinada región geográfica.

En Estados Unidos se han llevado a cabo varios estudios sobre individuos centenarios, bajo la coordinación central del centro de gerontología de la Universidad de Georgia, y dirigidos por Leonard W. Poon. El responsable de la investigación afirma que no existe ningún perfil que pueda calificarse de típicamente centenario. «No se pueden efectuar generalizaciones a partir de estas personas excepcionales, pues cada una de ellas es muy distinta. Los ancianos centenarios siguen sorprendiéndonos, de modo que la sorpresa se ha convertido en la regla». Sin embargo, su equipo sí ha elaborado una descripción compuesta del «experto en supervivencia», es decir alguien que ya ha cumplido cien años, que vive solo o en semi-independencia, participa activamente en la comunidad, y está en un estado de salud mental y física relativamente bueno. En el estudio de la Universidad de Georgia, el individuo centenario es una mujer con educación primaria, que «vive sola o con sus hijos, y tiene unos ingresos anuales de entre 4.000 y 7.000 dólares; tiene problemas de visión y de oído, toma medicinas dos veces al día, y quiere evitar que la ingresen en una residencia. Es vital y luchadora, y quiere hacer las cosas a su manera; en general está satisfecha con su vida».

Al observar los datos procedentes de estos estudios, mi conclusión es que las personas centenarias viven en muchos sitios distintos —en zonas urbanas y rurales, en montañas y valles, en la costa y en el interior, en países industrializados y en vías de desarrollo. Esto contradice la posibilidad de que exista alguna combinación concreta de factores medioambientales que favorezcan la longevidad y la salud en la edad avanzada (o de los que debamos protegernos con el fin de alcanzar ese estado). Dichos estudios poblacionales tampoco indican que exista ningún alimento, suplemento vitamínico u otras sustancias que estén relacionadas con la longevidad. En los datos, no aparecen ningunas bayas *tangatze,* ni ningún Shangri-La.

Pero antes de dejar este tema, me gustaría llevarle rápidamente a uno de los lugares que he visitado y que alardea de poseer una elevada población centenaria, con individuos sanos y cuyas partidas de nacimiento están autentificadas, y en donde las investigaciones científicas han logrado identificar y establecer interesantes correlaciones entre el estilo de vida y la longevidad. Se trata de Okinawa, situada en el extremo sur de la cadena de islas de Japón, que constituye a su vez una cadena de islas subtropicales que se extiende a lo largo de mil kilómetros por el Mar Oriental de China, casi hasta llegar a Taiwan. Durante mucho tiempo, este archipiélago fue una nación pacífica, activa e independiente, conocida como el Reino de Ryukyus y mantuvo sólidas relaciones culturales con el sureste asiático. Japón se anexionó el reino en 1879, e impuso su lengua y su cultura, pero aún hoy muchos habitantes de Okinawa todavía no se consideran japoneses. Su aspecto físico, su dieta y sus tradiciones son tan propias del sureste asiático como del Japón.

Actualmente los japoneses disfrutan de una esperanza de vida más alta que la de cualquier otro grupo poblacional del planeta: 79,9 años de media. Y dentro de la población japonesa, los ciudadanos de Okinawa son el subgrupo más longevo, con una esperanza de vida media de 81,2 años. He realizado tres viajes a Okinawa con el fin de investigar los factores que contribuyen a esta extraordinaria longevidad, y a la cifra de ancianos activos y sanos que pueblan las islas.

Okinawa es un hermoso paraíso tropical del Pacífico, con playas de arena blanca, mares turquesas y cielos libres de contaminación. Sus habitantes son genéticamente distintos de los japoneses; a mi juicio, algunos de ellos tienen aspecto de camboyanos. Se alimentan con una dieta bastante distinta de la japonesa tradicional, con mucha menos sal, más cerdo y más tofu, por ejemplo. (En Okinawa el cerdo se macera largo tiempo para extraerle casi toda la grasa. El tofu tiene más contenido graso que la mayoría de las versiones japonesas habituales, y es el mejor que he comido jamás.) La gente de Okinawa también come muchos alimentos y condimentos poco habituales, y creo que estos contribuyen a su buena salud y longevidad. Entre ellos se cuentan el *mozuku,* una alga marina fina y marrón *(Nemacystus decipiens* y *Cladosiphon okamuranus),* que generalmente consumen en vinagre; el *goya* o melón amargo *(Momordica charantia);* el *ukon* o cúrcuma, un tipo de azafrán *(Curcuma longa),* que suelen beber en forma de té frío y sin endulzar; y boniatos brillantes y de color púrpura —sí, púrpura— *(beni imo),* repleto de pigmentos antioxidantes. A los habitantes de Okinawa les gusta el alcohol, aunque no el vino de arroz (saké) de Japón, sino un aguardiente local *(awamori)* destilado a partir del arroz y que se fermenta durante años en jarras de cerámica. Y beben mucho té, generalmente de jazmín, y no el té verde habitual en Japón.

Algunos de los mejores recuerdos que guardo de Okinawa son de los momentos que pasé explorando el mercado central en Naha, la capital, un amasijo de paradas ambulantes, aparentemente sin fin, que vendían toda suerte de alimentos extraños y multicolores, desde serpientes marinas venenosas secas hasta todo tipo de verduras comestibles y algas marinas, pasando por una multitud de productos elaborados a partir de los boniatos púrpuras. Es la dieta más variada posible que existe en el mundo.

Resulta tentador pensar que algunos de estos alimentos, bebidas y condimentos exóticos son la causa de la longevidad de los habitantes de Okinawa. El melón amargo merece una atención especial, pues es más que un alimento: forma parte de la cultura. Esta fruta de extraño aspecto, parecida a un pepino lleno de verrugas es un agente hipoglicémico natural muy efectivo; es decir, baja el nivel de azúcar en la sangre y puede ayudar a prevenir la diabetes y el desarrollo de la resistencia a la insulina como reacción a una dieta de carbohidratos consumidos con demasiada rapidez. A los okinawenses les gusta tanto que se la comen frecuentemente frita con poco aceite, y hasta se beben su jugo recién exprimido, y notablemente amargo, a litros. (Un digestivo de jugo de caña de azúcar ayuda a que baje más fácilmente.) También fabrican efigies de esa fruta para decorar las tiendas. Compré un llavero de adorno de melón amargo en una tienda en las afueras de Naha, y durante mi visita tuve la oportunidad de ver por televisión al Hombre de Goya: es un conocido dibujo animado cuyo cuerpo tiene forma de melón amargo.

La cúrcuma es una de las hierbas más estudiadas hoy en día, y recibe mucha atención gracias a sus efectos anti-inflamatorios y a que protegen del cáncer. Los pigmentos púrpura en las frutas y las verduras incrementan las defensas del cuerpo contra el estrés oxidante y su contribución al envejecimiento. (Explicaré qué es el estrés oxidante cuando hablemos de la teoría del envejecimiento de los radicales libres más adelante. Se trata de la tremenda carga que soportan los organismos al tener que hacer frente a las reacciones oxidantes de metabolismo normal junto a la acción tóxica del entorno.) Estoy seguro de que estas peculiaridades en su dieta son una ventaja para los okinawenses, pero dudo que sean total o parcialmente responsables de su longevidad.

Al igual que muchos pueblos que tradicionalmente cultivan y

pescan, en Okinawa la gente es físicamente mucho más activa que la mayoría de los ciudadanos de las urbes occidentales. Hasta hace poco, la obesidad no era muy común entre ellos, así como la hipertensión y la ateroesclerosis. Los okinawenses aún pueden respirar aire puro y beber agua cristalina, lo cual es cada vez más raro en el mundo de hoy en día. También disfrutan de otra situación excepcional: la cohesión de una cultura que valora los lazos comunitarios y se esfuerza por incluir a sus miembros más ancianos en su tejido social.

De hecho, en Okinawa a las personas centenarias y sus prójimos más jóvenes se les trata como tesoros vivientes, y todo el mundo se esfuerza para que participen y formen parte de las actividades de la comunidad. Asisten con regularidad a las conferencias científicas acerca de la edad y la longevidad, y a otros acontecimientos cívicos, y también suelen estar presentes en lugares frecuentados por turistas japoneses. (Okinawa es un destino turístico cada vez más solicitado en Japón, especialmente desde que ha adquirido la reputación de ser un Shangri-La de la vida real.) Por ejemplo, el pueblo de Ogimi, en la parte norte de la isla principal, es conocido por su población de centenarios y ancianos activos y con buena salud, y se anuncia como un centro de longevidad. Participé en una memorable comida allí, en un restaurante que sirve alimentos naturales tradicional, incluido el zumo fresco de *goya*. Varias mujeres de noventa años largos estaban sentadas ahí, cotilleando y riéndose, más que dispuestas a compartir los secretos de su vida sana con los comensales. Y al otro lado del camino, una mujer de noventa y cinco años trabajaba en su jardín, cavando la tierra con una azada.

«En Okinawa no existe ningún juego de adivinanzas acerca de la edad de sus habitantes, como inevitablemente sucedió con otros aspirantes a Shangri-La que terminaron fracasando. En cambio, allí cada ciudad, pueblo y aldea cuenta con un sistema de registro familiar *(koseki)* que conserva datos estadísticos fiables de nacimiento, matrimonios y mortalidad desde 1879». Es una afirmación extraída del libro *The Okinawa Program*, escrito por tres doctores, dos norteamericanos y un okinawense. Es el mejor libro sobre el tema, y los tres participaron como investigadores en el estudio de población centenaria de Okinawa.

Los habitantes de Okinawa tampoco son reacios a confesar su edad, otra actitud que contrasta con nuestra cultura. En mayo de 2003 llevé a mi madre, que tenía noventa y dos años y no le gustaba demasiado que la gente lo supiera, de viaje a Okinawa conmigo. En una recepción con motivo de la conferencia sobre medicina psicosomática en la que participé, asistieron varios ancianos venerados, como es habitual. Al serle presentados, cada uno de ellos empezó la conversación declarando su edad y preguntándole la suya. «Hola, tengo noventa y seis años. ¿Y usted?» Fue un choque cultural bastante fuerte para mi madre, pero después de un rato creo que para ella resultaba refrescante disfrutar de los beneficios de una cultura en la que la ancianidad es causa de orgullo, y no de vergüenza.

Al término de la conferencia, volamos desde Naha hacia una isla exterior, Ishigaki, aún más alejada de influencias nocivas, y desde allí tomamos un barco junto con unos amigos japoneses y okinawenses hasta la isla de Taketomi, un lugar muy reducido pero muy frecuentado por turistas, pues se conserva con un estilo estrictamente tradicional. Las edificaciones son a la antigua usanza, no hay coches y la gente se desplaza a pie o en carretas tiradas por búfalos de agua. Allí viven muchos de los ancianos por los que Okinawa es conocido. Nuestro pequeño grupo de amigos visitó a un hombre que acababa de celebrar su cumpleaños ciento uno. Vivía solo y parecía gozar de buena salud, excepto que estaba bastante sordo; aparentaba entre ochenta y noventa años. Apareció una vecina que tenía otros ochenta años, pero tenía aspecto de tener setenta. Se encargaba de cuidar al anciano, asegurándose de que comía adecuadamente, por ejemplo, y contestaba el teléfono. Parecía claro que su devoción por él era uno de los principales motores de su propia vitalidad. Nos sentamos en el porche delantero para conocernos mejor.

En la pared de la casa del hombre había varios artículos periodísticos y documentos acerca de su celebración *kajimaya,* un rito típico de Okinawa.

[*Kajimaya*]...la comunidad organiza esta celebración para señalar formalmente la transición de uno de sus ciudadanos a la edad de noventa y siete años. Existe una creencia popular en Okinawa que sostiene que una persona longeva ha alcanzado algún tipo de poder sobrenatural gracias a su buena salud o su longevidad, y que otros pueden participar de ese poder formando parte de la ceremonia. Esto se denomina *ayakaru*, y significa compartir la buena suerte de una persona. La gente trata de tocar al homenajeado, o estrechar su mano...

El símbolo asociado con la celebración de *kajimaya* es el molinete de viento, el juguete infantil hecho de alas de papel dobladas y clavadas a un bastoncillo, para que la brisa las haga girar. Todos los asistentes llevan uno, porque los okinawenses creen que a los noventa y siete años se entra en una segunda infancia, y se abre una etapa libre de toda responsabilidad, un tiempo para disfrutar de la vida y que los demás cuiden de uno. Descubrí que una de las causas más habituales de rivalidad entre hermanos en los hogares tradicionales de Okinawa es quién se hará cargo de los padres ancianos. Sin duda eso no es un problema habitual en Occidente.

Nuestro centenario amigo de la isla de Taketomi ciertamente parecía disfrutar de la vida. Si tuviera que escoger una palabra para describirle, sería «alegre». Irradiaba felicidad, y flirteó con mi madre afirmando que quería una novia norteamericana, le enseñó las menciones que había recibido por su condición de centenario, e incluso sacó un pequeño instrumento de cuerda para acompañarse mientras nos regalaba una canción. Cuando mi madre le pidió consejo para alcanzar una vida larga y saludable, él replicó «ser feliz». Dijo que amaba su isla, su hogar, sus amigos y sus vecinos, y que no se arrepentía ni lamentaba nada, ni tampoco le faltaba nada.

Esto está muy bien, pero tengo que decir que los okinawenses mayores de sesenta años han pasado por etapas de perturbaciones sociales y de increíbles penurias, empezando por los años que desembocaron en la Segunda Guerra Mundial, cuando el ejército japonés ocupó la isla principal y reclutó a la fuerza a sus habitantes. La batalla de Okinawa, que duró desde abril hasta junio de 1945, fue uno de los combates más sangrientos de toda la contienda, y el único que se libró en territorio japonés. Hubo más víctimas que en los dos bombardeos atómicos de Hiroshima y Nagasaki, incluyendo los 100.000 civiles de Okinawa, además de los 107.000 reclutas japoneses y okinawenses. Después del desastre llegó la ocupación norteamericana, que se alargó hasta que la administración japonesa se hizo cargo del territorio en 1972. Desde entonces las bases norteamericanas han permanecido en Okinawa, una controvertida presencia social y política para los isleños.

De modo que a diferencia del mítico Shangri-La de *Horizontes perdidos,* Okinawa no ha permanecido a salvo de la maldad del mundo, y cualquiera que sea la razón de la longevidad de sus habitantes, ha vencido con creces al estrés y la tensión social que han experimentado durante la segunda mitad del siglo veinte. Yo he estado allí y he conocido a los investigadores que tratan de obtener respuestas. Me he documentado y he leído los informes científicos que se han publicado. Creo que la explicación del extraordinario fenómeno de longevidad saludable que se produce en estas islas especiales es compleja: una combinación de genética, entorno, dieta, cultura y mucho más, imposible de desentrañar. Sin embargo, mi experiencia en Okinawa me servirá para dar consejos para una vida más larga y más saludable, en otras partes de este libro. Y lamentablemente, tengo que decir que la longevidad okinawense está empezando a declinar, a medida que la gente se desplaza a Naha y otros centros poblados, comen alimentos occidentales, entre ellos comida rápida, y empiezan a vivir como el resto del mundo. De hecho, aunque las mujeres aún siguen ostentando el primer puesto en la clasificación de longevidad entre todas las ciudades de Japón, los hombres han caído hasta la posición veintiséis en un período de tiempo notablemente corto.

Quiero mencionar brevemente otra isla con una excepcional población de mayores que gozan de buena salud: Cerdeña, en el Mediterráneo, situada frente a la costa oeste de Italia. No encontrará sardos ancianos en la Costa Esmeralda u otros centros vacacionales de playa que se han desarrollado recientemente para disfrute de turistas y yates. Viven en remotos pueblos del interior montañoso, y no han sido objeto de tantos estudios como sus homólogos de Okinawa. Una peculiaridad de la longevidad de los sardos es que atañe tanto a hombres como mujeres, con la misma representación. En todos los demás grupos de personas centenarias que se han analizado, las mujeres superaban a los hombres por un margen desproporcionado. Se desconoce por qué los sardos no encajan en este perfil. Los mayores de la isla de Cerdeña siguen, como era de esperar, una dieta mediterránea, realizan un buen número de actividades físicas, respiran aire puro, viven en una sociedad cohesionada, y como en Okinawa, probablemente su excepcional condición no se debe a un único factor.

La leyenda del manantial que concede la eterna juventud sigue viva y coleando hoy en día. En todos los tiempos y culturas, la gente ha imaginado que existían sustancias capaces de posponer el envejecimiento o revertirlo, así como posponer o negar el momento de la muerte, dedicándose a buscarlas con ahínco. El néctar que beben los dioses olímpicos y los hindúes es un buen ejemplo: la palabra procede de una raíz indoeuropea que significa «más allá de la muerte». La hormona del crecimiento humano (HCH) es una de esas múltiples sustancias que la gente utiliza hoy en día con la esperanza de alcanzar el mismo objetivo.

La creencia en esas sustancias capaces de detener o dar marcha atrás al tiempo está tan profundamente arraigada en el ser humano que se han empleado cantidades incalculables de tiempo, energía y dinero para descubrir, promocionar y anunciar la venta de los posibles candidatos. Efectivamente, juegan un papel esencial en las actuales corrientes de la medicina anti-edad, que trataré en el siguiente capítulo.

De haberme preguntado unos años atrás si existía algo parecido a una fuente de la eterna juventud, ya fuera botánica, química o farmacológica, hubiera respondido con un «no» categórico. Quizá habría señalado el hecho de que existen muchos ejemplos de plantas consideradas potenciadoras de la longevidad, sobre todo localizadas en Asia, que no cumplen lo que prometen. En mis escritos he analizado el ginseng, probablemente la sustancia comercialmente más importante de ese grupo. En este libro me gustaría centrarme en otras dos que los lectores quizá no conozcan tan bien: por un lado, un champiñón, y por el otro, la raíz de una planta procedente de las regiones árticas de Eurasia.

Reishi es el nombre japonés de la *Ganoderma lucidum,* un champiñón leñoso muy característico que los chinos llaman *ling zhi.* Tanto en China como en Japón el reishi tiene una larga tradición en la medicina popular, y un uso igualmente largo y rico como objeto de reverencia por parte de los taoístas, narradores y artistas. Cuenta con muchos y variados nombres en ambas culturas y en Corea. Entre ellos el Champiñón de la Inmortalidad, el Champiñón del Árbol de la Vida, el Champiñón de los Diez Mil Años, todos ellos indicativos de su capacidad de conferir longevidad. El reishi aparece representado en un gran número de pinturas chinas con siglos de antigüedad. El champiñón se reconoce de inmediato gracias a su corona única (generalmente en forma de corazón, textura concéntrica y tan brillante que parece recubierto de laca). En dichas pinturas, los sabios y los inmortales a menudo sostienen el champiñón en sus manos. Las puertas del Palacio Imperial de Pekín están decoradas con imágenes del mismo, los emperadores chinos los llevaban bordados en sus espléndidos ropajes de seda, y también se representaba en los valiosos rollos que adornaban las paredes de los palacios.

El *Ganoderma lucidum* pertenece a la familia de los hongos políporos, que crece en los árboles vivos y muertos, y que contribuye a reciclar la materia orgánica de los bosques. El reishi es sin duda un bello y atractivo alimento, pues viene en una gran variedad de formas y colores; y además, no se pudre. Quizá esa característica fue lo que llevó a los chamanes taoístas, obsesionados con encontrar hierbas para la longevidad, a adoptarlo. El reishi no es tóxico, pero es demasiado leñoso y amargo como para consumirlo en forma de alimento. Se puede trocear y hervir, obteniendo un té medicinal. Basándose en observaciones sobre el efecto que produce consumirlo de este modo, los filósofos médicos chinos lo calificaron de droga superior, y aconsejaban su uso para incrementar la resistencia y prolongar la vida. Aunque solía crecer silvestre, y era bastante escaso, lo cual quizá contribuyó a crear su reputación, hoy en día se cultiva con facilidad a gran escala en China, Corea, Japón y Estados Unidos.

La literatura médica contiene numerosos estudios de investigación acerca del reishi, incluyendo su resultado tanto en animales como en humanos. A partir de ese trabajo, algunos doctores occidentales recomiendan su uso en razón de sus benéficos efectos antiinflamatorios, sin ninguno de los efectos secundarios negativos de los fármacos que realizan la misma función. También incrementa la función inmunitaria, convirtiéndolo así en una terapia paralela adecuada y útil para los enfermos de cáncer y de SIDA. La demanda de los consumidores ha creado un mercado muy animado para el reishi y los productos derivados del mismo. Usted puede encontrarlos en cualquier tienda de alimentos naturales.

Desafortunadamente, ninguno de los estudios acerca del reishi demuestra que tenga propiedades capaces de prolongar la vida. Quizá sea útil tomar un agente anti-inflamatorio natural, pues muchas enfermedades relacionadas con la edad parecen originarse a partir de una inflamación nociva y persistente (como veremos en el capítulo 8). Incrementar la potencia del sistema inmunitario también es buena idea, teniendo en cuenta los múltiples ataques del medio ambiente contra nuestra salud. Pero me veo obligado a afirmar que no existe ninguna base científica que sustente la antigua creencia china de que el *Ganoderma lucidum* es el hongo equivalente al manantial de la eterna juventud.

Otra candidata botánica a la categoría de planta con poderes maravillosos es la raíz ártica, también conocida como raíz dorada o raíz de la rosa, y es la parte inferior de la *Rhodiola rosea*, que crece en altas latitudes del hemisferio norte. Relacionada con el sedum y la planta del jade, es perenne y posee una raíz gruesa que, recién cortada, desprende un fuerte aroma. En Escandinavia, Siberia, Mongolia y China, entre otros lugares, tradicionalmente se aprecia la raíz como remedio para aumentar la fortaleza y la resistencia física, tratar las enfermedades crónicas, aumentar la fertilidad, y asegurar el nacimiento de niños sanos. Las parejas de recién casados reciben, aún hoy, ramilletes compuestos por esas raíces como obsequio de boda, en los pueblos remotos de Siberia.

En la era moderna, los científicos rusos confirmaron la identidad botánica del origen de la raíz dorada, estudiaron sus propiedades químicas, e investigaron sus efectos tanto en humanos como en animales. En Suecia también se llevan a cabo estudios más actualizados sobre esa planta. La raíz de la *Rhodiola rosea* contiene un conjunto de compuestos característicos llamados rosavinas que son al menos parcialmente responsables de las excepcionales propiedades de la planta. Entre éstas se incluyen efectos como la reducción de la fatiga, el estrés, la protección contra el cáncer y la oxidación, el incremento de defensas, y la estimulación sexual. Adicionalmente, la raíz ártica también fomenta la actividad de una serie de neurotransmisores cerebrales, lo cual quizá explica su fama de impulsor de la claridad mental y de las capacidades cognitivas. También es posible que mejore el estado de ánimo y la memoria, y que reduzca las posibilidades de pérdida de memoria relacionada con la vejez. Presenta una toxicidad baja.

Me siento cómodo afirmando que la raíz ártica será progresivamente más y más conocida en Europa y Estados Unidos, y que seguirán realizándose investigaciones científicas para probar sus efectos benéficos, y que quizá se demuestre que puede contrarrestar algunas de las pérdidas y disfunciones del sistema nervioso central que se producen durante el envejecimiento. Yo mismo la he tomado, y me gusta lo que hace. Pero no se puede afirmar que logre revertir los efectos del paso del tiempo.

La raíz ártica, el reishi, el ginseng y otros muchos productos naturales son denominados tónicos o adaptógenos. Este último término fue acuñado por dos farmacólogos soviéticos en 1968 para describir sustancias no tóxicas que incrementaban de forma no específica la resistencia de un organismo a una amplia gama de influencias nocivas, y que normalizaban sus funciones. Los médicos que utilizan la medicina china tradicional dirían que los tónicos refuerzan la esfera de funciones defensivas del cuerpo. Los farmacólogos occidentales apuntarían a la modulación de la inmunidad como mecanismo activo. Los tónicos eficaces tienen un lugar asegurado en un estilo de vida sano, diseñado para reducir los riesgos de las enfermedades crónicas y aumentar las posibilidades de una vejez saludable y productiva. Le recomiendo que se documente al respecto, experimente con ellos y encuentre uno o varios para tomarlos diariamente como estrategia a largo plazo. Y aun mientras le doy este consejo, y me tomo fielmente mi raíz ártica, el reishi y otras setas asiáticas que tonifican, estoy consciente de que ninguna de dichas sustancias logrará revertir, detener o ralentizar el proceso de envejecimiento. El repertorio de tónicos a base y adaptógenos de hierbas, a pesar de lo abundante que es, sin duda no constituye ese manantial de la eterna juventud tan largamente buscado.

De modo que vamos a centrar nuestra atención en material un poco más fuerte, concretamente las hormonas, esos poderosos compuestos que se producen en el cuerpo y que regulan los procesos vitales básicos del metabolismo, el crecimiento y la maduración. En medicina se utilizan muchas hormonas, y algunas de ellas también se anuncian como agentes anti-edad. ¿Acaso de esa fuente de eterna juventud que buscamos manan suplementos hormonales?

El mejor candidato en este grupo es la hormona del crecimiento humano (HCH), que la ciencia conocía desde los años veinte, cuando se descubrió en la glándula pituitaria. Los desórdenes en la producción de la hormona del crecimiento se identificaron mucho antes de que se conociera la propia hormona, como por ejemplo el gigantismo y la acromegalia por exceso, y el enanismo por defecto. (El gigantismo se debe a una producción excesiva de HCH en la niñez; la acromegalia, que se caracteriza por el desarrollo anormal de la cabeza, las manos y los pies, tiene lugar cuando la hormona está demasiado presente en los adultos.) Cuando se descubrió la hormona del crecimiento humano y se logró extraer de las glándulas pituitarias de los cadáveres, la posibilidad de un tratamiento eficaz para el enanismo se convirtió en realidad. Pero este tipo de tratamiento llegó a un abrupto final a principios de los años ochenta, cuando algunos pacientes desarrollaron la enfermedad de Creutzfeldt-Jakob (ECJ), la variante humana de la encefalopatía espongiforme, el equivalente de la enfermedad de las vacas locas. La causa de la ECJ radica en las partículas de proteína infecciosas (priones). Las pituitarias extraídas de cadáveres arrastran consigo remanentes del hipotálamo, la parte del cerebro que produce los compuestos que controlan la secreción de las hormonas pituitarias. Parte de ese tejido cerebral procedía de personas infectadas con ECJ, y los priones de ECJ terminaron en los preparados de hormonas del crecimiento que se administraron a los afectados de enanismo.

Afortunadamente, en 1985, tras un breve período, surgió una nueva fuente de suministro de HCH distinta de los cadáveres, que consistía en fabricarla mediante la tecnología del ADN recombinante. De hecho esta práctica se extendió rápidamente, impulsada por las empresas farmacéuticas y la ingeniería genética. Esto animó a los médicos a investigar otras aplicaciones de la HCH, aun cuando dicha hormona debe administrarse mediante inyecciones diarias durante largos períodos de tiempo y es muy cara. El coste anual del tratamiento asciende a unos 14.000 dólares (y las empresas productoras no compiten entre sí).

La primera aplicación nueva de la recién creada HCH se utilizó para tratar niños bajitos. Inmediatamente, surgió el debate acerca de los usos de una hormona muy potente, pues se podía argumentar que el objeto del tratamiento era más cosmético que médico. Algunos niños bajos quizá carecen de la cantidad suficiente de HCH, pero la mayoría producen la necesaria y resulta que son genéticamente bajos, nada más. Si se les administra inyecciones diarias de HCH hasta que sus huesos largos maduran, serán más altos. El procedimiento parece seguro, pero sigue siendo muy polémico.

Aún más controvertida es la afirmación que ha circulado recientemente, en el sentido de que la hormona del crecimiento puede revertir los cambios relacionados con el proceso de envejecimiento que se producen en la composición del cuerpo, lo que equivaldría a un efecto de rejuvenecimiento general. Esta tesis acerca de las propiedades de la HCH puede encontrarse por Internet y en muchos libros y artículos dirigidos tanto al gran público como a los profesionales médicos, y su origen se remonta a la publicación el 5 de junio de 1990 de un artículo escrito por el doctor Daniel Rudman y otros, que salió en el *New England Journal of Medicine*. El título de ese documento era «Efectos de la hormona del crecimiento humano en hombres mayores de 60 años». El doctor Rudman, que en esa época era investigador en la Escuela de Medicina de Wisconsin, realizó un estudio en veintiún hombres sanos, de entre sesenta y uno y ochenta y un años. A doce de ellos les administró inyecciones de HCH tres veces por semana durante seis meses, observando un incremento significativo de masa muscular y densidad ósea, y una reducción de tejidos adiposos (grasa), en comparación con el grupo de control que no seguía ningún tratamiento.

Los científicos saben desde hace tiempo que la producción de la hormona del crecimiento de la pituitaria se reduce con la edad. A su vez, esto conlleva a una menor producción de otra hormona, la IGF-1 (factor de crecimiento de la insulina) que regula el metabolismo y que es necesaria para el crecimiento normal. (El hígado produce IGF-1 en respuesta a la estimulación de la hormona del crecimiento.) La hipótesis de Rudman era que «la actividad decreciente del eje formado por la hormona del crecimiento y la hormona del factor de crecimiento de la insulina que se produce con el envejecimiento, puede contribuir a la reducción de masa muscular y al aumento de masa del tejido adiposo, que llegan también con la edad». Los resultados de esta investigación fueron coherentes con la hipótesis. Los niveles de IGF-1 de los hombres que recibieron el tratamiento se incrementaron hasta un nivel más juvenil: la masa muscular creció un 8,8 por ciento, la masa de tejido adiposo se redujo un 14,4 por ciento y la densidad ósea en la región de la espina lumbar creció un 1,6 por ciento.

¿Cuál es el alcance de dichos resultados? Sin duda la pérdida muscular y el incremento de grasa constituyen los dos cambios más característicos y visibles del envejecimiento. Son culpables de que los rostros decaigan, las extremidades pierdan volumen y crezcan las barrigas de muchos ancianos, y probablemente esta transformación produzca más ansiedad que otros cambios menos visibles, pero mucho más graves, que también tienen lugar en sus órganos internos. Además, la pérdida de masa muscular puede activar un ciclo vicioso de cambios en la composición corporal, pues los músculos de apoyo del esqueleto constituyen un horno metabólico que quema calorías más eficientemente que el tejido adiposo. Cualquier persona que desee perder peso, o controlarlo, no sólo debería comer menos y hacer más ejercicio físico, sino que además debería concentrarse en incrementar la masa muscular —por ejemplo, haciendo pesas— con el fin de mantener el horno metabólico quemando calorías con alegría. A más grasa y menor masa muscular, más engordará usted. La actividad del eje de la hormona del crecimiento y del IGF-1 controla todo este proceso. La reducción de secreción de la hormona del crecimiento en los ancianos se ha denominado «somatopausia» —análogo a la menopausia de las mujeres— y el remedio propuesto es el reemplazo hormonal, en ambos casos.

Parece increíble que un solo artículo basado en un estudio a corto plazo, realizado con una muestra de población tan reducida, haya sido el catalizador de toda una corriente de medicina antiedad basada en la administración de la hormona de crecimiento humano, pero así es. Si introduce «HCH» en su buscador favorito de Internet, quedará abrumado por el número de sitios web que promocionan y venden la mencionada hormona de crecimiento y otros productos relacionados: la mayoría de ellos citan el estudio de Rudman publicado en 1990 como la base científica de sus afirmaciones.

He aquí algunos fragmentos que he acumulado, procedentes de estos sitios web:

> Básicamente, todo lo que pasa en su cuerpo está relacionado de alguna forma con la HCH, y por eso es conocida como «la fuente de la eterna juventud». Los niveles elevados de HCH son lo que le harán sentirse joven de nuevo.
>
> La investigación acerca de la HCH demuestra que el envejecimiento se puede prevenir, hasta cierto punto... Nuestro cuerpo es perfectamente capaz, a los cuarenta años, de presentar la misma composición que teníamos a los veinte.

Aunque se han llevado a cabo numerosos trabajos sobre los efectos de las inyecciones de HCH, el estudio más revolucionario fue el que realizó el doctor Daniel Rudman, que fue publicado en el *New England Journal of Medicine*.

La HCH es verdaderamente una sustancia asombrosa, que ha demostrado clínicamente sus numerosos efectos positivos. De hecho, diversos estudios publicados en el *New England Journal of Medicine* prueban que la HCH puede eliminar grasa, incrementar el tono muscular, aumentar sus niveles de energía, reducir las arrugas, ayudarle a dormir mejor, mejorar su apetito y su rendimiento sexual, incrementar las defensas del sistema inmunitario y las funciones cardiovasculares y cerebrales.

Los estudios han demostrado que prácticamente cada adulto necesita más HCH. Hacia los cuarenta años los niveles de HCH que usted posee son cercanos a la «vejez», pues la producción se ha reducido un 50 por ciento respecto a los niveles de su etapa juvenil. Cuanto antes ponga remedio a la reducción de nivel de la HCH, mucho mejor. Y nunca es tarde: el doctor Daniel Rudman, de la facultad de medicina de Wisconsin, llevó a cabo en 1990 una revolucionaria investigación sobre los efectos de la HCH...

¡Recupere el aspecto, la salud y la energía, así como la capacidad física, que poseía cuando era un adulto joven y robusto! Hombres y mujeres: hay una forma de permanecer inmune al paso del tiempo... ¡reponga los niveles de HCH que su cuerpo ha perdido!

Fíjese en que muchos de estos sitios web no están vendiendo HCH en realidad, sino una panoplia de píldoras, polvos, sprays orales y remedios homeopáticos que se supone impulsan la liberación de HCH desde la pituitaria. Todos ellos son pura palabrería. Los liberadores de hormonas del crecimiento existen, y quizá son una mejor opción terapéutica que la propia HCH, pero no se encuentran en Internet. Le hablaré de ellos dentro de poco.

También encontré empresas que vendían HCH de veras, en forma de inyecciones y al precio que era de esperar, a menudo combinadas con aún más cócteles de hormonas anti-edad de precios exorbitantes, a base de testosterona y gonadotropina coriónica humana (GCH), una sustancia producida por la placenta durante el embarazo y que se obtiene de la orina de mujeres embarazadas, y que también se supone que conserva la juventud de quien la toma.

Es difícil obtener información imparcial acerca de los pros y los contras, así como los usos adecuados de la HCH, porque la mayoría de los médicos y otros expertos que hablan y escriben sobre ella están relacionados de uno u otro modo con la distribución y venta del producto. Para escuchar el punto de vista de un experto independiente, me dirigí a Seymour (Si) Reichlin, un eminente neuroendocrinólogo e investigador (y que además resulta ser vecino mío). Antes de mudarse al desierto de Arizona, Si (que tiene ochenta años) era jefe de la unidad de endocrinología del Centro Médico de Tufts en Nueva Inglaterra, donde estudiaba el control que el cerebro ejerce sobre la glándula pituitaria. Allí se labró una reputación muy sólida como uno de nuestros principales expertos en esa glándula. No tiene ningún tipo de interés financiero en promocionar o impulsar ningún producto anti-edad.

«La pituitaria segrega HCH de forma episódica, cada noventa minutos, y más durante la noche que de día», dice. «La magnitud de estas puntas de secreción alcanza su máximo al final de la adolescencia y decrece con la edad. Una inyección diaria de HCH está bien, pero es muy distinto del ciclo natural de secreciones.

«Los estudios más extensos acerca del tratamiento con HCH siguen demostrando que incrementa la masa muscular y reduce la grasa, pero hasta un tercio de los individuos que se someten a las inyecciones muestran efectos secundarios importantes, como dolor en las articulaciones y síndrome del túnel carpal. [La hormona del crecimiento aumenta el espesor de los tejidos conectivos en todo el cuerpo.] De modo que existe una desventaja clara en el tratamiento con HCH. Y también hay un riesgo teórico relacionado con el incremento de posibilidades de contraer cáncer, pues cada vez detectamos más cáncer en la gente afectada por acromegalia. Finalmente, se producen cambios en los niveles de tolerancia a la glucosa, con probabilidades de desarrollar diabetes.

«De modo que nos encontramos con una sustancia muy fuerte, con efectos secundarios potencialmente graves si se utiliza sin criterio. Quizá hay una semilla positiva en la pauta actual que se sigue durante el tratamiento con HCH, pero en todo caso sólo es útil si uno se somete a él durante largo tiempo y pagando altos costes, y debe tenerse en cuenta que cualquier efecto benéfico desaparece en cuanto se pone fin al tratamiento».

Le pregunté a Si si aceptaría esa terapia hormonal. «No», me dijo sin vacilar un instante, «únicamente como parte de una prueba clínica, y bajo ningún otro concepto. En ese caso, hay que tener cuidado de no administrar demasiadas hormonas, y hay que supervisar de cerca la reacción del individuo».

Si Reichlin es muy escéptico acerca de las afirmaciones que sostienen que un suplemento hormonal de HCH puede prolongar la vida. «Eso es altamente improbable», dice. «Quizá puede revertir alguno de los cambios metabólicos que conlleva la edad, pero los estudios realizados en ratones indican que en realidad tal vez acorte la vida, con lo que tendrías mejor aspecto pero morirías antes». También puntualiza que el ejercicio físico produce los mismos efectos positivos que la hormona del crecimiento en la composición corporal. «Y nadie te dice eso», afirma.

También hablé con Si acerca de los liberadores de hormonas del crecimiento, un área de investigación muy interesante. El hipotálamo produce un factor de liberación de la hormona del crecimiento muy conocido que controla el ciclo de secreción de HCH de la pituitaria, pero también se han identificado otros factores de liberación, como por ejemplo una hormona llamada ghrelin, segregada por el estómago y que ayuda a regular el apetito. Igualmente, existen sustancias análogas a la hormona del crecimiento oralmente activas. Una píldora diaria puede restaurar el ciclo normal de producción de HCH tal y como se desarrolla durante la juventud. «Eso tal vez sí me lo tomaría», dice Si, «pero tengo mis dudas de si llegará a estar disponible para el gran público». Las empresas farmacéuticas que poseen las patentes de estos liberadores oralmente activos de la hormona del crecimiento también fabrican HCH, y obtienen 14.000 dólares anuales y mucho más de cada paciente que consume la hormona. ¿Por qué iban a perjudicar sus ventas?

La hormona del crecimiento humano es quizá lo que más se aproxime, hoy en día, a la fuente de la eterna juventud. Está claro que hay mucha gente que sostiene esa afirmación. Pero como nos advierte Si Reichlin, «jamás obtendremos la verdad de la gente que hace dinero con ello. Desearía que la comunidad médica que defiende las terapias anti-edad llevara a cabo investigaciones responsables con mediciones de dosis y respuestas de los sujetos, y que se garantizara un análisis cuidadoso de los beneficios y las complicaciones de cada tratamiento, pero ya están convencidos de que la HCH es eficaz y no tiene efectos secundarios. En realidad, existen poderosas razones e intereses para que *no* se haga este tipo de análisis. Desde mi punto de vista, el estado actual de la terapia de HCH puede asimilarse al de la terapia de estrógenos para las mujeres posmenopaúsicas: tal vez sean positivas, pero también es posible que existan desventajas y consecuencias no deseables».

La telomerasa y las células madre apuntan a la posibilidad teórica de que se descubran tratamientos anti-edad en el futuro, pero los médicos no pueden recetárselos, y tampoco los encontrará en Internet. Esto nos lleva al tema del siguiente capítulo: el auge de un nuevo campo en la medicina dedicado a invertir el proceso de envejecimiento.

3

La medicina anti-edad

Hacerse mayor es un proceso. También lo es invertirlo.

—Cartel en una parada de autobús en la periferia del centro
de Manhattan anunciando una clínica dermatológica
especializada en inyecciones de Botox, 2004

La medicina anti-edad no es nueva. Lo notable es que hoy en día se ha convertido en una disciplina organizada, con revistas, convenciones anuales y un esfuerzo coordinado de sus líderes para lograr que se la reconozca como una especialidad legítima de la medicina ortodoxa.

Antes los doctores defendían a título individual diversas técnicas de rejuvenecimiento, muchas de las cuales derivaban de ideas y prácticas que se remontaban a la antigüedad. Resulta útil contemplar las recetas de los doctores anti-edad de hoy en su contexto histórico. Por ejemplo, el encaprichamiento actual con las hormonas y los antioxidantes encaja perfectamente en la tradición del uso de sustancias mágicas, como las setas de la inmortalidad, desarrollada durante miles de años en las tradiciones taoístas de China y Corea. La restricción de calorías, un método que se ha demostrado que prolonga la vida y mejora la salud en muchas especies animales, evoca la austeridad que practicaban desde antiguo los *sadhus* (hombres santos) de la India para gozar del máximo de vida y energía.

Una idea que aparece de forma destacada a lo largo de la historia es que el envejecimiento se produce porque con el tiempo se pierde algún principio o esencia vital. Los taoístas identificaron este principio o esencia con las emisiones de semen en los hombres y, en consecuencia, enseñaban a sus iniciados técnicas secretas para que pudieran alcanzar el orgasmo sin eyacular y así incrementar su longevidad. Otros filósofos se refirieron a la progresiva desaparición de la humedad interior como causa del envejecimiento y recomendaban consumir sustancias como perlas y coral para recuperarla. Algunos creyeron ver ese principio vital en la respiración e intentaron que la gente dominara su respiración y tratara de ralentizarla para vivir más tiempo. Roger Bacon, el científico inglés del siglo trece, creía que el aliento de vírgenes jóvenes podía reponer la esencia vital de los hombres ancianos y recomendaba pasar tiempo en su compañía: «Es curioso, sin embargo, que respirar el aire de jóvenes chicos vírgenes nunca se mencionase como una terapia anti-edad para mujeres mayores».

Una versión contemporánea de este mismo tema es la hipótesis de que la pereza es la clave de la longevidad, pues sirve para conservar la energía vital. En su reciente libro *The Joy of Laziness,* un padre alemán y su hija, ambos expertos en salud, defienden que evitar el ejercicio, el estrés y limitar las ambiciones amplía la vida al reducir el ritmo al que usted consume la cantidad limitada de energía vital con la que nació. Uno de los críticos que valoró el libro exclamó: «¡Qué libro más práctico! ¡Te quita los remordimientos de pasarte todo el sábado por la mañana en la cama!»

En el siglo veinte, en paralelo a la aceleración del desarrollo de la tecnología médica y gracias al entusiasmo que ésta suscita en el público, las técnicas de rejuvenecimiento evolucionaron hasta convertirse en terapias científicas o, al menos, en terapias que parecían científicas. Una de las primeras, más celebres y que más han perdurado es la «terapia celular» o «terapia de células vivas», en sus inicios disponible sólo para los más ricos en una clínica privada de Suiza y que hoy se ofrece en México y en otros países (no en Estados Unidos) a un precio algo menor. Su principal impulsor fue un cirujano suizo, Paul Niehans (1882–1971), cuya técnica consistía en extraer células de los órganos de fetos de oveja e inyectarlas en las nalgas de sus clientes. Según su teoría, las células de los órganos de un animal, llenas de vitalidad, lograrían de alguna manera llegar a los correspondientes órganos de un humano adulto y, de algún modo, los rejuvenecerían.

Niehans practicó la medicina en la Clinique La Prairie, en Clarens-Montreux, y atrajo a muchos clientes famosos en la década de 1930, como Winston Churchill, Konrad Adenauer, Dwight Eisenhower, Somerset Maugham, y otros líderes políticos, artistas y estrellas de cine. Charlie Chaplin visitó muchas veces la Clinique y atribuyó su capacidad para engendrar dos hijos habiendo cumplido la setentena al tratamiento de Niehans. El papa Pío XII se sometió al tratamiento de inyecciones cerca del fin de su vida en 1953 y quedó tan satisfecho con los resultados que admitió a Niehans en la Academia Papal de las Ciencias. La Clinique La Prairie (CLP) sigue en funcionamiento y ofrece «paquetes de revitalización» que incluyen análisis médicos, servicios de balneario y dos inyecciones de lo que ahora llaman «extractos CLP». El coste por semana depende de la clase de habitación y oscila entre veintisiete y treinta y cuatro mil dólares.

Con los años, la terapia celular ha evolucionado. Los extractos CLP que se usan hoy en la Clinique La Prairie ya no son suspensiones de células reales, sino extractos de células desecadas y congeladas, procedentes en su mayoría de hígados de fetos de oveja, completamente libres de virus, con poco potencial alérgico y muchos misteriosos «factores de activación de células senectas (SCAF)». Se define estos factores como «sustancia(s) embriónicas que restauran la receptividad de las células senectas a los factores de crecimiento al restaurar los receptores de estos factores de crecimiento; por este tratamiento las células adquieren la morfología y fisiología de células "más jóvenes"». ¿Es esto ciencia o es sólo una forma moderna de inyectar el aliento revitalizador de vírgenes jóvenes?

Tras la muerte del doctor Niehans, la Clinique La Prairie se afilió con varias instituciones médicas ortodoxas alemanas y cita las investigaciones llevadas a cabo en esos centros que se proponen demostrar que las células fetales y los extractos de células inyectados llegan efectivamente a los órganos a los que van dirigidos, en lugar de ser destruidos por el sistema inmunitario del receptor. Sus defensores afirman ahora que las inyecciones no sólo estimulan un rejuvenecimiento general, sino que también son útiles para tratar enfermedades concretas, entre las cuales se cuentan el cáncer, el SIDA, el síndrome de Down, la obesidad, la ELA* y el Alzheimer. Cabe decir que la gran mayoría de la comunidad médica rechaza estas afirmaciones o ni siquiera les presta atención. La página web de un «centro holístico de prolongación de la vida» situado en México afirma:

> Es importante destacar que aquellos que practican la medicina «ortodoxa» se opondrán tajantemente a este tratamiento «poco ortodoxo». Y la razón es la siguiente: los mayores enemigos de la terapia de células vivas son las grandes y poderosas empresas farmacéuticas, cuya existencia depende de la fabricación de pastillas. Si somos capaces de curar una afección, de súbito ponemos en peligro a las grandes multinacionales, amenazamos su misma existencia. La terapia celular es un tratamiento que no se basa en medicinas.

Aquí radica el quid de la inmensa diferencia que existe entre los que practican la medicina anti-edad y sus colegas más convencionales. Los primeros utilizan métodos y afirman cosas que los segundos consideran no demostrados científicamente. Puede que la mayoría de esos métodos sean relativamente inocuos —excepto para la cuenta bancaria de sus clientes— y puede que otros no lo sean. (No tengo conocimiento de que se derive ningún efecto negativo de la terapia celular.) Los partidarios de estos tratamientos suelen considerarse atacados por la medicina convencional, que pretende acabar con la amenaza intelectual y económica que suponen.

Con la fundación en 1993 de la Academia Americana de

---

* N. de la T. Siglas de la esclerosis lateral amiotrófica.

Medicina Anti-Edad —en adelante A4M— los practicantes de la medicina anti-edad ganaron un hogar y una plataforma de difusión. La A4M afirma contar con 12.500 médicos asociados en setenta y tres países. Publica libros de texto, revistas especializadas y de divulgación, e impulsa toda iniciativa que contribuya a conseguir el reconocimiento oficial de la Asociación Médica Americana, y celebra grandes convenciones, tanto en Estados Unidos como por todo el mundo (en España, Singapur y México). También publica libros de divulgación con títulos como *New Anti-Aging Secrets for Maximum Lifespan, Hormones of Youth, Grow Young with HCH* o *Stopping the Clock.*

La A4M es obra de dos médicos, Robert Goldman y Ronald Klatz. Goldman es un ex gimnasta de competición, culturista, practicante de artes marciales y doctor en medicina deportiva, que durante las primeras etapas de su carrera investigó sobre esteroides anabolizantes. Klatz, que también es doctor en medicina deportiva, investigó sobre la reanimación del cerebro y ha inventado una serie de instrumentos médicos. La principal institución académica a la que han pertenecido ambos hombres es la Universidad Centroamericana de Ciencias de la Salud en Belice. Ninguno de los dos hombres ha recibido una formación oficial en geriatría ni forman parte de la sociedad de biogerontólogos, los científicos expertos en el envejecimiento.

De hecho, hay un cisma muy marcado entre esa sociedad y la Academia, mucho más visible desde que en 2002 unos destacados biogerontólogos publicaran la *Declaración de posiciones sobre el envejecimiento humano.* A continuación reproduzco una cita representativa de ese artículo:

> Ha habido un resurgimiento y una proliferación de centros de salud y de empresarios que promocionan productos anti-edad y cambios de estilo de vida que afirman que pueden ralentizar, detener o invertir los procesos del envejecimiento. Aunque en la mayoría de los casos hay poca o ninguna base científica que sustente tales afirmaciones, el público gasta enormes sumas de dinero en estos productos y cambios de estilo de

vida, algunos de los cuales pueden ser perjudiciales para la salud.

Para rebatir estas acusaciones, el doctor Klatz envió un «Mensaje urgente» a todos los miembros de la A4M. Comenzaba diciendo lo siguiente:

> La Academia Americana de Medicina Anti-Edad le escribe hoy por una cuestión de la máxima urgencia e importancia. La medicina anti-edad ha sido atacada de forma injustificada y calculada. Está en marcha una campaña de desinformación premeditada, maliciosa y deliberada con el objetivo de desmantelar el único y más compacto grupo de médicos y científicos innovadores en América. Una poderosa red de viejos colegas está invirtiendo una enorme cantidad de tiempo, personal y recursos financieros para destruir la sociedad médica con más éxito, más popular y con mayor crecimiento de la actualidad.

Para tener una impresión directa de esta división en la práctica y en el pensamiento científico médico, fui a Las Vegas en diciembre de 2003 para asistir a la Undécima Conferencia y Exposición Anual Anti-Edad que llenaba el Venetian Resort y la sala de conferencias adjunta. Tras un breve saludo a una audiencia compuesta por unos 2.500 médicos, Ron Klatz presentó a una representante de Promedia, la compañía que produce y gestiona las conferencias de la Academia. Desde luego, el doctor Klatz no esperaba que aquella mujer dijera lo que dijo.

Anunció que su empresa dejaría de colaborar con la A4M tras ese acto y que, de hecho, celebraría una serie de conferencias médicas «de la siguiente generación» sobre la longevidad «basadas en hechos científicos» que comenzarían en otoño de 2004. Explicó que estas nuevas conferencias contarían con un comité de revisión compuesto por profesionales «para asegurar que todas las ponencias sean éticas, educativas y estén basadas en hechos». A continuación presentó a un orador que no estaba en el programa, el doctor

L. Stephen Coles, de la Universidad de California, en Los Ángeles, director del Grupo de Investigación Gerontológica de Los Ángeles y presidente del comité de revisión al que se acababa de hacer referencia. El doctor Coles se lanzó a un breve y provocador discurso, que no gustó nada a muchos de los asistentes.

Comenzó mostrando diapositivas de las portadas de la *Declaración de posiciones sobre el envejecimiento humano* y de artículos relacionados con la misma y le dijo a su audiencia, compuesta por doctores anti-edad, que en la actualidad no existían medicinas anti-edad, aunque los científicos estaban trabajando para desarrollarlas. Invitó a la gente a asistir a los siguientes congresos y conferencias, que se asentarían sobre bases más científicas, y abandonó la tarima rápidamente.

Esta bomba causó una enorme perturbación entre la audiencia. A los 2.500 doctores que asistían a la conferencia les acababan de decir que iban por el camino equivocado y que estaban desperdiciando su tiempo, energía y dinero.

Obviamente la aparición y el hostil discurso de Coles había pillado desprevenidos a los doctores Goldman y Klatz. Este último trató de recuperar al público diciéndole: «Atraemos a los mejores especialistas clínicos del mundo.

«No podría estar más en desacuerdo con el primer orador», continuó. «Sabemos que las terapias anti-edad son muy útiles y muy potentes. Creo que es repugnante que cincuenta y un científicos firmaran una declaración en la que afirmaban que no existe la medicina anti-edad, especialmente cuando la mayoría de ellos cobran subsidios del Instituto Nacional del Envejecimiento. Esta controversia no es sobre cuestiones científicas: es consecuencia de la competencia política del gremio de los gerontólogos. El hecho es que la medicina anti-edad genera beneficios y es una manera fantástica de ejercer. Genera dinero para el doctor. Ustedes pueden cuadruplicar sus beneficios, especialmente si ofrecen a sus clientes revisiones médicas preventivas. Es un mercado que está creciendo un nueve por ciento al año». Lo que Klatz daba a entender es que los biogerontólogos estaban celosos del éxito de la medicina anti-edad.

«¿Cuántos de ustedes usan hormonas del crecimiento humano en su consulta?», preguntó. Alrededor de la mitad de los presentes levantaron la mano. «¡Eso está muy bien!», dijo.

«¿Y cuántos de ustedes han visto alguna reacción adversa en un paciente a consecuencia del uso de hormonas del crecimiento humano?» Nadie levantó la mano. «La HCH es muy efectiva», continuó Klatz, «las investigaciones basadas en ella son muy importantes; miles de doctores la están utilizando y todavía no se le ha descubierto ninguna contraindicación seria.

«Si la medicina anti-edad no es real, ¿por qué la gente vive cada vez más tiempo y con más felicidad y salud?», preguntó Klatz. «Estamos a punto de conseguir la inmortalidad en la práctica, con esperanzas de vida de más de cien años. El cincuenta por ciento de los nacidos durante el *baby boom* puede aspirar a vivir cien años o más. La telomerasa, las células madre y la clonación nos llevarán hasta los ciento veinte años y más allá. Dentro de poco seremos la Sociedad Eternamente Joven».

El público se puso de pie y ovacionó al doctor Klatz.

A continuación John Gray, autor de *Los hombres son de Marte, las mujeres son de Venus* (e incontables variaciones sobre el mismo tema) ofreció la que sería una de las intervenciones principales. Su ponencia se titulaba «Dieta, nutrición y control de peso adecuados para cada sexo para lograr una química cerebral equilibrada». En varios puntos de su charla hizo que su audiencia se pusiera de pie y realizara vigorosos movimientos y ejercicios de respiración para mover la energía por sus cuerpos.

Bob Goldman anunció entonces la entrega póstuma del Infinity Award de la Academia —su más alta distinción— al doctor Robert Atkins, famoso por la conocida dieta que lleva su apellido. Su viuda aceptó el premio mientras Goldman le decía que «la gente se está dando cuenta de que tenía razón desde el principio». Se mostró un video de cinco minutos del doctor Atkins en el que decía «Mi dieta funciona el cien por ciento del tiempo».

El doctor Goldman pronunció entonces su propio discurso inspirador, durante el cual anunció que: «Ahora podemos des-envejecer a la gente». Mostró muchas diapositivas de culturistas ancianos y, a lo largo de toda su presentación, noté que hacía énfasis en la apariencia, en la estética del cuerpo y la definición muscular, entre otras cosas. «Ahora vemos a gente ochentona haciendo ejercicios, lo que es fantástico», dijo, «y la persona de cien años de mañana será como la de sesenta de hoy». A continuación repasó una larga lista de grandes adelantos médicos pronto disponibles en su centro médico anti-edad local: «Las células madre serán una de nuestras balas mágicas: podremos programarlas para que reconstruyan los tejidos allí donde sea necesario». Los descubrimientos en nanotecnología, con máquinas tan pequeñas que hará falta un microscopio para verlas, nos permitirán restaurar la vista. Dispondremos de nuevos sistemas para administrar las medicinas a través de hormonas restauradoras, podremos usar la clonación terapéutica, que producirá nuevos órganos para substituir a los antiguos, y habrá a nuestra disposición terapias genéticas para extender la vida e incluso interfases biónicos entre nuestro cerebro y las computadoras. El objetivo es quedar como Arnold Schwarzenegger, un amigo de Goldman que además es su héroe personal. «No sólo dispone de una genética fantástica, sino también de los conocimientos y la motivación necesarios.

«Todos ustedes forman parte de un cambio global de paradigma», le dijo a su entusiasta audiencia. «La actitud lo es todo».

Algunas de las ponencias presentadas me parecieron interesantes, como por ejemplo una que trataba del papel de la inflamación crónica como origen común de las enfermedades relacionadas con la edad, y otra sobre nuevos tratamientos para las enfermedades neurodegenerativas como el Parkinson, el Alzheimer o la ELA; ambas intervenciones subrayaban la modificación de la dieta como una estrategia de tratamiento de cada grupo respectivo de enfermedades. Luego terminó la sesión y nos invitaron a visitar la sala de exposiciones. El doctor Klatz nos previno de que los expositores no estaban vinculados con la conferencia científica y que la A4M no debía ser juzgada por la naturaleza de los expositores a los que atraía.

Y atraía a muchos. La sala estaba llena de vendedores que ofrecían aparatos, servicios y suplementos de todo tipo. La caseta más grande era la de un distribuidor de hormonas del crecimiento humano. Muchos expositores promocionaban sus marcas de antioxidantes, aceites de pescado y hierbas milagrosas. Algunas de las cosas que se ofrecían allí me parecieron legítimas, aunque muchas otras me parecieron pseudociencia, como, por ejemplo, unos aparatos para medir y ajustar campos de fuerza. Tras caminar arriba y abajo por los pasillos quedé agotado y al llegar a una de las esquinas del recinto, me alegró ver a unos amigos míos de Alaska. Ofrecían muestras de su salmón salvaje, rico en deseables ácidos grasos omega-3 y bajo en contaminantes. Era la primera vez que asistían a un evento organizado por la A4M.

Cené esa noche con ellos y me contaron cómo les había parecido todo. «Es gracioso», dijo uno de ellos. «Somos los únicos que ofrecemos comida de verdad aquí, y la gente no sabe cómo interpretarlo. Tratan de averiguar qué cachivache vendemos».

Desde luego, en la sala de exposiciones había muchos cachivaches a la venta, entre ellos aparatos que equilibraban el aura humana. La mayoría de ellos hubieran divertido y horrorizado a mis colegas que ejercen la medicina convencional.

Durante dos días me dejé caer en las conferencias, charlé informalmente con miembros de la A4M, hablé con Ron Klatz y Bob Goldman sobre la historia y el rumbo actual de la Academia, regresé a ver los expositores y traté de evitar el humo y el ruido del casino del Venetian y de conseguir comida decente—no fueron tareas sencillas. También procuré ordenar mis pensamientos sobre la medicina anti-edad.

La mayoría de los miembros de la A4M que conocí eran profesionales honestos encantados de participar en un nuevo y apasionante campo de la medicina. Me pareció que muchos habían llegado a ese campo después de hartarse de la naturaleza de la medicina convencional. Como muchos otros doctores en la América de hoy, se habían cansado del papeleo, de los costes cada vez mayores y de los beneficios cada vez menores que obtenían practicando la cirugía ortopédica, la obstetricia o la gastroenterología. Habían descubierto en la medicina anti-edad una forma de atraer a una serie nueva de pacientes con los que era mucho más sencillo trabajar: habían cambiado a los que estaban realmente enfermos por los que estaban bien, pero preocupados. Mejor aún, los nuevos pacientes tendían a ser gente con estudios y medios y estaban dispuestos a pagar de su propio bolsillo revisiones, productos y servicios que no cubría el seguro. Y, como señaló el propio doctor Klatz en su discurso inaugural, hay mucho dinero que ganar con esas pruebas, productos y servicios. Se trataba de profesionales clínicos, no de investigadores, de practicantes, no de científicos.

Me di cuenta de que en mucho de lo que escuché en la conferencia no se distinguía entre las enfermedades relacionadas con el envejecimiento y el proceso de envejecimiento en sí mismo. Una cosa es trabajar para la prevención, diagnóstico precoz, reversión y tratamiento de las enfermedades que se hacen más probables cuando la gente envejece. Otra cosa completamente distinta es hablar de prevenir o revertir el proceso de envejecimiento en sí. Cuando los biogerontólogos dicen que no existe la medicina antiedad, quieren decir que no hay forma de detener el reloj y revertir el proceso de envejecimiento. No quieren decir que los doctores no deban hacer cuanto puedan para ayudar a la gente a vivir más tiempo y de forma más activa y agradable, minimizando las consecuencias de las enfermedades relacionadas con la edad. De hecho, este último enfoque, conocido como «compresión de la morbidez» es muy respetable científicamente; su idea central es retrasar el surgimiento de las enfermedades relacionadas con la edad y el inevitable declive que siempre se produce al fin sin preocuparse por extender la vida. De esta forma la gente estará menos tiempo enferma y sufriendo, con la reducción de la calidad de vida que ello comporta, y gozará de más años de vida activa y se aliviará a la sociedad del coste que supone mantener a tantos ancianos con enfermedades crónicas.

Debo coincidir con el doctor Coles en que actualmente no hay medicinas anti-edad efectivas. Las pruebas científicas que deberían avalar la validez de todos los productos y servicios sobre los que oí hablar en las conferencias o vi en las casetas de la sala de exposiciones son en el mejor de los casos, incompletas, y en el peor, brillan por su ausencia. La mayoría de estos productos y servicios son caros; algunos pueden ser dañinos.

Por último, estoy consternado por el énfasis que la medicina anti-edad pone en la apariencia. No es algo que se manifieste solamente en el uso de culturistas ancianos como los modelos ideales de un envejecimiento saludable, sino que se traduce en la inclusión en un lugar destacado de la cirugía estética en la Academia Americana de Medicina Anti-Edad y en sus conferencias y publicaciones. Entre las presentaciones de una conferencia de la A4M en junio de 2003 se incluía una titulada «Cirugía plástica y anti-edad: una combinación natural». En el acto celebrado en Las Vegas hubo una ponencia sobre «Terapias cosméticas no quirúrgicas para la consulta del médico anti-edad: Botox, rellenos faciales, láser, cosmo-fármacos» y otra sobre «Factores asociados con la eficacia y la satisfacción de la depilación química superficial sobre la piel asiática». Tal y como yo lo veo, todo esto no representa más que intentos de negar o enmascarar los signos externos del envejecimiento. Y, como dije anteriormente, esta no aceptación del envejecimiento es uno de los mayores obstáculos para envejecer bien.

Si le tientan las promesas de la medicina anti-edad, sea por haber entrado en contacto con sus médicos, clínicas o comerciales, mi consejo es que la use selectivamente. Evalúe siempre los riesgos potenciales de cualquier intervención que le ofrezcan. Luego trate de evaluar las pruebas que existen de cualquier beneficio que le hayan explicado que el tratamiento va a proporcionarle. Sopese los posibles beneficios y riesgos y tenga en cuenta también si el precio es exorbitante. Consiga una segunda opinión de doctores que no formen parte del movimiento anti-edad. Si finalmente se somete a algún tratamiento, fíjese un plazo para juzgar si nota algún efecto positivo —digamos entre tres y seis meses. Al cabo de ese tiempo, decida si cree que el precio que pagó valió la pena.

Antes de abandonar este tema, quiero advertirles que las promesas que van a oír procedentes de los practicantes de la medicina anti-edad se van a volver más extravagantes en los años venideros. He descrito el cisma que existe entre los biogerontólogos y la Academia Americana de Medicina Anti-Edad. Hay ahora otro cisma entre las filas de los científicos que estudian el envejecimiento que va a tener un gran impacto en este campo. Una serie de biólogos moleculares de línea dura dicen haber identificado los mecanismos genéticos que controlan el proceso de envejecimiento y poseer medios para manipularlos. Estos investigadores creen que el reloj biológico *puede* detenerse o invertirse y conforme los doctores antiedad vayan conociendo esta línea de investigación, la usarán en su propio provecho.

En unos momentos en que la genómica es uno de los campos punteros de la ciencia, parece obvio buscar los genes que controlan el envejecimiento u otorgan longevidad. La postura oficial de los biogerontólogos es que tales genes no pueden existir por la sencilla razón de que la selección natural sólo funciona hasta que los organismos se reproducen. No puede escoger ni preservar genes que afecten a la vida más allá de la reproducción (excepto un mínimo período posterior en el que los padres son necesarios para asegurar la supervivencia de las crías). Esta visión es coherente con el hecho de que la naturaleza está muy preocupada por la continuación de la vida al nivel de las especies, pero se preocupa muy poco por los individuos una vez que han pasado sus genes. Es el sacrificio del sexo a cambio de la muerte del que ya he hablado. Al escoger una estrategia reproductiva que aumenta la probabilidad de la supervivencia de la especie, la naturaleza acepta la muerte de los individuos y no le preocupa cómo estos individuos envejezcan. Jay Olshansky es quien ha resumido este concepto de la forma más sucinta: «No hay genes de la muerte o del envejecimiento. Punto final». Leonard Hayflick ha expresado serias dudas de que sea posible lograr aumentos dramáticos en la esperanza de vida humana. También ha declarado que: «No existen los genes del envejecimiento. Lo afirmo categóricamente...»

Comencé a oír opiniones distintas cuando asistí a una Conferencia Internacional sobre Longevidad celebrada en Okinawa en noviembre de 2001. Thomas Perls, entonces director del Estudio Centenario de Nueva Inglaterra, le dijo a la audiencia que el cuerpo humano está diseñado para durar unos ochenta años, más o menos, si su propietario evita los habituales estilos de vida perjudiciales que causan la incapacidad prematura o la muerte (el paracaidismo acrobático y el tabaco, por ejemplo). «Pero», dijo, «para vivir hasta los noventa y más allá, probablemente se necesitarán cohetes impulsores genéticos». Describió cómo los había buscado revisando los genomas de parejas de hermanos inusualmente longevos. Perls y sus colegas identificaron una región en el cromosoma humano 4 que contenía varios centenares de genes que parecían ser la zona adecuada en la cual investigar. Este trabajo atrajo mucha atención mediática y animó a Perls a unirse a una empresa de biotecnología para centrarse en los genes y desarrollar medicamentos para influenciarlos.

(Algunos genes de la longevidad puede que tengan que ver con el transporte del colesterol en el cuerpo. En 2003 unos investigadores informaron que habían descubierto una peculiaridad genética en las personas centenarias o casi centenarias que provocaba que las partículas de las lipoproteínas, las portadoras del colesterol, fueran más grandes. Las personas con este genotipo tienen también niveles más altos de colesterol HDL, el tipo bueno de colesterol que ayuda a prevenir los ataques al corazón.)

Michael Rose, un biólogo evolutivo de la Universidad de California, campus de Irvine, explicó cómo había logrado triplicar la esperanza de vida de las moscas de la fruta simplemente impidiéndoles reproducirse hasta que fueron mayores. Este impedimento fuerza a que la selección natural se incline por las moscas que poseen la capacidad de reproducirse a edades más elevadas, para lo cual es necesario que gocen de buena salud a edades más avanzadas. Rose se ha centrado en un pequeño número de genes que parecen estar implicados en el proceso, genes que afectan al metabolismo básico.

Esta investigación encaja perfectamente con las investigaciones de la restricción calórica como medio de prolongar la vida y mejorar la salud de los animales y apunta a la existencia de una relación íntima entre el ritmo metabólico y la reproducción y entre la reproducción y el envejecimiento. En los animales de sangre fría se puede aumentar la esperanza de vida reduciendo la temperatura ambiental, con lo que se ralentizan todas las funciones vitales, pero en las especies de sangre caliente el único medio demostrado de prolongar la vida es la restricción de la ingesta calórica, una intervención que a veces se denomina Restricción Calórica con Nutrición Adecuada.

Experimentos que se remontan a la década de 1930 han demostrado que si se alimenta a los animales de laboratorio con un tercio menos de las calorías que comerían libremente, cuidando de no provocarles malnutrición, se aumenta dramáticamente su longevidad. Los ratones en esta situación pueden llegar a vivir cuatro años más de lo habitual, un incremento del cincuenta por ciento. Más aún, se mantienen en mejor estado de salud que los que comen libremente y muestran también un espectacular retraso en la aparición de las enfermedades relacionadas con la edad. Este experimento se ha repetido con ratas y con muchas otras especies, entre ellas, muy recientemente, con monos. Los monos infraalimentados viven mucho más tiempo y tienen menor riesgo de cáncer, problemas cardíacos y otras enfermedades. No disponemos todavía de datos comparables en humanos, pero todo apunta a que experimentos realizados con nosotros darían el mismo resultado. Ya hay ciertos abogados de la restricción calórica que han publicado dietas para prolongar la vida, y mucha gente las está siguiendo.

El problema para la mayoría de nosotros es que el comer y la comida nos dan demasiado placer y satisfacción inmediatas como para sacrificarlos en aras del lejano objetivo de una vida más longeva. ¿Es posible que encontremos otro medio de conseguir ese mismo objetivo si comprendemos bien el mecanismo por el cual la restricción calórica lleva a vivir más años?

Si un organismo va a reproducirse, tiene que disponer de reservas nutricionales adecuadas para producir células madre, embriones y crías. Si esas reservas no están disponibles, los sistemas reproductivos se cierran. (Es bien sabido, por ejemplo, que las atletas, que tienen un porcentaje bajo de grasa corporal, pierden la menstruación.) La restricción calórica es una forma de infundir estrés al organismo, una señal de que el medio ambiente puede estar volviéndose hostil y menos favorable para la reproducción. En respuesta a esa alerta, ciertos genes se activan para ralentizar el metabolismo e incrementar las defensas del cuerpo, protegiéndose a la espera de que las condiciones vuelvan a ser más favorables. Se trata de una estrategia que debió aparecer pronto en el curso de la evolución, pues es común a muchos organismos. Cuando la comida es escasa, todas las criaturas, grandes y pequeñas, se ralentizan, viven más tiempo y posponen la reproducción hasta que la vida mejora.

Los científicos están estudiando con mucho interés los genes implicados en esta respuesta en organismos tan distintos como hongos unicelulares (también conocidos como levaduras), gusanos y humanos, y han encontrado grandes similitudes entre estas especies. Una de las partes más provocadoras del trabajo ha sido los experimentos con una especie de nemátodo, un pequeño gusano no más ancho que un hilo y de sólo un milímetro de longitud, que tiene un nombre científico de muchos más milímetros: *Caenorhabditis elegans*. Esta minúscula criatura tiene el honor de ser el primer organismo cuyo código genético ha sido secuenciado por completo. Tiene más de 19.000 genes y, lo que es notable, el cuarenta por ciento de ellos son iguales a los de los humanos.

El *C. elegans* tiene una esperanza de vida de veinte días. Los investigadores han llegado a triplicarla modificando algunos genes, especialmente los que controlan el metabolismo en el cerebro de la criatura. Los efectos más espectaculares se han conseguido modificando un gen llamado *daf-2*, que parece ser un regulador esencial de muchos otros genes relacionados con el metabolismo y las defensas del organismo. Los genes activos ordenan a las células que produzcan ciertas proteínas específicas que orquestan las funciones de la vida. La proteína *daf-2* es un receptor hormonal que controla las actividades de hasta otros 100 genes. Cynthia Kenyon, una bióloga estructural de la Universidad de California, campus de San Francisco, ha alargado la esperanza de vida del *C. elegans* hasta 125 días modificando este gen maestro. Y no sólo eso: sus longevos gusanos se mantienen robustos y saludables hasta el fin. Kenyon ha cofundado recientemente una empresa llamada Elixir Pharmaceuticals que pretende crear una píldora anti-edad.

La razón de su entrada en la industria biotecnológica está clara. El sistema hormonal que controla el *daf-2* en el *C. elegans* es el mismo que influye en la longevidad de la mosca de la fruta y en la de los ratones, y tiene una correspondencia exacta con el de los humanos. La insulina es fundamental en el sistema humano junto con su primo el IGF-1 (Factor de crecimiento 1).

En la facultad de medicina me enseñaron que la insulina regula los niveles de azúcar en la sangre, permitiendo que la glucosa penetre en las células para ser metabolizada. Si no se produce la suficiente (diabetes de tipo 1) o no hay suficientes receptores para ella (diabetes de tipo 2) el nivel de azúcar en la sangre se mantiene alto y tanto las enfermedades cardiovasculares, como toda una serie de otros graves problemas de salud se desarrollan de forma acelerada. Hoy en día el papel de la insulina en el cuerpo humano parece todavía mucho más complejo e interesante. La insulina regula el procesamiento, almacenamiento y distribución de la energía. Las perturbaciones en la producción de insulina o en la respuesta que se produce a ella pueden ser la causa de la obesidad, de los cambios degenerativos que ocurren en diversos tejidos cuando envejecemos e incluso del desarrollo del cáncer. La insulina y las hormonas relacionadas con ella pueden ser también clave en la determinación de la esperanza de vida. Cuando le preguntaron sobre la posibilidad de prolongar la vida humana modificando el gen que en los humanos sea el equivalente al *daf-2* en el *C. elegans,* Cynthia Kenyon respondió:

> Puede que lo consigamos, no lo sabemos; pero es posible que podamos cambiar un gen humano y duplicar nuestra esperanza de vida. No sé si es así, pero no podemos descartarlo. Creo que la diferencia en la esperanza de vida de las diferentes especies puede reducirse a la actividad de genes reguladores maestros como el receptor *daf-2*... Dudo que los humanos tengamos genes especiales para la longevidad que no tengan los gusanos.

Otra línea de investigación es la búsqueda de sustancias que imiten los efectos de los productos de estos reguladores maestros.

En los hongos, el gen que regula la respuesta a la restricción calórica se llama *sir-2* («regulador silencioso de la información»), y también tiene su equivalente exacto en los humanos. Un equipo de la Universidad de Harvard probó un gran número de elementos químicos en busca de los que pudieran activar el *sir-2* sin semi-inanición. Encontraron un candidato prometedor en el resveratrol, un compuesto que saltó a las noticias unos pocos años atrás, pues es el componente del vino tinto responsable de los beneficios para la salud de esa bebida. El resveratrol es un antioxidante que se produce de forma natural en la piel de la uvas.

Resulta que las uvas producen más resveratrol cuando crecen en condiciones de un gran estrés, es decir, cuando las vides tienen que enfrentarse, por ejemplo, a bajas temperaturas, falta de nutrientes o plagas de hongos. Los vinos de Nueva York tienen más que los de California, porque la vida es más dura en Nueva York. También resulta que muchas otras plantas además de las vides producen resveratrol en situaciones de estrés, y es muy posible que este compuesto sirva para activar las respuestas de protección que en las plantas serían las análogas a las que se dan en animales que están en una dieta de restricción de calorías.

En cualquier caso, si se les da resveratrol a las células de los hongos, estas viven mucho más de lo normal, exactamente igual que si se les ha hecho pasar hambre. Es posible que este compuesto consiga el mismo resultado en gusanos, ratones y en nosotros, pero hay que enfatizar «posible». Si así fuera, el resveratrol sería la comida gratis definitiva o mejor dicho, el ayuno gratis definitivo, pues aportaría todos los beneficios de la restricción calórica permitiendo al mismo tiempo comer y no tener que preocuparse de las consecuencias.

Sin muchas más pruebas en las cuales apoyarse, los entusiastas del resveratrol se han precipitado a abrazar esta conclusión. Algunos de ellos han invocado el consumo de grandes cantidades de vino tinto como la causa de la longevidad de los habitantes de la isla de Cerdeña. Otros se han apresurado en salir al mercado. Un producto llamado Longevinex ya está a la venta. Consiste en una forma estabilizada y encapsulada de resveratrol, una de cuyas «dosis» ofrece las mismas capacidades de protección de la salud que entre cinco y quince vasos de vino tinto.

Y esto nos lleva de vuelta a la sala de exposiciones de Las Vegas, donde los productos y las afirmaciones de los vendedores van mucho más allá de los límites que marcan las pruebas científicas.

No tengo la menor duda de que los genes influyen en la esperanza de vida y estoy intrigado por los descubrimientos de mecanismos genéticos que prolonguen la vida y reduzcan los riesgos de aparición de las enfermedades relacionadas con la edad reduciendo el ritmo del metabolismo y aumentando las defensas del cuerpo. Espero también que un día sea posible influir sobre esos mecanismos, quizá tomando pastillas anti-edad.

Pero hoy no es así. E incluso cuando las píldoras estén disponibles, es posible que tengan efectos secundarios devastadores. Es descorazonador mirar objetivamente el abismo entre las promesas y las realidades de la terapia genética. Durante la década pasada, incontables investigadores y titulares en los medios de comunicación nos han llevado a creer que las terapias genéticas iban a revolucionar la medicina, acabar con las enfermedades y retrasar la muerte. ¿Dónde están esas terapias? ¿Cuántas empresas de biotecnología se han hundido intentando capitalizar los descubrimientos sobre la telomerasa y otros productos anti-edad?

Esta es la cruda realidad: es teóricamente posible extender la esperanza de vida humana, pero hoy en día no existe ningún método disponible para hacerlo. Ni siquiera sabemos con seguridad que la restricción calórica tenga ese efecto en nosotros.* Más aún, es poco probable que ninguno de esos métodos esté disponible a tiempo para que pueda usarlos nadie que esté leyendo este libro.

---

* A Roy Walford, médico y uno de los más célebres defensores de la restricción calórica, se le diagnosticó ELA cuando tenía setenta y muchos años. (Murió en 2004.) La ELA (esclerosis lateral amiotrófica) es una devastadora enfermedad degenerativa del sistema nervioso. Es también una enfermedad relacionada con la edad. Teniendo en cuenta los beneficios para la salud del cerebro que sus partidarios afirman que tiene la restricción calórica, uno no esperaba este resultado en uno de sus practicantes más diligentes.

Y si la medicina anti-edad con base científica se convierte en una realidad, ¿será algo bueno? ¿Estaría usted dispuesto a servirse de ella?

Hice un amigo en la Conferencia sobre la Longevidad de Okinawa: Fernando Torres-Gil, decano adjunto y profesor de la Escuela de Política Pública e Investigación Social de la UCLA. Es uno de los principales expertos en la sociología del envejecimiento y ha estudiado las implicaciones de las sociedades cada vez más envejecidas en Latinoamérica, California, Corea y muchos lugares más. En numerosos artículos, en su testimonio ante el Congreso y en las conferencias que da por todo el mundo, el profesor Torres-Gil ha hecho preguntas incómodas y ha destacado hechos perturbadores de nuestro cambio demográfico, entre ellos:

- ¿Cuáles son las implicaciones políticas y económicas de tener un número cada vez mayor de ancianos en la sociedad?
- En Estados Unidos, la gran mayoría de ancianos son blancos y angloparlantes, mientras que la población más joven es diversa y con muchos inmigrantes; ¿cómo cambiará nuestro país esta creciente estratificación social?
- Una sociedad demográficamente saludable necesita más gente en la zona de mediana edad, porque esa es la fracción que mantiene al resto con su trabajo y productividad. ¿Cómo afectará a la nación un envejecimiento desproporcionado?
- ¿Qué sucederá con el cuidado de los ancianos en una sociedad envejecida en la que más gente lo necesita pero menos mujeres están disponibles para ofrecerlo porque cada vez más de ellas han entrado en el mercado laboral?
- ¿Qué sucederá con la jubilación ahora que los norteamericanos ya no ahorran y están además jubilándose cada vez más pronto (la media se sitúa en los sesenta y tres años) y viviendo más?

Ya en Japón, donde el envejecimiento de la sociedad está más avanzado, los efectos económicos y políticos del cambio demográfico están causando mucha tensión social. No está claro si el sistema de sanidad pública nacional japonés será capaz de sobrevivir, por ejemplo; igual que no está claro si la seguridad social será capaz de encargarse de tantas personas que vivirán mucho más allá de los sesenta y cinco años.

Estos son sólo algunos de los problemas a los que deberá enfrentarse una sociedad en la que el segmento de la población que más rápidamente crece es el de sus ancianos. Y todo esto es sin considerar el advenimiento de intervenciones que puedan prolongar la vida humana. Si la medicina anti-edad efectiva se convierte en una realidad, está claro que no será barata. ¿Quién se la podrá permitir? Desde luego, no la diversa población de inmigrantes no angloparlantes. Será una medicina para los ricos, lo que reforzará todavía más las fronteras de la estratificación social e intensificará el conflicto generacional.

¿Y qué sucederá a nivel personal? Un reciente artículo de Susan Dominus en la revista *New York Times Magazine* titulado «La vida en la edad de la edad muy, muy avanzada» explicó casos reales y los problemas con los que se encontraban. «Bill tiene 73 años, pero su padre no le deja jubilarse. Charlotte tiene 97 y su hermana mayor todavía sigue diciéndole lo que tiene que hacer. Natalie lleva intentando complacer a su madre desde tiempos de la administración Hoover». El artículo apunta que «el impacto filosófico sobre la dinámica familiar será muy profundo, pues los padres continuarán dependiendo de unos hijos que ya habrán pasado hará tiempo la edad de jubilación y personas que habrán pasado de los ochenta descubrirán lo que significa, a esa edad, seguir siendo el niño de alguien». Una de las entrevistadas en el artículo es Diana, de 102 años, que vive cerca de su hija de 74 años. La hija cuida de la madre, como lleva haciendo desde hace más de cincuenta años, cuando murió su padre. Diana recuerda que un doctor le dijo —cuando estaba a mediados de la sesentena— que probablemente viviría hasta los 100 años.

> No me desee eso, le dije... Toda esa gente que quiere vivir hasta los 100 años ¿qué le ven? Yo me siento sola, no puedo ir a comprar sin ayuda. Soy una carga. No, no creo que me haga feliz haber vivido tanto tiempo. Y la gente que tiene

treinta y algo y creen que les gustará vivir tanto tiempo... ¿es que no se dan cuenta de que el mundo está cada vez peor? ¿Es que no leen los periódicos? No creo que les vaya a gustar cuando tengan 100 años... El mundo estará patas arriba... Noventa... Esa sí es una buena edad. Eso ya es suficientemente vieja.

Cada vez oirá usted más y más sobre la medicina anti-edad y sobre la prolongación de la vida en los años venideros. Mi conclusión para aquí y ahora es que esos grandes adelantos teóricos sólo sirven para distraer la atención de lo verdaderamente importante: es decir, de aceptar la universalidad e inevitabilidad del envejecimiento, de comprender tanto sus desafíos como sus promesas, y de aprender a mantener nuestras mentes y cuerpos tan saludables como sea posible conforme avanzamos por las sucesivas etapas de la vida.

Por cierto, regresé a Las Vegas a finales de octubre de 2004 para dar una de las conferencias principales en el primer evento patrocinado por Primedia, aquella alternativa más científica a la conferencia de la A4M. El evento se celebró bajo el título de «Conferencia y exposición de terapias médicas integrativas* anti-edad». Las sesiones plenarias se celebraron en una sala cuyo tamaño era apenas un cuarto de la que utilizó el acto de la A4M y al menos en lo que se refiere a los discursos inaugurales, más de la mitad de los asientos estuvieron vacíos. Por el momento, la medicina anti-edad basada en hechos científicos no vende tan bien como la publicidad exagerada.

---

* Ver pp. 306–7.

4

Por qué envejecemos

El envejecimiento es un proceso de deterioro, como la
mayoría debería saber... El hecho es que *todo* envejecerá, no importa qué diablos hagas. Todo cuanto existe
en el universo envejece.

—Leonard Hayflick

Hay muchas teorías sobre por qué envejecemos. Algunas se centran
en la acumulación de errores en el código genético, otras invocan la
pérdida de telómeros. Usted no necesita conocer los detalles de estas
teorías, pero sí creo interesante repasar dos de ellas para darle una
idea de los caminos por los que avanza el pensamiento de los investigadores. La primera tiene que ver con un proceso químico conocido como caramelización y la segunda se basa en el estrés oxidante.
Ambas tienen importancia práctica, la primera porque sugiere que
los cambios de dieta pueden reducir el riesgo de tener enfermedades
relacionadas con la edad, y la segunda porque plantea cuestiones
sobre si debemos tomar vitaminas y minerales antioxidantes para
preservar la salud y el vigor de la juventud durante el mayor tiempo
posible. Ambas teorías sugieren que la senectud y la longevidad son
separables y que las enfermedades relacionadas con la edad no son
una consecuencia necesaria del envejecimiento.

· · ·

Si calienta azúcar en una sartén, primero se funde y luego, cuando llega a los 170°C (338°F), empieza a ponerse marrón, un cambio que se produce más rápidamente si se añade algún catalizador ácido, como un poco de jugo de limón o vinagre. Este proceso se conoce como caramelización y todos los cocineros experimentados están familiarizados con él. Aunque parece muy simple, el cambio químico que se produce, que implica la reorganización interna de las moléculas de azúcar, es tan complejo que todavía no se comprende completamente. Para darle una idea de esa complejidad, permítame compartir con usted un fragmento de un documento técnico:

> La caramelización se produce en una secuencia de seis pasos:
> La reacción de enolización inicial es de particular importancia, pues da inicio a la subsiguiente cadena de acontecimientos. Estas reacciones dan lugar a los productos alifáticos de la degradación del azúcar, que a su vez pueden reaccionar para producir compuestos de oxígeno heterocíclicos y carbocíclicos a través de la condensación del aldol.

Espero que no se sienta decepcionado si omito los pasos que van del segundo al sexto.

Los cocineros no necesitan comprender la química que hay tras la caramelización para aprovechar sus ventajas. Se sirven de un proceso similar cuando hierven una mezcla de azúcar, crema, jarabe de maíz y mantequilla para hacer dulce de caramelo. En este caso, el color tostado y los sabores son producto de una reacción entre los azúcares y las moléculas de proteínas de la crema y la mantequilla. Se conoce como la reacción de Maillard, en honor a Louis Camille Maillard, el científico francés que la describió por primera vez en 1912. También conocida como la «reacción de oscurecimiento», esta interacción de proteínas y azúcares es la base de muchas recetas apetitosas. Es lo que explica por qué el asado se tuesta en el horno, por qué, al freírlas, las papas se vuelven crujientes y sabrosas, por qué se tuestan las tostadas y por qué la lasaña gratinada tiene esa deliciosa y jugosa capa dorada y tostada.

Igual que sucede con la caramelización del azúcar, los detalles de la reacción de Maillard son tremendamente complejos, incluso para los químicos. Lo que está claro es que esas interacciones químicas no sólo explican la apariencia, aroma y sabor de muchos platos muy populares, sino que también son las responsables de muchos otros fenómenos, como el que las viejas fotografías hechas con emulsiones blancas de huevo se vuelvan con el tiempo de un color marrón terroso (debido a la combinación de los azúcares y las proteínas en la materia orgánica que va descomponiéndose). Maillard ya entrevió la enorme trascendencia de su descubrimiento cuando escribió, en el ensayo original en que lo describió, lo siguiente: «Las implicaciones de estos hechos me parecen tan numerosas como interesantes para muchas ramas de la ciencia». Y citó la patología humana como una de esas ramas.

Tanto la reacción de oscurecimiento como la caramelización ocurren de forma normal en los sistemas de los seres vivos. No requieren el calor de un horno o de una sartén; la temperatura corporal es perfectamente capaz de producirlas si están disponibles los catalizadores químicos adecuados. Nuestros cuerpos están llenos de azúcares y proteínas y contienen muchos catalizadores. Algunos cuerpos tienen más azúcar circulando que otros. En los diabéticos, especialmente, se producen altos niveles de azúcar (glucosa) en la sangre cuando no hay suficiente insulina (o receptores para ella) que facilite la conducción del azúcar a las células. Los médicos han observado desde hace tiempo que ciertas enfermedades relacionadas con la edad, como las cataratas o la ateroesclerosis, se desarrollan aceleradamente en personas con diabetes. También reconocen que muchas de esas patologías son el resultado de reacciones químicas entre la glucosa y las proteínas, un proceso llamado *glicación* que no es otra cosa que una reacción de Maillard.

Piense un instante en el dulce de caramelo y en esa capa que cubre la lasaña gratinada. Los productos de las reacciones de Maillard tienden a ser marrones y pegajosos. La glicación y las reacciones químicas relacionadas con ella producen, a falta de una palabra mejor, porquería, y la porquería acaba invadiéndolo todo. ¿Es

posible que el envejecimiento sea el resultado del lento oscurecimiento y caramelización de nuestros tejidos?*

El doctor Anthony Cerami, un investigador médico e inventor,
miembro de la Academia Nacional de Ciencias, lanzó precisamente
una teoría del envejecimiento por glicación en 1985. En ella postula
que las reacciones entre las proteínas y los azúcares del cuerpo acaban por formar una clase de compuestos llamados «productos
finales de la glicación avanzada» o AGE. Los AGE pueden dañar a
otras proteínas además del ADN y ARN. Lo hacen creando vínculos anormales entre cadenas de proteínas adyacentes, una mutación
conocida como «entrecruzamiento». Las proteínas que se entrecruzan quedan deformadas, menos elásticas, menos flexibles y
menos capaces de realizar sus funciones normales. Es precisamente
el entrecruzamiento lo que hace que las proteínas del cristalino se
oscurezcan y formen una catarata. Las proteínas entrecruzadas en
la piel son las responsables de las arrugas y la flacidez de la piel
anciana. Las proteínas entrecruzadas en los vasos sanguíneos son la
causa de la ateroesclerosis, que consiste en el endurecimiento de las
arterias. Es posible que las proteínas entrecruzadas en el cerebro
contribuyan al desarrollo de enfermedades neurodegenerativas,
como la ELA, el Parkinson o el Alzheimer.

Más todavía, tanto los AGE como las proteínas entrecruzadas
pueden iniciar respuestas inflamatorias y autoinmunitarias y esti-
mular la proliferación de las células, todo lo cual puede llevar a males
mayores. De hecho, muchas enfermedades progresivas del envejecimiento pueden atribuirse razonablemente a la acumulación gradual
de estas sustancias y a los cambios que producen en las estructuras y
funciones corporales. Entre estas enfermedades se incluyen la
hipertensión, las dolencias renales, la retinopatía, la osteoartritis y

---

* Los que practican el *ayurveda,* la medicina tradicional de la India, hallarán en
estas especulaciones ecos de su propia teoría sobre la causa de la enfermedad. La
filosofía ayurvédica atribuye la enfermedad a la acumulación de *ama,* un sedi-
mento tóxico que se cree que se forma a partir de la comida no digerida por completo. Muchos tratamientos ayurvédicos, como los purgantes, vómitos
terapéuticos, baños de vapor y masajes con aceites, tienen por objetivo remover
el *ama* y ayudar al cuerpo a eliminarla.

por supuesto, todas las complicaciones de la diabetes. Estas son cosas que suceden en todos nosotros, pero suceden a un ritmo más lento porque hay menos azúcar libre en el sistema que en el caso de los diabéticos.

Un área prometedora de desarrollo de medicamentos es la de los inhibidores del entrecruzamiento, compuestos que pueden deshacer los vínculos patológicos creados en las proteínas por los AGE. Puede que la aspirina sea uno de esos compuestos y que esta propiedad explique algunos de sus beneficios a largo plazo para la salud, entre ellos el menor riesgo de sufrir cataratas y ciertos tipos de cáncer. Actualmente se están llevando a cabo ensayos clínicos con un inhibidor de entrecruzamiento más potente, el Pimagedine, que se está probando como una nueva forma de tratar la nefropatía diabética, una enfermedad crónica del riñón que constituye una de las complicaciones más habituales de la diabetes.

Un biogerontólogo que conozco se burla de «todo eso de la caramelización», como él lo llama. Es, después de todo, sólo una teoría. ¿Pero cuáles serían las recomendaciones prácticas que se seguirían de una teoría que relacionase glicación y envejecimiento?

Puesto que el azúcar en el organismo es en su mayoría producto de la metabolización de los carbohidratos, y dado que la función de la insulina es sacar el azúcar de la sangre, parecería importante hacer todo cuanto podamos para mantener nuestro metabolismo en perfecto estado y con una alta sensibilidad a la insulina. La actual epidemia de obesidad obliga a los médicos a plantearse estas cuestiones, especialmente dada la popularidad cada vez mayor de las dietas bajas en carbohidratos. Como consecuencia de la epidemia de obesidad infantil también estamos comenzando a ver un dramático incremento de la diabetes de tipo 2, el tipo más común con diferencia y que se solía denominar «de inicio en la edad adulta», un nombre que se ha vuelto inapropiado ahora que se le diagnostica a tantos jóvenes. En la diabetes de tipo 2 el páncreas produce suficiente insulina, pero las células no responden a ella. Esta pérdida de sensibilidad a la insulina o, si se prefiere, este desarrollo de resistencia a la insulina, es consecuencia de la pérdida de los receptores de insulina en la superficie de las células, un proceso en el que influyen tanto los genes como el estilo de vida.

Los genes responsables de la resistencia a la insulina —o «genes ahorrativos», según se les llama a veces— son muy comunes entre la población, pues la evolución los seleccionó cuando la comida era escasa y la mayoría de la gente estaba casi siempre al borde de la inanición. Si se encuentra usted a menudo al borde de la inanición, la pérdida de sensibilidad a la insulina es un factor clave para la supervivencia; le permite aprovechar mejor las calorías cuando están disponibles y almacenarlas como grasa de forma más eficiente. Esa grasa almacenada le permitirá superar los tiempos de privaciones. Pero ahora que tenemos comida disponible siempre y en exceso, esos mismos genes se vuelven muy perjudiciales. Pueden producir toda una serie de «síndromes metabólicos» que van de la obesidad, pasando por pautas poco saludables de grasa y colesterol en la sangre, hasta una diabetes de tipo 2 completa que requiera medicación.

En nuestra sociedad moderna no sólo nos hemos asegurado de que siempre haya una sobreabundancia de comida, sino que también hemos cambiado la naturaleza de muchos alimentos, refinándolos y procesándolos desde su estado natural hasta darles nuevas formas que interaccionan con nuestro organismo de maneras nuevas. Esto es particularmente problemático con las comidas que contienen carbohidratos. En lugar de comer nuestros cereales enteros —tostados, hervidos o cortados y cocinados en correosas y gruesas gachas— los molemos hasta convertirlos en harina y al hacerlo descartamos la cáscara, que es la parte que contiene más fibra, y la semilla, que es la más rica en aceites. Esta fécula pulverizada se digiere muy rápidamente y causa subidas en el azúcar de la sangre y los correspondientes aumentos de secreción de insulina que, con el tiempo, conducen a la pérdida de sensibilidad hacia aquella hormona en las personas que tienen genes ahorrativos. No importa si con la harina se ha hecho pan blanco, pan integral, *pretzels,* bastoncillos, galletas (saladas o dulces) o bases de pizza; todo eso no es más que fécula finamente pulverizada con una enorme superficie para que trabajen las enzimas digestivas, y todas se convierten rápidamente en azúcar en la sangre. Y, por supuesto, nuestras dietas están ahora inundadas de azúcar propiamente dicho, algo con lo que no tuvieron que enfrentarse los páncreas de nuestros antepasados. Ellos sólo comían azúcar al tomar fruta madura o la miel de alguna esporádica colmena que pudieran encontrar. Nosotros la tomamos prácticamente en cada comida, especialmente en alimentos y bebidas aromatizadas con endulzantes baratos derivados del maíz. Este cambio dietético favorece la glicación y la formación de AGE.

No soy un defensor de la dieta de Atkins, pero creo que tenemos que agradecer al doctor Atkins el que nos llamara la atención sobre el papel que juegan los carbohidratos en la obesidad. Durante años, los doctores convencionales se han centrado obsesivamente en la grasa como la criminal número uno de la dieta. Nos han dicho que recortemos drásticamente la ingestión de grasas y han puesto a innumerables personas a dietas bajas en grasas sin cuidarse ni de la cantidad ni del tipo de comidas ricas en carbohidratos que estaban consumiendo. Al mismo tiempo, los productores de alimentos se subieron al tren de lo bajo en grasas, inundando el mercado con productos sin grasas o bajos en grasas. Y, mientras tanto, hemos ido engordando más y más.

Por fin los médicos y dietistas comprenden que hay carbohidratos buenos y malos, igual que hay grasas buenas y malas. Los carbohidratos malos son los refinados, que se digieren muy rápidamente y provocan una alta carga glicémica en el sistema. (Más adelante le ofreceré consejos dietéticos específicos.)

No sólo los genes y la dieta afectan la sensibilidad a la insulina y nuestra habilidad para procesar carbohidratos. La actividad física también juega un papel importante. Algunas personas con diabetes de tipo 2 pueden forzar a la enfermedad a entrar en remisión y evitan la necesidad de medicación simplemente haciendo ejercicio vigorosa y regularmente, sin modificar sus hábitos alimenticios. Y algunos suplementos dietéticos pueden ayudar a recuperar la sensibilidad a la insulina, como por ejemplo el cromo y el ácido alfa-lipoico. (Como antes, más adelante le ofreceré recomendaciones concretas.)

Reflexione sobre estos pocos hechos:

- Los niveles altos de azúcar en la sangre, incluso si son transitorios, favorecen la glicación y la producción de compuestos (AGE) que dañan las estructuras corporales y perturban sus funciones. Esto le sucede a todo el mundo, sea cual sea la constitución genética de cada uno.

- Estos daños y perturbaciones son, con el tiempo, la causa probable de muchas enfermedades crónicas degenerativas cuya frecuencia se incrementa mientras más larga sea nuestra vida; es decir que, en otras palabras, se trata de enfermedades relacionadas con la edad.

- En la gente con genes ahorrativos —y somos muchos los que los tenemos*— los episodios de alta azúcar en la sangre, que es cuando se dan las reacciones de glicación, serán más frecuentes y durarán más tiempo, especialmente con la progresiva pérdida de sensibilidad a la insulina.

- Incluso las personas genéticamente susceptibles pueden minimizar estos problemas reduciendo el porcentaje de calorías que ingieren en su dieta a través de los carbohidratos, reduciendo o eliminando el consumo del tipo de alimentos ricos en carbohidratos que producen incrementos súbitos del azúcar en la sangre y manteniendo la sensibilidad a la insulina mediante el ejercicio.

- En muchos sentidos la diabetes de tipo 2 aporta un modelo de envejecimiento acelerado, o al menos del desarrollo acelerado de las enfermedades relacionadas con la edad. Es también el punto final de un espectro de problemas metabólicos que afectan a muchos más de nosotros de los que se convertirán en diabéticos.

---

* Es un error pensar que los genes ahorrativos se dan sólo en algunos grupos étnicos, como los indígenas americanos, los hawaianos, los judíos askenazis y otros en los que la incidencia de la diabetes de tipo 2 es muy alta. Vemos los efectos de esos genes en poblaciones que han comido demasiada comida y demasiados alimentos refinados durante mucho tiempo. Pero la reciente aparición de la obesidad y la diabetes de tipo 2 en China y Japón, donde el cambio a la dieta occidental moderna se ha producido mucho más recientemente, sugiere que estos genotipos son más universales.

La mayoría de los profesionales de la salud que conocen el metabolismo de los carbohidratos, los síndromes metabólicos y la resistencia a la insulina, están muy preocupados por los riesgos de obesidad, enfermedades cardiovasculares y diabetes. Todavía no están conscientes de «eso de la caramelización» y de su relación con los cambios degenerativos del envejecimiento. En mi opinión, se trata de una área de investigación importante.

Antes de cambiar de tema, quiero escribir brevemente sobre otro tipo de porquería que no es producto de una reacción de Maillard sino que más bien responde a la acumulación de basura celular. ¿Conoce esas «manchas de la edad» que la mayoría desarrollamos y que los doctores nos dicen que no son importantes? De hecho, puede que sean muy importantes, pues el mismo material que las compone acaba depositándose en muchas otras partes que no son visibles, incluido el cerebro. El nombre de este pigmento marrón de la edad es *lipofuscina,* que deriva de la raíz griega de la palabra «grasa» y de la raíz latina para «moreno» u «oscuro». El término es inexacto, al menos en lo que a la «grasa» se refiere. La lipofuscina no es una sola sustancia sino una mezcla heterogénea de grasas, proteínas y metales, especialmente hierro. Es un material de desecho, los desperdicios compactados de las estructuras celulares agotadas que no pueden ser eliminadas fácilmente del cuerpo, y que se acumulan dentro de las células, especialmente dentro de las que ya no se reproducen. Y eso incluye las células de los músculos del corazón y las células nerviosas.

La lipofuscina es claramente una señal de envejecimiento. Comienza a acumularse inmediatamente después del nacimiento y lo continúa haciendo durante toda la vida a un ritmo cada vez mayor. Todavía no sabemos si es una de las causas del envejecimiento o una de sus consecuencias, o si las células que acaban repletas de ella sufren daños por ello. Las pruebas en este sentido son contradictorias, y la opinión científica está dividida. La mayor parte de lo que sabemos sobre cómo se acumula la lipofuscina procede de estudios del ojo humano. Una película de células que está detrás de la retina es muy rica en lipofuscina, especialmente en personas de más de cuarenta años. Esas células son las responsables de aportar nutrientes y recoger los desperdicios de las células fotosensibles de la retina, y algunos investigadores creen que la lipofuscina perjudica su buen funcionamiento. Quizá eso podría causar el envejecimiento del ojo y la degeneración macular asociada a la edad, una de las principales causas de pérdida de visión en los ancianos. (Una revisión rutinaria puede detectar la presencia y cantidad de este pigmento.)

Otros expertos creen que la lipofuscina es un producto de la interacción de los desechos celulares con los radicales libres, las moléculas muy reactivas generadas por las dañinas reacciones de oxidación (hablaremos más de ellas dentro de un momento). También es posible que cuando haya grandes cantidades de pigmento en las células, éstas se tornen más susceptibles al estrés oxidante.

Y esto nos lleva a un tema mucho más importante: la teoría del envejecimiento y los radicales libres, que se basa precisamente en el estrés oxidante y domina de tal manera el pensamiento científico actual que es esencial que usted conozca sus líneas generales.

Oxidación es el término químico que define el proceso por el cual se retiran electrones de un átomo o molécula. Resulta que el oxígeno es especialmente eficaz quitándoles electrones a otros átomos y moléculas y por ello se ha tomado su nombre para definir el proceso en general. En otras palabras, el oxígeno es un buen agente oxidativo, pero también lo son otras sustancias (como por ejemplo el cloro). El propio oxígeno es cáustico y destructivo; usted mismo puede observar sus efectos en la oxidación o herrumbre del hierro, en la que el oxígeno convierte un metal muy resistente en un material esponjoso y corroído.* Necesitamos oxígeno para vivir, pero en altas concentraciones es tóxico para los seres vivos.

Cuando el oxígeno y otros agentes oxidantes quitan electrones a

---

* Lo opuesto de la oxidación es la reducción, la adición de electrones; un término muy confuso pues parece sugerir que se ha perdido algo, en lugar de que haya ganado. Un truco mnemotécnico que utilizan los estudiantes de química para recordar correctamente los dos procesos es «PEOn GERmano», es decir, Pérdida de Electrones es Oxidación, Ganancia de Electrones es Reducción.

las moléculas orgánicas —las grandes moléculas de las que dependen los sistemas de los seres vivos— pueden llegar a destrozarlas, dejándolas inservibles o defectuosas. Así pues, los sistemas de los organismos vivos deben disponer de defensas contra la oxidación para proteger a sus elementos constituyentes de ese daño.

Puede que esas defensas hubieran evolucionado al principio para un propósito distinto—como protección contra las radiaciones solares, que eran mucho más intensas en los primeros tiempos de la historia de nuestro planeta. Cuando la radiación interacciona con el agua, separa sus componentes produciendo oxígeno y de paso, una serie de elementos intermedios e inestables conocidos como *radicales libres*. Los radicales libres existen de forma independiente (en algunos casos de forma muy breve) y se distinguen por una configuración inestable de electrones, pues tienen un electrón sin pareja. Para estabilizarse, los radicales libres reaccionan con toda molécula que encuentran, arrancándole electrones. Esto crea más moléculas inestables que a su vez atacan a sus vecinas en una reacción en cadena a la manera de una fila de fichas de dominó. La única forma de detener estas reacciones es cuando dos radicales reaccionan el uno con el otro de tal manera que forman una molécula estable, o cuando los productos de la reacción son demasiado débiles como para interactuar con otras moléculas.

Para cuando una reacción en cadena de radicales libres se agota, puede que haya arrasado con los componentes vitales de las células como un tornado, causando enormes daños. De hecho, este es exactamente el mecanismo por el cual actúa la contaminación por radiación. La exposición a la radiación, sea a rayos X o a explosiones nucleares, despedaza el agua de nuestros cuerpos, generando radicales libres que dañan al ADN, a las proteínas, a las membranas celulares y a otras estructuras vitales. Los síntomas de la irradiación —graves desajustes gastrointestinales inmediatos, pérdida posterior del cabello, y mucho después desarrollo de cáncer de huesos y leucemia— son consecuencia del daño provocado por los radicales libres.

Las plantas verdes también dividen el agua y generan oxígeno de una forma más controlada, utilizando la energía del sol. Se trata de la fotosíntesis, que permite a las plantas capturar la energía solar y crear azúcares simples (glucosa) a partir del dióxido de carbono del aire. Y tanto las plantas como los animales invierten este proceso durante la *respiración,* cuando metabolizan (queman) glucosa con oxígeno produciendo agua y dióxido de carbono. En todos estos mecanismos bioquímicos se generan los mismos productos intermedios altamente reactivos que la interacción de la radiación con el agua produce en los sistemas no animados. A estas peligrosas moléculas se las llama a menudo *especies de oxígeno reactivas* o EOR. Dos de estas moléculas son radicales libres (el superóxido y el hidroxilo); la tercera es el peróxido de hidrógeno, el conocido blanqueador y desinfectante que destruye los colores y mata a los gérmenes gracias a su acción desinfectante, conocido también como agua oxigenada.

Los científicos explican que la vida se inició en los océanos cuando en la atmósfera de la Tierra había muy poco oxígeno y las radiaciones solares eran mucho más intensas, pues no existía capa de ozono que las filtrase. Las primeras formas de vida no dependían del oxígeno, pero cuando las bacterias primitivas desarrollaron por primera vez la capacidad de fotosíntesis, los sistemas defensivos que ya poseían —y que se habían desarrollado para proteger a sus antepasadas de las radiaciones solares— las protegían de los peligrosos productos que generaba su propia actividad bioquímica. Esas *defensas antioxidantes* fueron heredadas después por todas las formas de vida, e hicieron posible que las células pudieran realizar la fotosíntesis y respirar pese a los productos tóxicos que generaban esas innovaciones y pese a la concentración cada vez mayor de oxígeno en el aire (resultado de la fotosíntesis realizada a una escala cada vez mayor).

No quiero ahuyentarle con tanta química. Para aquellos que deseen más información sobre la naturaleza del oxígeno, del proceso de oxidación y sobre la teoría del envejecimiento en relación con los radicales libres, no hay mejor libro que *Oxygen: The Molecule That Changed the World* de Nick Lane, un bioquímico y divulgador científico que vive en Londres. Estoy completamente de acuerdo con la teoría tal como la expone Lane, y también con sus especulaciones sobre la importancia capital del estrés oxidante en el desarrollo de enfermedades relacionadas con el envejecimiento. En esta sección me he inspirado en muchas de sus ideas.

El estrés oxidante es la carga total que impone a los organismos la constante producción de radicales libres en el curso normal de las actividades del metabolismo, unida a cualquier otra presión que proceda del medio ambiente. Entre estas últimas se incluyen la radiación, tanto natural como artificial, las toxinas del aire, la comida y el agua, y fuentes diversas de actividad oxidante, como el humo del tabaco, uno de los medios más efectivos de suministrar grandes cantidades de radicales libres.

Este es el mínimo de conocimientos químicos que necesita tener en la cabeza para comprender las implicaciones que tiene la oxidación para el envejecimiento y entender los medios de moderar sus efectos menos deseables.

El oxígeno es corrosivo y tóxico para todos los seres vivos. Obtenemos energía quemando combustible, es decir, combinando la comida digerida con el oxígeno del aire que respiramos en un proceso metabólico que genera las mismas peligrosas especies de oxígeno reactivas que son responsables del daño que hace la radiación. Entre estas especies se hallan potentes agentes oxidantes y radicales libres que pueden iniciar reacciones destructivas en cadena en las estructuras celulares. Además, vivimos expuestos a fuentes medioambientales de radicales libres. Nuestros cuerpos están equipados con defensas antioxidantes como protección contra esos peligros. Entre estas defensas se encuentran barreras físicas para contener a los radicales libres en los lugares en que se producen dentro de las células; enzimas que neutralizan las EOR; sustancias que aporta la dieta (como vitaminas C y E) que pueden «extinguir» los radicales libres aportándoles electrones y deteniendo así las reacciones en cadena que generan cuando éstas apenas han empezado; mecanismos de reparación que se encargan de paliar el daño hecho al ADN, proteínas y membranas; y respuestas de estrés complejas que van desde el suicidio programado de las células si el daño es demasiado grande, a la activación de genes de control maestro que pueden regular el metabolismo y sus defensas.

Se puede sostener con fundamento que la buena salud depende del equilibrio entre el estrés oxidante y las defensas antioxidantes. La senectud y la aparición de enfermedades relacionadas con la edad son la manifestación de la incapacidad de las defensas antioxidantes para lidiar con el estrés oxidante a lo largo del tiempo y la consecuente acumulación de defectos en el ADN, en las proteínas y en las membranas celulares. Desde este punto de vista, la senectud y la longevidad no son sinónimos. Si las defensas antioxidantes son fuertes, debería ser posible tener una vida larga y libre de enfermedades. Ciertamente, así sucede con algunos centenarios, que disfrutan de buena salud casi hasta el final y luego sufren un rápido declive. A la mayoría de la gente le gustaría envejecer de esa manera y, si más de nosotros lo lográramos, puede que no tuviéramos que preocuparnos tanto por las consecuencias económicas de una mayor longevidad. Si los más ancianos de entre los ancianos pudieran vivir relativamente libres de enfermedades, su impacto en el sistema sanitario no sería tan grande, aunque hubiera muchos más en la población.

Conforme escribo, dibujo en mi mente la imagen de una mujer de noventa y dos años que conocí hace un par de días en una conferencia académica en Wisconsin. Si hubiera tenido que adivinar su edad, hubiera dicho setenta, basándome tanto en la energía que mostraba, como en su apariencia. Había una enorme discrepancia entre su edad cronológica y su edad aparente o, como algunos dirían, su edad biológica. Lo más probable es que se beneficie de los efectos protectores de unas defensas antioxidantes extraordinariamente eficientes. Lo más probable es que sea la distinta eficiencia de esas defensas lo que explique por qué algunos de mis compañeros de instituto que vi en la fiesta de ex alumnos casi no parecían haber envejecido, mientras que otros aparentaban una edad mucho mayor que la que tenían.

La pauta de una vida larga y libre de enfermedades es exactamente lo que vemos en animales sometidos a un régimen de restricción calórica y en los gusanos e insectos en los que se han realizado modificaciones genéticas. Recuerde que los mecanismos responsables de los efectos beneficiosos de esas intervenciones involucran a genes de control maestro que ralentizan el metabolismo y activan respuestas de estrés que son parte del sistema de defensa antioxidante. Con un metabolismo más lento hay menos estrés oxidante y menos producción de radicales libres. Esto, a su vez, reduce la formación de productos finales de la glicación avanzada (AGE), que se forman por la presencia de radicales libres y manifiestan su toxicidad generando más radicales libres y causando más daños oxidantes. También se reduce la acumulación de lipofuscina, que parece formarse cuando los desechos celulares reaccionan con los radicales libres.

Si nuestra salud depende de la eficiencia de nuestras defensas antioxidantes, especialmente cuando nos hacemos mayores, ¿qué podemos hacer para mantenerlas en buen estado? Si repasa usted las diversas clases de defensas enumeradas anteriormente, la que parece estar más bajo nuestro control es la de «sustancias derivadas de la dieta». Esas sustancias incluyen vitaminas, minerales, compuestos protectores (fitonutrientes) e incluso algunas toxinas, todas de origen vegetal. Así que lo más práctico que podemos hacer para defendernos de los estragos que causa el estrés oxidante es *comer más plantas*. En un capítulo posterior entraré en detalles sobre qué clases y qué cantidad de plantas deberíamos comer. Basta decir aquí que la mayoría de la gente con la que me encuentro no come ni la cantidad ni la variedad de plantas que debería y, por ejemplo, ni siquiera se acercan a lo que comen los habitantes de Okinawa. También quiero subrayar que muchas toxinas naturales —tanto aquellas que se dan en especies y hierbas que se usan en la cocina como aquellas que están en los estupefacientes vegetales que se consumen en cualquier parte del mundo— pueden ayudarnos a reforzar nuestras defensas contra el estrés oxidante. En la última categoría citada se incluyen el betel, el *qat,* el opio, la coca, el café, el té, el chocolate, la kava-kava y la marihuana.

La mayoría de las investigaciones se centran en la identificación, aislamiento y estudio de compuestos vegetales con efectos antioxidantes. Una pregunta más importante y todavía abierta es si deberíamos tomarlos como suplementos de nuestra dieta.

Vaya usted a cualquier tienda de alimentos naturales, farmacia o supermercado y encontrará muchos suplementos antioxidantes a la venta, entre ellos vitaminas C y E, betacaroteno, extractos de té verde, resveratrol, curcumina (de la cúrcuma) y Pycnogenol (extracto de la corteza del pino). No sólo no hay pruebas suficientes de que tomarlos reporte algún beneficio sino que, además, algunos expertos consideran que pueden ser perjudiciales. (No es mi opinión. Yo sigo tomando cada día una fórmula antioxidante y la recomiendo a los demás. Se la daré más adelante.)

A continuación expondré los argumentos esgrimidos contra el consumo de estos suplementos: en primer lugar, hay un problema físico. Los compuestos antioxidantes como la vitamina C son necesarios en los contenidos líquidos de las células, cerca de las «fábricas» respiratorias —las mitocondrias— que son las que lanzan los radicales libres. No obstante, cuando se ingieren como suplementos, se quedan en su mayor parte en la corriente sanguínea y en el fluido extracelular. Este no es un comportamiento preocupante en la vitamina E, que es grasa soluble y actúa básicamente protegiendo a las capas de grasa de las membranas celulares de las reacciones en cadena de los radicales libres, pero sí que puede resultar preocupante para la mayoría de los demás.

En segundo lugar, algunos de estos compuestos pueden funcionar también como agentes de oxidación además de como antioxidantes. La vitamina C se enmarca en esta categoría. Bajo algunas circunstancias puede sustraer electrones de otra molécula en lugar de aportar electrones para extinguir a un radical libre. Si se inunda el sistema con más vitamina C de la que normalmente se consigue a través de la frutas y vegetales de la dieta, no es posible saber cuál de las dos reacciones va a predominar. Sería de lo más imprudente aumentar el estrés oxidante del cuerpo dándole suplementos que no necesita ni quiere.

Y esta es una posibilidad que resulta muy preocupante en la práctica. No hace mucho tiempo, otros doctores y yo recomendábamos tomar betacaroteno suplementario, el miembro más destacado de la familia de los pigmentos vegetales carotenoides, para reducir el riesgo de cáncer. Investigaciones posteriores demostraron que los fumadores y ex fumadores que siguieron este consejo parecían más propensos a desarrollar cáncer de pulmón y de colon, aparentemente porque el betacaroteno funcionaba en ellos como un oxidante. Sabíamos que las frutas y las verduras que contienen betacaroteno son una excelente protección contra el cáncer en general. Supusimos que cápsulas diarias de betacaroteno serían una manera adecuada para que la mayoría de la gente se pudiera beneficiar de esa protección. Nos equivocamos, al menos en lo que se refiere a fumadores y ex fumadores. ¿Por qué?

Una teoría dice que el betacaroteno se convierte en un oxidante cuando se le aparta del contexto en el que la naturaleza lo produce, es decir, cuando deja de ser un miembro de una gran familia de pigmentos rojos, amarillos y naranjas que siempre se dan juntos en las frutas (como los tomates y los melones pequeños de corteza rugosa y anaranjada) y en las verduras (zanahorias, pimientos maduros) de colores más vivos, incluyendo las verdes y oscuras con muchas hojas (donde estos pigmentos están enmascarados por la clorofila). Como familia, estos compuestos son parte importante de las defensas antioxidantes de las plantas. También funcionan en nosotros, pero nuestros cuerpos no los producen y debemos conseguirlos comiendo plantas. Otros carotenoides son el alfacaroteno, la luteína (que protege a los ojos de las cataratas y de la degeneración macular), el licopeno (que reduce el riesgo del cáncer de próstata), el fitoeno y la zeaxantina. Ahora recomiendo sólo suplementos que contengan una mezcla equilibrada de carotenoides, pero le digo a la gente que incluso así puede que no sean equivalentes a las frutas y vegetales que los contienen.

Otra posibilidad es que el hecho de que el betacaroteno prevenga o favorezca el cáncer depende del contexto en que se coloca más que del contexto del que se ha tomado. En otras palabras, algo en la bioquímica de las células de los fumadores de tabaco puede ser el factor determinante de qué acción predomina—oxidante o antioxidante. Si es así, se plantearían nuevas preguntas sobre cuándo y cómo tomar suplementos antioxidantes para conseguir el efecto deseado, preguntas que hoy en día no podemos responder de forma satisfactoria.

El último argumento en contra de añadir estos compuestos a la dieta es quizá el que más reflexiones provoca. Hasta ahora he dibujado el estrés oxidante como algo netamente malo, una fuerza negativa que daña las estructuras del organismo, pone en peligro las funciones vitales y acelera el desarrollo de enfermedades relacionadas con la edad. Pero de hecho, el estrés oxidante, incluidos los radicales libres, tiene otra cara, puesto que el cuerpo lo usa para protegerse contra otro tipo de enfermedades, particularmente contra las enfermedades infecciosas. Una infección aumenta el estrés oxidante. Y esa subida del estrés oxidante es lo que señala a los genes que tienen que activar el sistema inmunológico para enfrentarse a los gérmenes.

Una consecuencia clave de esa activación es la respuesta inflamatoria, que se caracteriza por un enrojecimiento de la zona, subida de la temperatura, hinchazón y dolor en el lugar de la infección. Estos cambios comportan un flujo de sangre y células del sistema inmunitario al punto infectado, y aunque se trate de síntomas incómodos, son totalmente imprescindibles. La inflamación, en sí misma, tiene dos caras, una positiva y una negativa. Es la piedra angular de las defensas del cuerpo contra la infección y parte crucial del sistema curativo, pero también puede causar enfermedades por sí misma, como las autoinmunitarias. Puesto que la inflamación puede volverse contra el cuerpo, debe quedarse donde se supone que tiene que estar y acabarse cuando se supone que tiene que acabar. En consecuencia, su proceso está estrechamente regulado por un intrincado sistema de hormonas, algunas de las cuales la intensifican (regulan al alza) mientras otras la atenúan (regulan a la baja). La buena salud depende de un equilibrio dinámico entre esas presiones contradictorias. Si la inflamación es demasiado suave y se produce demasiado tarde, los gérmenes pueden acabar ganando; si es demasiado grande y dura demasiado tiempo, o si ocurre cuando no es necesaria en absoluto, acarrea otro tipo de enfermedades.

Si los suplementos antioxidantes reducen de verdad el estrés oxidante, puede que debiliten las respuestas inmunitarias a las infecciones al bloquear precisamente la señal que le dice al sistema inmunológico que debe disparar sus defensas. (Es un argumento análogo al que postula no darle aspirinas a quien tiene una fiebre normal. La elevación de la temperatura corporal es una respuesta inmunológica que facilita el trabajo de las células que luchan contra los gérmenes; a bajar la fiebre artificialmente hace que a esas células les sea más difícil cumplir su función.)

No me preocupa demasiado esta última posibilidad, pues siempre me ha maravillado la capacidad del cuerpo para mantener la homeostasis, es decir, para mantener el equilibrio que desea a pesar de la mayoría de las fuerzas que intentan alterarlo. Voy a explicarme con un ejemplo. Conozco a mucha gente, entre ellos algunos practicantes de medicinas naturales y alternativas, que está muy preocupada sin motivo alguno por el equilibrio ácido y alcalino del cuerpo, es decir, por el pH. Comprueban regularmente el pH de su saliva (con las tiras de papel de prueba) y le dicen a todo el mundo que siga una «dieta alcalinizante», con lo que quieren decir pocos o ningún producto animal, nada de azúcares refinados y nada de harina blanca. Puede que estos consejos dietéticos no sean malos por otras razones, pero desde luego no tienen nada que ver con la acidez o alcalinidad de nuestra sangre ni la de los fluidos de nuestros tejidos. Ni tampoco el pH de la saliva sirve como indicador de esos valores. Puesto que el pH es un determinante fundamental de nuestra bioquímica y fisiología básica, como por ejemplo en el funcionamiento de las células nerviosas y musculares, el cuerpo no se puede permitir el lujo de jugársela con ella. Los mecanismos homeostáticos del cuerpo se encargan de que el pH se mantenga constante a través de un amplio abanico de cambios externos, entre los que se incluyen la diversa naturaleza de lo que comemos o bebemos. Si usted bebe un vaso de jugo de limón puede que erosione el esmalte de sus dientes y lo más probable es que irrite las paredes de su esófago, pero no cambiará el pH de su cuerpo en lo más mínimo.

De la misma manera, puesto que la dependencia que tiene el cuerpo del aumento del estrés oxidante como señal para desencadenar la actividad inmunológica es totalmente vital para su supervivencia, sospecho que el cuerpo es perfectamente capaz de ignorar, neutralizar o manejar de cualquier otro modo la perturbadora influencia de una o dos ayudas extra de antioxidantes dietéticos, vengan estos en zanahorias o en cápsulas.

El hecho de que el estrés oxidante sea útil para el cuerpo en algunas circunstancias tiene otras implicaciones importantes. La infección es una de las principales causas de estrés en las primeras etapas de la vida y tiene la capacidad potencial de matar a los individuos antes de que éstos lleguen a desarrollar su capacidad reproductora. Es probable, pues, que la selección natural favoreciera la evolución de un sistema defensivo que respondiera al estrés oxidante e incluso acabara dependiendo de él como señal para pasar a la acción (montando una respuesta inflamatoria, por ejemplo). Cuando el sistema inmunológico rechaza un ataque infeccioso, el estrés oxidante cae en picada y el sistema de defensa del organismo se calma. En tales casos, la causa de la subida del estrés oxidante es externa al cuerpo y éste puede combatirla y eliminarla.

Se trata de una estrategia inteligente para defenderse contra una de las amenazas a la supervivencia más comunes en las primeras etapas de la vida, pero puede que paguemos un alto precio por ello más adelante, cuando ya hayamos dejado atrás nuestros años reproductivos. Conforme envejecemos, nuestra dependencia del oxígeno para obtener energía tiene como consecuencia que el estrés oxidante sea cada vez mayor. Con el tiempo, por ejemplo, las mitocondrias de nuestras células, donde tiene lugar la respiración, pierden integridad y dejan escapar más radicales libres. Este aumento del estrés provoca la misma respuesta que una infección, pero la inflamación y las demás acciones defensivas que tienen lugar ya no tienen ningún propósito real y, en lugar de curar, sólo causan daños. Y esta fuente de estrés oxidante no puede eliminarse.

Durante los últimos años, los científicos han comenzado a reconocer que la inflamación innecesaria y prolongada en el lugar inadecuado puede ser la causa de muchas enfermedades crónicas y degenerativas que hasta ahora parecía que no tenían nada en común. Los cardiólogos reconocen que las enfermedades coronarias y la ateroesclerosis tienen su origen en un proceso inflamatorio en las paredes de las arterias. El Alzheimer comienza como una inflamación en el cerebro. En todas las enfermedades autoinmunitarias, como la artritis reumatoide o el lupus, el daño que se produce en los tejidos y órganos es consecuencia de un proceso inflamatorio inadecuado. La artritis reumatoide es más común en gente joven, pero la mayoría de estos desórdenes inflamatorios se tornan más habituales con la edad. De hecho, son responsables de muchas de las enfermedades relacionadas con el envejecimiento que nos gustaría prevenir.

Está claro que el estrés oxidante tiene dos caras: puede que sea útil para el cuerpo en las primeras etapas de la vida como señal de alarma que desencadena una respuesta de las defensas del organismo contra las amenazas exteriores a la salud, pero conforme nos hacemos mayores va haciéndose cada vez más perjudicial, pues activa continuamente esas defensas cuando no son necesarias. Nick Lane y otros definen este esquema como la teoría del envejecimiento del «agente doble». Lane lo explica así: «Puesto que el estrés oxidante es fundamental para que nos recuperemos de las infecciones en la juventud, y por lo tanto mejora nuestras posibilidades de sobrevivir hasta la edad reproductiva, la selección natural apuesta por él a pesar de que se vuelva en nuestra contra cuando somos ancianos».

Es una idea razonable, pero no estoy seguro de que sea la respuesta definitiva a la pregunta de por qué envejecemos. Todo lo que he escrito hasta ahora describe cambios asociados con la edad, como la caramelización de nuestras proteínas y azúcares con la producción de productos dañinos de la glicación avanzada o la acumulación de lipofuscina en las células o los efectos tóxicos del estrés oxidante. Pero ¿por qué suceden estos cambios? ¿Por qué, por ejemplo, las mitocondrias ancianas tienen fugas, dejan escapar más radicales libres y desencadenan inflamaciones inapropiadas?

La mejor respuesta a esta pregunta está implícita en la cita de Leonard Hayflick que abre este capítulo: «Todo cuanto existe en el universo envejece». Reflexione sobre esa afirmación durante unos instantes.

Uno de los árboles más queridos cerca de mi casa ha llegado a la senectud. Es un ciprés de Arizona *(Cupressus arizonica)* de forma perfecta, de casi sesenta pies (dieciocho metros), un árbol de hoja perenne muy resistente a la sequía, con hojas verdiazules y una forma simétrica que los expertos en árboles denominan «piramidal» o «de aguja». El año pasado su copa comenzó a marchitarse y morir. Un experto en árboles le diagnosticó cáncer de corona, una enfermedad provocada por hongos. Aplicó un tratamiento a mi árbol, pero esta primavera la zona marchita era mayor y vi que el problema de fondo es que mi árbol es viejo, quizá tiene sesenta años o más, que viene a ser la máxima esperanza de vida de un ciprés de Arizona. El cáncer de corona es una infección oportunista que ataca a las víctimas más susceptibles. La ancianidad había debilitado a mi árbol y ahora ha contraído una enfermedad relacionada con el envejecimiento que probablemente lo mate.

Hubo un tiempo en el que las montañas Grenville se extendían desde Groenlandia hasta Estados Unidos pasando por Quebec y Ontario y eran tan altas como el Himalaya. Se originaron tras la colisión de los protocontinentes y hace tiempo que han desaparecido, desgastadas por la erosión y cubiertas por los sedimentos del océano. Las rocas que las componían han sido recicladas por los avances y retrocesos de las capas de hielo y ahora forman las Laurentians, una cordillera de montañas bajas en el sur de Quebec que es un destino lúdico popular para los residentes de Montreal y Ottawa. Las montañas Grenville envejecieron y desaparecieron. Sus «huesos» —las rocas que hoy constituyen las Laurentians— son rocas muy viejas.

Busque en el cielo de la noche la conocida constelación de Orión, el cazador. La estrella brillante y rojiza que está en la esquina superior izquierda es Betelgeuse, una supergigante roja que de estar en el lugar de nuestro sol hace tiempo que se hubiera tragado a la Tierra. Es una estrella vieja, que ha dejado atrás el largo y estable período de madurez que los astrofísicos denominan «secuencia principal» de la evolución estelar. Las estrellas que están en su secuencia principal, como nuestro sol, funden hidrógeno y helio con reacciones nucleares que generan la suficiente energía como para impedir que la fuerza de la gravedad ocasione un colapso por implosión. Este equilibrio es producto de la tensión entre dos fuerzas opuestas, de forma parecida a como la salud es el resultado del equilibrio entre el estrés oxidante y las defensas antioxidantes. Pero tarde o temprano, como le sucedió a Betelgeuse, se acaba el combustible que es el hidrógeno y comienzan otras reacciones nucleares para evitar o retrasar el colapso gravitacional. La estrella abandona entonces la fase de secuencia principal y comienza un camino que la llevará primero a enfriarse y expandirse y luego a contraerse, a veces en un colapso catastrófico, y finalmente a quedar como un «cadáver» estelar, un minúsculo e inerte resto de lo que una vez fue una estrella brillante.

Es fácil distinguir a los árboles viejos de los jóvenes, a las montañas viejas de las jóvenes o a las estrellas viejas de las jóvenes. Y todo el mundo reconoce a una persona anciana. Todo en el universo envejece, aunque diferentes cosas lo hagan de diferente manera y a ritmos tremendamente distintos. Nada es inmune a los cambios que acarrea el tiempo. Es más, el tiempo avanza en una sola dirección.

Recuerdo que cuando era adolescente me puse a grabar una corta y extraña película con una cámara casera usando una técnica que descubrí en una revista de fotografía. Filmé a un amigo sentado fuera en una silla leyendo un periódico, luego filmé cómo desgarraba el periódico y arrojaba los pedazos al viento hasta que desaparecían. El truco estaba en sostener la cámara al revés y grabar toda la secuencia a cámara lenta. Cuando me llegó la película revelada, corté la secuencia y la invertí en el carrete del proyector de modo que el fin pasó a ser el principio. El efecto en pantalla fue ver cómo una persona que está tranquilamente sentada en una silla levanta las manos y comienza a recoger pedazos de periódico que el viento lleva hacia ella. Las piezas se van uniendo una a una a las demás hasta formar un periódico completo, que el hombre comienza entonces a leer.

Por supuesto, este simple truco fotográfico dibuja algo imposible. Vemos habitualmente cómo el orden se disuelve en el desorden, pero no vemos espontáneamente que el desorden dé lugar al orden. Tampoco vemos árboles viejos volviéndose jóvenes, ni estrellas supergigantes rojas convertirse en estrellas jóvenes calientes y blanquiazules. Y nunca vemos a nadie hacerse más joven en lugar de más viejo.

Esta dirección del cambio evolutivo ha sido denominada muchas veces «la flecha del tiempo», un apodo para referirse a la segunda ley de la termodinámica. Esa ley simplemente declara que mientras la energía del universo se mantiene constante, su desorden y aleatoriedad se incrementan constantemente. Estamos sujetos a la segunda ley de la termodinámica igual que lo están todos los seres vivos y todas las cosas inertes, y nuestro envejecimiento es una manifestación del creciente desorden que se produce en nuestros organismos con el paso del tiempo. Es por ello que las mitocondrias viejas pierden integridad y dejan escapar más radicales libres hacia nuestras células. Es por eso por lo que nunca podremos revertir el proceso de envejecimiento. Es por ello que el concepto de medicina anti-edad es erróneo desde el principio.

Así pues, le ruego que se olvide del anti-edad y no caiga en la trampa de obsesionarse con la prolongación de la vida. Centrémonos, en cambio, en prevenir o minimizar el efecto de las efermedades relacionadas con el envejecimiento, en hacer que la longevidad no conlleve la senectud y en aprender cómo vivir mucho y vivir bien y cómo envejecer de la mejor manera posible.

5

La negación del envejecimiento

No voy a subirme al tren de Hollywood y girar las
manecillas del reloj con un lifting facial. ¿Y qué si tengo
la cara como un mapa? No me importa un comino.
Además, me da carácter.

—Robert Redford

Si envejecer está escrito en las leyes del universo, aceptarlo debe ser
un requisito imprescindible para llegar a una determinada edad en
condiciones saludables. Y sin embargo, la negación de la realidad
que es hacerse mayor parece ser la regla de nuestra sociedad, y no la
excepción. Muchísima gente se niega a admitir esa realidad y su
progresivo avance. Dos de las formas más obvias de hacerlo son
emplear productos cosméticos y hacerse la cirugía estética. Hablaré
de otros sistemas, pero me gustaría analizar más detalladamente
estas dos opciones.

Hasta ahora he repasado la ciencia del envejecimiento, y le he
dado mi opinión sobre la prolongación de la vida y la medicina
anti-edad. También le he animado a concentrarse en separar el concepto de longevidad del de senescencia. Igualmente, he señalado que
el objetivo más importante es aprender a reducir las probabilidades
de contraer enfermedades relacionadas con la vejez, para así disfrutar de una vida sana en esos años. Antes de decirle lo que sé del
tema, me gustaría que reflexionara acerca de los aspectos positivos
y negativos del envejecimiento. Mucha gente sólo piensa en los últi-

mos, y jamás se detiene a pensar en los primeros. Es esa percepción sesgada lo que impulsa a negar la vejez.

En el próximo capítulo veremos los cambios positivos que la vejez puede traer consigo, y espero que resulte una visión nueva y útil para usted. En este capítulo, voy a analizar cara a cara los aspectos negativos, que tan presentes están en tantas mentes. He aquí una lista de palabras que la gente suele asociar, e igualar con la palabra *viejo:*

amarillento

anciano

antaño

antediluviano

anticuado

antigüedad

añejo

apergaminado

arrugado

arcaico

avezado

caducado

caduco

chupado

correoso

de época

débil

decadente

decrépito

desfasado

desgastado

desvaído

duradero

duro

entrecano

erosionado

frágil

gastado

gris

imperecedero

inútil

longevo

maduro

marchito

passé

polvoriento

sabio

seco

senil

sin valor

soso

vetusto

venerable

veterano

Cuando repaso esta lista, apenas veo cualidades que podríamos denominar positivas o atractivas: *avezado, duradero, longevo, imperecedero, maduro, sabio, venerable, veterano.* «Duradero» e «imperecedero» sugieren fuerza a base de continuidad, y de hecho la raíz latina del primero significa «solidez», relacionándolo así con otra palabra de la lista, «duro». Aunque «duradero» es un atributo positivo, «viejo y duro» no es una combinación particularmente agradable. Los demás términos positivos también pivotan alrededor de un significado básico de madurez desarrollada, un concepto clave que volveré a comentar en el próximo capítulo. Pero aunque la madurez pueda traer consigo sabiduría y plenitud, es una palabra que fácilmente arrastra la connotación de «pasado» o incluso «podrido», términos que a su vez desatan toda la cascada de palabras negativas de la lista: *decadente, decrépito, seco, polvoriento, gastado, senil, arrugado, añejo, apergaminado y amarillento* y de éstos resulta sencillo saltar a *agotado, inútil y sin valor.* De todas las asociaciones de palabras que acabamos de ver, ésta última es la que más me preocupa. ¿Acaso el valor de la vida humana disminuye con la edad?

Me temo que a juicio de muchos miembros de nuestra sociedad, así es. He aquí una muestra de esta sensación, extraída precisamente de la Agencia de Protección Ambiental de Estados Unidos (EPA). En abril de 2003, la EPA propuso reducir el valor de la vida de un ciudadano de la tercera edad hasta un 63 por ciento o menos de los 6,1 millones de dólares per cápita, que es la cifra que maneja cuando efectúa los análisis coste-beneficio de sus programas del medio ambiente. (El efecto de esta devaluación es limitar el alcance de las regulaciones contra la contaminación, un grandísimo favor para la industria.) Dejando a un lado las políticas medioambientales, está claro que nuestra sociedad está cada vez más orientada a una cultura de la juventud. Valoramos y celebramos la belleza y el vigor de los jóvenes en la moda y el entretenimiento, y no lo hacemos con los valores de la madurez. Demasiado a menudo, se considera que los mayores son «viejos y grises y van camino del fin», como reza una antigua canción.

No me parece necesario insistir en que la mayoría de nosotros tenemos más presentes los aspectos negativos de la vejez que sus ventajas. Por supuesto que los años conllevan problemas reales: a nivel físico, dolores y sufrimiento, menor movilidad y una reducción de la agudeza sensorial, y a nivel psicológico, pérdida de memoria, aislamiento social y un menor círculo social de amistades y familiares. Sin embargo, también existen estrategias para hacer frente a esta batería de inconvenientes. Negar nuestra edad sólo es un obstáculo a la hora de aprender, conocer y poner en práctica dichas estrategias.

Una de las maneras más habituales de negar la propia edad consiste en enmascarar sus signos externos. Basta mirar la profusión de productos cosméticos que afirman ser capaces de borrar las señales de la edad, y eliminar las arrugas. En algunos casos, ni siquiera intentan hacernos creer que esas cremas y lociones consigan nada más excepto cubrir los efectos de la edad; en otros casos, los anuncios y el texto de las etiquetas realmente sugieren que el producto posee propiedades rejuvenecedoras y capaces de invertir el proceso de envejecimiento.

El ser humano lleva siglos utilizando y aplicándose cosméticos. Los antiguos egipcios los convirtieron en una forma de arte, y existen documentos acerca de su uso tanto en imágenes como en textos. A partir de estas fuentes, se pueden discernir dos hechos igual de relevantes para nuestra sociedad contemporánea. El primero es que los cosméticos siempre han cumplido dos propósitos principales: el realce de la belleza y del atractivo sexual, y la disimulación de los cambios relacionados con la edad que aparecen en las partes del cuerpo expuestas a la vista. El segundo dato es que las mujeres siempre han sido las usuarias más habituales de estos productos, pues es mucho más probable que vayan a ser juzgadas y evaluadas por su belleza y atractivo sexual, que los hombres tienden a asociar con la juventud.

El empleo de cosméticos para el embellecimiento está más allá del marco de nuestro debate. El estándar cultural influye muchísimo en su consumo, y los parámetros de ese estándar varían en gran medida. En algunas culturas, la escarificación corporal y los tatuajes equivalen a señales de belleza, por ejemplo, mientras que en otras culturas distan de serlo. Mi intención es hablar del uso de cosméticos para ocultar o invertir las marcas de la edad en el cuerpo.

Lo primero que debe decirse claramente acerca de los productos presentes en el mercado que afirman ser capaces de hacer algo más que maquillar es que todos, sin excepción, son mentira. Algunos de estos productos son tremendamente caros, supuestamente porque incorporan ingredientes exóticos y extraños, y muchos invocan la investigación científica para explicar cómo logran rejuvenecer la piel. En realidad, no difieren tanto de las falsas afirmaciones y la ausencia de pruebas que respaldan las tecnologías anti-edad que ya hemos visto. En el caso de los cosméticos, la única diferencia es que las afirmaciones son más estúpidas, la falta de argumentos científicos serios es más flagrante, y la extorsión monetaria que conllevan es aún más atroz.

A continuación incluyo un extracto de un artículo del *New York Times* acerca de la nueva ola de cosméticos anti-edad y para el cuidado de la piel, que empieza con una descripción del Re-Storation Deep Repair Facial Serum, que cuesta 200 dólares la onza (menos de treinta gramos).

Sus ingredientes incluyen extractos de soya, algas, limoncillo y escaramujo, así como antioxidantes como el ácido alfa-lipoico, té verde y extracto de pepita de uva. El fabricante es Z. Bigatti, un nombre que quizá conjura imágenes de científicos milaneses y laboratorios en los Dolomitas, aun cuando su fundadora, la doctora Jennifer Biglow, es una dermatóloga de St. Paul, Minnessota, cuyo acento sería difícilmente confundible con el europeo.

«El nombre se le ocurrió a mi socio» afirma la doctora Biglow. «A mí me pareció bastante sexy. Podría ser un coche, o algo de cuero. Podría ser cualquier producto lujoso».

Deep Repair Facial Serum es solamente un producto de entre la multitud de preparados para el cuidado de la piel que pertenecen a la corriente conocida como anti-edad, cuyos precios astronómicos han convertido al Creme de la Mer, legendariamente caro, en una escasa extravagancia a 90 dólares la onza. A principios de año, por ejemplo, la empresa suiza La Prairie presentó el Cr Cellulaire Radiance, afirmando que mejora la elasticidad de la piel gracias a una combinación de estrógenos derivados de plantas como la soya y los ñames silvestres, entre otros. Un tarrito de 1,7 onzas (poco más de 48 gramos) cuesta 500 dólares. En la etiqueta lateral del envase se incluye una lista de sesenta y dos ingredientes, y el primero es el agua.

También acaban de llegar a los comercios como Neiman Marcus otros productos, como Intensité Crème Lustre, que cuesta 375 dólares, creado por Ré Vivé, una empresa fundada por un cirujano plástico llamado Gregory Bays Brown. (Ré Vivé es «únicamente un nombre inventado, un falso nombre francés», declaró el doctor Brown desde su oficina en Louisville, Kentucky.) El elevado coste del producto se debe, según dijo, a que el principal ingrediente es una proteína llamada factor de crecimiento de la insulina (IGF-1) que, según afirma, estimula la producción de colágeno con el fin de reafirmar la piel y reducir la aparición de las líneas de expresión. El doctor Brown declara que un gramo de IGF le cuesta 30.000 dólares, y que con un gramo puede producir unos 200.000 tarros (de lo que se deduce que 15 centavos de coste de IGF dan como resultado un envase de 375 dólares; pero la empresa puntualiza que se invirtieron cientos de miles de dólares en la fórmula y obtención del IGF).

No creo que ninguno de los ingredientes de estos productos tan caros realmente tenga efectos rejuvenecedores. Cada día se llevan a cabo estudios científicos acerca de la aplicación práctica de antioxidantes —como las vitaminas C y E, y los extractos de té verde, por ejemplo— para bloquear y quizá impedir el perjuicio que los rayos ultravioletas del sol causan en la piel, pero el resultado dista de revujenecer la piel. También hay métodos muy sensatos que conservan la salud natural de la piel. Siempre hay que empezar con una buena nutrición, especialmente el consumo de la cantidad adecuada de ácidos grasos esenciales (mediante suplementos vitamínicos, si no están presentes en su dieta), así como beber suficiente agua cada día, evitar el uso excesivo de jabones y sustancias que puedan irritar la piel y, especialmente, protegerla de la radiación solar, que tiene un efecto acumulativo. La piel arrugada y oscurecida que presentan los indígenas americanos ancianos de los desiertos del suroeste, donde yo vivo, no es un signo de envejecimiento normal. Es el resultado del daño que el sol puede causar después de toda una vida, y es posible evitarlo. Un cuidado integrativa de la piel también incluye la aplicación de productos naturales seguros y eficaces para prevenir las inflamaciones.

Los extractos de ñame silvestre no tienen ningún efecto sobre la piel, visible o no. El ñame silvestre mexicano *(Dioscorea villosa)* contiene un compuesto llamado diosgenina que los químicos farmacéuticos utilizan como material de base para sintetizar hormonas estrógenas. Sin embargo, la diosgenina de por sí no tiene ningún efecto en los humanos, y nuestros cuerpos no pueden convertirla en ningún elemento hormonalmente activo. Y en lo que respecta a aplicar IGF directamente sobre la piel, no parece muy buena idea, incluso si el tarro de crema anti-edad que ha comprado sólo contiene el equivalente a un valor de quince centavos del producto. Se sabe que el IGF puede causar la aparición de tumores.

Para los lectores que utilizan cosméticos, déjenme puntualizar lo que me preocupa. Es perfectamente legítimo emplear esos productos si los disfruta, si le hacen sentir bien, y si lo que quiere es realzar su belleza y aumentar su atractivo, para usted y para los demás. Sin embargo, le pediría que examine cuidadosamente sus motivaciones y se asegure que entre ellas no subyace el deseo de borrar los cambios normales que se producen en nuestro aspecto a medida que nos hacemos mayores. En caso de que así sea, usted es vulnerable, y será víctima de las declaraciones infundadas de los fabricantes que quieren su dinero, y de la fantasía de que usted puede detener, ralentizar o invertir el paso de los años. Ese camino le impedirá aceptar que la vejez forma parte de un proceso universal y natural, que constituye una etapa esencial en nuestra experiencia como seres humanos. Si opta por esa vía de negación, le resultará más difícil dominar el arte de enjevecer bien.

Es obvio que la cirugía plástica puede constituir una tentación aún más fuerte y costosa, por no decir que conlleva mayor riesgo. Antes sólo los más ricos podían permitírsela, pero hoy en día es mucho más económica, popular y habitual. Actualmente, más del setenta por ciento de los usuarios de cirugía cosmética ganan menos de 50.000 dólares anuales.

Al igual que sucede con los cosméticos, la gente opta por alterar su apariencia mediante la cirugía por una gran variedad de razones. Cuando lo hacen para modificar defectos de nacimiento, como los labios leporinos o cicatrices traumáticas, no veo ningún problema. (En realidad, este tipo de cirugía se denomina reconstructiva.) Hasta cuando las chicas jóvenes se operan la nariz o se aumentan los pechos tampoco me preocupa excesivamente, aunque quizá piense que son actos un poco frívolos; en realidad, mientras la operación no acarree peligro para la salud, no pasa nada. Pero sí me preocupa ser testigo del creciente número de hombres y mujeres de edad que se hacen estiramientos en la piel, o se someten a inyecciones de Botox, y se implantan grasa para rellenar las arrugas.

Todos hemos visto los desastres que pueden producirse cuando alguien se hace la cirugía plástica: operaciones que no salen bien o, lo que es más habitual, rostros tan estirados que sus propietarios parecen novias de Frankenstein. Y estos frutos tan poco atractivos de la cirugía facial se vuelven más grotescos a medida que los pacientes son mayores. Por supuesto, también es posible que las operaciones se realicen correctamente y con habilidad, y que el resultado sea mucho más agradable. De modo que si la cirugía estética logra que la gente se sienta mejor consigo misma, les hace sentir más atractivos y hermosos, mejorando así su calidad de vida y sus relaciones sociales, vuelvo a decir que quizá no soy quién para ponerme en contra. Pero sigo creyendo que si la razón primordial para someterse a la cirugía plástica es fingir que los años no pasan por uno, entonces es que hay un problema.

Recuerde que su verdadera edad —la edad biológica— no está determinada por los años, sino por el estado de su estructura y funciones corporales. Esto probablemente tenga que ver con el equilibrio entre el estrés oxidante y las defensas antioxidantes, con la acumulación de errores en el ADN de sus células, con el alcance de la caramelización que se produce en sus tejidos, y con la integridad de sus mitocondrias. Según una cirujana plástica, «un día sucede. Estás bien hasta cierto punto, porque uno no puede ver lo que sucede dentro del cuerpo, y luego un día las señales de la edad aparecen en el rostro. Es un duro recordatorio de que somos mortales». La cirugía plástica no puede arreglar el interior de su cuerpo; solamente podrá suavizar la dureza del recordatorio. Y en mi opinión eso es alejarse de la realidad. Estoy de acuerdo con Carl Jung cuando decía, «como médico, estoy convencido de que descubrir en la muerte un objetivo hacia el cual avanzar es higiénico... y cerrar los ojos a esa realidad es algo insano y anormal, que priva de sentido la segunda porción de nuestra vida». *Precisamente porque hacernos mayores nos recuerda que somos mortales, también puede convertirse en un estímulo de primer orden para alcanzar un estado de despertar y crecimiento espiritual.*

El porcentaje relativo de hombres que se someten a la cirugía estética no ha variado en los últimos veinte años, mientras que el de las mujeres se ha disparado. Además, las pacientes son cada vez más jóvenes, y se operan de los ojos antes de cumplir los cuarenta.

«¿Cómo ha sucedido?», escribe Daphne Merkin, cuando se acerca su cincuenta cumpleaños, «¿cuál ha sido el proceso por el cual las mujeres americanas se han sentido tan terrible y eficazmente aterrorizadas por la idea de mostrar su edad real —de convertirse en lo que incluso una escritora lesbiana y profundamente independiente como May Sarton ha descrito como "una vieja, un animal grotesco y triste"— hasta el punto de gastar enormes cantidades de tiempo y de dinero en un esfuerzo denodado por conjurar lo que en otros tiempos se consideraba natural, e incluso era reverenciado, con métodos que van desde los obviamente absurdos hasta los supuestamente científicos, pasando por los que son absolutamente ineficaces?». También añade unas palabras de un investigador médico de la Universidad de Columbia. «Hacerse mayor es la forma que la naturaleza tiene de prepararnos para la muerte. Por eso odiamos a los viejos».

Me sorprendió percibir ese tipo de odio en una buena amiga mía, una mujer ligeramente más joven que yo y que enseña yoga, hace terapia de duelo, conoce la tradición espiritual de muchas culturas y no teme hablar de la muerte. Pienso en ella como una mujer mayor y sabia, o al menos va camino de convertirse en una.

«Jamás he sido capaz de confesarme lo mucho que me repelen los viejos», me dijo hace poco. «Estaba paseando por la playa y vi a una pareja de personas mayores caminando hacia mí. Quizá tendrían unos ochenta años. Se estaban abrazando, y sé que tendría que haberme alegrado de que estuvieran paseando juntos y demostrándose afecto, pero todo lo que podía ver era la carne caída, sus papadas debajo del mentón, y tuve que apartar la mirada. Luego tuve que enfrentarme al grado de antipatía que me despertaron. Odio a la gente que tiene ese aspecto; su apariencia me resulta repelente, sobre todo sus caras. Para mí, esto fue una revelación bastante incómoda».

No encuentro otra explicación para su reacción excepto la más obvia. Ve en ellos a la persona en la que se convertirá, y los odia porque su presencia se lo recuerda.

¿Hasta qué punto la gente mayor responde con los mismos sentimientos de desprecio hacia los jóvenes? «Supongo que hacerte mayor tiene algo positivo, y es que te sientes aventajado de una forma extrañamente secreta», dice Merkin. «Quiero decir que miras a las chicas jóvenes que andan medio desvestidas —con sus camisetas de tirantes escotadas y sus falditas que apenas llegan a la pelvis, paseándose por ahí con cara de satisfacción, y piensas: espera, espera y verás. Sus días de jovencitas diez están contados, para todas ustedes, guapitas».

He pedido la opinión de varios coetáneos míos acerca de la negación del paso del tiempo, y su susceptibilidad o resistencia a las tentaciones de utilizar productos cosméticos o someterse a cirugía.

Una amiga mía, propietaria de una galería de arte en Nueva York, que tiene sesenta años, me dijo:

Siento que hacerme mayor es algo muy interesante. ¡Surgen retos que te ponen cara a cara contigo misma, sin posibilidad de engañarte! Cuando cierro los ojos y pienso en la vejez, me veo más calmada, quieta y reflexionando profundamente. Esta es la imagen que sobresale, y estoy contenta de verme así, pues es una visión agradable. Envejecer significa para mí muchas cosas distintas: la pérdida de movilidad, la rigidez matutina, las arrugas, mis rodillas en peligro. Pero hacerte mayor también implica controlar toda la información que he recogido a lo largo de mi vida, y recordar los momentos importantes que he vivido.

Lo cierto es que no niego mi edad, o muy poco. ¿Cómo lo hago? Es que no hay más: ¡uno se hace mayor! Sin embargo, sigo utilizando mis rodillas como si fueran nuevas, aunque sé que no lo son. Me puse mi primera inyección de Botox, para cambiar mi expresión preocupada, y no para parecer más joven. La cirugía plástica no me ha tentado porque sé que no es la solución real, y lo cierto es que odio la máscara facial en que se convierten casi todos los rostros operados. Mis amigos tratan de convencerme, y a veces pienso en ello, pero entonces un semáforo rojo se enciende en mi cerebro.

Trato de aceptar los cambios que se producen en mi aspecto y en mi cuerpo. A veces es difícil, y tengo que esforzarme para lograrlo. Las limitaciones de mis rodillas cansadas es lo que más me preocupa, tanto o más que las arrugas de mi cara y la postura ligeramente encorvada de mi silueta que veo fugazmente cuando se refleja en los escaparates. Todas las cosas que adoro hacer dependen de mis rodillas. Las arrugas no me impedirán disfrutar de una excursión, de nadar y hacer ejercicio o estar en la naturaleza. Sencillamente quiero que mi mente y mi cuerpo me permitan vivir la tercera parte de mi vida con total plentiud, y a este fin hago lo que puedo. Esto no significa que no desearía recuperar el aspecto juvenil de mi treintena; sencillamente no lo persigo desesperada. Trato de protegerme las rodillas y a veces actúo de forma que podría interpretarse como una negación de la realidad: hago ejercicio físico hasta la extenuación.

Me gasto dinero en cremas, lociones corporales y este tipo de productos femeninos, sí. No poseo casi ningún otro tipo de cosméticos. Y de hecho no tenía ninguno hasta hace poco, cuando, de pie frente al mostrador de cosméticos de una tienda, mi hija me dijo dulcemente, «Mamá, necesitas algo». Compré algunos, y los uso ocasionalmente. Tenía razón, ahora tengo mejor aspecto.

Otra mujer de la misma edad, una decana de facultad jubilada, me escribió en respuesta a mis preguntas:

Cuando era joven, pensaba que la gente que tenía sesenta años eran verdaderos ancianos. Ahora que yo los tengo, ya no opino lo mismo. Sospecho que, como todo el mundo, tengo sentimientos conflictivos acerca del envejecimiento. Me ha resultado relativamente fácil aceptar que alguna de las aventuras que me hubiera gustado vivir no han tenido lugar (como alcanzar el Machu Picchu a través del Camino Inca, o escalar el Kilimanjaro), pero aún me quedan muchas (como escalar los Alpes suizos, mucho más aptos). No me crea ningún problema dejar que los más jóvenes hagan cosas que yo solía hacer, como dirigir un instituto de humanidades con recursos escasos. Hay momentos en los que echo de menos la energía que tuve, pero aún tengo mucha.

No me gusta la pérdida de memoria (¿estaré cayendo en las garras del Alzheimer?) y me desconcierta no saber cómo envejeceré. Si lo supiera, sería capaz de elegir mejor. Hay una cierta falta de control respecto al futuro que es inquietante para alguien como yo, que está acostumbrada a dirigir y controlar las cosas. Mi hermana tuvo un derrame cerebral cuando cumplió sesenta y ocho años—era seis años mayor que yo. Su mente sigue funcionando, pero su movilidad quedó limitada. Una buena amiga mía acaba de celebrar su ochenta y dos cumpleaños en un campamento en el Everest. Si supiera cuál de estos dos futuros es el más parecido al mío, tomaría las decisiones correctas.

Estoy consciente de que la buena salud constituye el ochenta por ciento de la victoria, y que algunas personas la tienen y otras no. En parte es cuestión de suerte, y otra porción se debe a cómo se cuida uno. Ahora tengo más paciencia con la gente mayor, y me esfuerzo más por facilitarles las cosas, ayudarles. Cuando era más joven, no estaba tan consciente ni me preocupaba tanto.

Cuando voy a visitar a mi hermana a la residencia comunitaria, me echo a temblar. Y entonces sí me asusto, y caigo en la negación de la realidad. No quiero, de ninguna manera, ingresar en una residencia. (Podría imaginarme una versión mucho más divertida, con unos diez amigos y mucho espacio, privacidad y lujo.) En estos sitios, cada día te obliga a recordar lo que te sucederá, pues estás rodeado de gente afectada de Alzheimer que merodea por las instalaciones, y personas que apenas pueden moverse y se pasan media hora para cruzar el vestíbulo. Mi forma de rechazar este panorama es comprometerme a escribir más artículos, aceptar nuevos proyectos, participar en comités y juntas; todo para seguir diciéndome que soy joven aún. Después, cuando algo no funciona o no resulta bien, quizá tiene que ver con mi edad, pero sobre todo con el hecho de que no dispongo de una plantilla de doscientas personas para solucionar el desaguisado. Pero no tengo ninguna duda de que este ritmo frenético tiene mucho que ver con el rechazo a envejecer.

Ansío ser capaz de leer libros, ver películas, tomar el sol los fines de semana, pero cada vez que llega el sábado estoy atada a montañas de papel y a una computadora, y tengo que apretar y recuperar tiempo. Está claro que me cuesta dejar atrás ciertas cosas, y aceptar que me encuentro en una nueva etapa.

Cada vez que veo a alguien que se ha estirado la piel de la cara y le han hecho una chapuza, me reafirmo en mi decisión de no someterme a cirugía estética. Y tampoco utilizo maquillaje.

En los testimonios que acabamos de leer me interesa señalar las dos estrategias menos llamativas de rechazar la realidad del paso del tiempo: seguir practicando ejercicio físico con una intensidad que quizá ya no es conveniente para un cuerpo más viejo, y no abandonar determinadas pautas de trabajo y esfuerzo mental, que deberíamos modificar para poder disfrutar un ritmo de vida más tranquilo en nuestros últimos años. Es obvio que seguir practicando ejercicio y una cierta actividad mental también contribuye a envejecer bien. Se trata de una cuestión de grado, y del motivo que nos impulsa a ello.

La forma más sencilla de negar que envejecemos es mentir sobre nuestra edad. Algunas personas lo hacen tan a menudo que al final ni siquiera recuerdan cuántos años tienen. ¿Acostumbran las mujeres a mentir más que los hombres sobre su edad? No lo sé. Pero Oscar Wilde nos dio este consejo: «Uno jamás debería confiar en una mujer que nos confiesa su verdadera edad. La mujer que es capaz de contarle eso a uno, se lo contaría todo».

Veo a tantos hombres de mediana edad que se han lesionado

porque no dejaron de correr, o jugar baloncesto, hasta mucho después de lo que resultaba correcto para sus cuerpos, en lugar de buscar otras formas de ejercicio físico. También soy testigo de las numerosas mujeres de mediana edad que recurren a la cirugía plástica o siguen llevando una vida social y laboral incesante, para estar a la altura de las mujeres más jóvenes. Como he dicho, negar la propia edad parece más bien la regla en nuestra sociedad, en lugar de la excepción.

Quizá se pregunte hasta qué punto también lo hago yo. No hay nada como escribir un libro sobre la vejez para obligarse a confrontarla en uno mismo. No utilizo productos cosméticos, y la cirugía plástica no me interesa en lo más mínimo. Sigo practicando actividades que quizá serían más adecuadas para hombres más jóvenes, y que hasta son de alto riesgo. (Me dediqué a perseguir tormentas durante unas pocas semanas los dos últimos veranos, y me acerqué demasiado a un tornado que destrozó el pueblecito de Happy, Texas, el 5 de mayo de 2002. Este verano pasado corrí con los toros durante los Sanfermines de Pamplona, en España.) Pero evalúo los riesgos cuidadosamente y hasta ahora no he sufrido ningún daño, aunque quizá mis ángeles guardianes han estado muy ocupados. Por otra parte, he sido capaz de abandonar muchas cosas, a medida que han pasado los años. Por ejemplo, entre los treinta y los cuarenta años realizaba muchas excursiones mochileando por parques naturales y zonas salvajes. Hoy en día, cuando me planteo ese tipo de viaje, pienso en lo cómodo que sería contar con un animal de carga para las mochilas, en lugar de llevar todos los enseres de acampada a cuestas.

Me gusta mi cara tal y como está, y no tengo la menor tentación de teñirme la barba de color negro, tal y como era antaño. De hecho, mirar mi barba blanca en el espejo me da la oportunidad de reflexionar acerca de los aspectos positivos de la vejez, y de las verdaderas recompensas que puede traerle a uno.

6

El valor del proceso de envejecimiento

Koko: Hay belleza en la vejez—
    ¿Crees que eres lo suficientemente mayor?
    Solicito información
    Sobre un tema de interés:
    ¿Es una doncella más dulce cuando es dura?
Katisha: A lo largo y ancho de este reino
    Es opinión popular
    Que durará mucho más si dura es.
Koko: ¿Eres lo suficientemente mayor como para
      casarte, qué crees tú?
    ¿No esperarás hasta tener ochenta años a la sombra?
    Hay una frenética fascinación
    En una ruina que es romántica:
    ¿Crees que estás suficientemente envejecida?
Katisha: Sobre el tema que mencionas
    He prestado no poca atención.
    Y opino que estoy suficientemente envejecida.

—Dueto de Koko y Katisha de *El Mikado,* letras de W. S. Gilbert, 1885

Me gusta pedirle a la gente que piense en ejemplos de las cosas que mejoran con el tiempo. Jamás me hablan de doncellas hoy en día; las respuestas más comunes son el vino, el whisky, el queso, la ternera, los violines y las antigüedades. En este capítulo querría examinar las cualidades que la edad aporta a estos elementos, con el fin de analizar si se producen beneficios similares en las personas a medida que envejecen.

Empecemos con la bebida.

Whisky y vino

Es obvio que se valora más el whisky y el vino añejos que los más jóvenes, porque la gente está dispuesta a pagar mucho más por los primeros. Una botella puede llegar a costar cientos, o miles de dólares. ¿Qué sucede en el proceso de maduración del whisky y del vino para que el producto resultante posea tanto valor añadido?

«Whisky» procede de un término gaélico que significa «el agua de la vida», y se trata de un licor destilado a partir de un cereal, del que se obtiene un producto intermedio parecido a la cerveza. La materia prima puede ser cebada, maíz, avena, centeno o una mezcla de todos ellos. Se toma esta materia prima, o una parte, y se somete al proceso de malteado—es decir, se humedece, se calienta y se hace germinar con el fin de que produzca las enzimas capaces de convertir la fécula en azúcar, que sirve de alimento para la levadura. Esta última se añade a un puré compuesto de agua tibia y grano molido, lo cual da lugar a un proceso de fermentación espumoso e intenso, que finalmente se reduce hasta producir un líquido que se conoce como «cerveza del destilador», con un contenido de alcohol del 8 por ciento. El líquido marrón obtenido se filtra para retirar el grano, y se coloca en un alambique, donde se vuelve a calentar. Los vapores resultantes, cuando se enfrían y se condensan, poseen un contenido alcohólico mucho más elevado. Las sucesivas destilaciones reducen las impurezas e incrementan el grado de alcohol, y el resultado es el whisky puro.

Lo que sale del alambique es un líquido incoloro y básicamente insípido que quema la boca y la garganta: aguardiente. Algunos whiskys puros tienen un alto contenido alcohólico, 75 por ciento o incluso más (150 grados, según el sistema de graduación alcohólica norteamericano). Aunque hay gente que consume esta sustancia, principalmente como un producto ilegal («luz de luna», «relámpago blanco», o «*hooch*», tal y como se conoce en Estados Unidos), a la mayoría les parece demasiado basto. Este tipo de whiskys generalmente se diluyen en agua, en una etapa posterior de la producción. El líquido se conserva en barriles de madera principalmente para mejorar su efecto en el paladar, y añadirle sabor, así como color y carácter.

El whisky envejece solamente cuando está en el barril: una vez embotellado, ya no sufre ningún otro cambio. El contenido alcohólico de los whiskys que la mayoría de nosotros consumimos, generalmente entre 40 y 50 por ciento (entre 80 y 100 grados *proof*), lo convierte en una sustancia estéril. Una botella de whisky escocés de doce años sigue siendo una botella de whisky escocés de doce años, indefinidamente.

No soy muy bebedor, pero en mi opinión el mejor es el whisky de malta irlandés, puro y con al menos veinte años de antigüedad. No es tan fácil de encontrar, y siempre es muy caro. Una botella de whisky de Bushmills irlandés de veintiún años cuesta un poco menos de 200 dólares.

El whisky añejo es caro por varias razones. En primer lugar, una parte del producto se evapora lentamente a través de la madera. En el negocio, este fenómeno se conoce como «la parte del ángel», al menos en Irlanda, donde se cree que hasta los ángeles participan en el pasatiempo nacional que es el consumo de alcohol. El resultado de esto es que cuanto más envejece el líquido, menos queda para ser embotellado. Y los ángeles están sedientos, pues se puede perder hasta un 25 por ciento de un barril a causa de la evaporación. Además, una botella de whisky añejo representa muchas horas de dedicación, y acres de grano, por no mencionar las inversiones ligadas a la fabricación en sí. Pero el principal motivo por el cual los conocedores del buen whisky están dispuestos a pagar cientos de dólares por un producto envejecido es que valoran su calidad. En concreto, mencionan la dulzura y suavidad del líquido, así como su profundo tono y elaborado sabor.

Para aprender más acerca de los aspectos positivos de la edad me dediqué a estudiar el whisky americano más famoso, el bourbon de Kentucky. Se prepara principalmente con maíz, nunca menos del 51 por ciento y a menudo llegando hasta el 70 por ciento, con una mezcla menor de otros cereales. Envejece durante un mínimo de dos años, generalmente cuatro, en barriles de roble nuevo cuyo interior se ha sometido a un proceso de carbonización (con un soplete o colocándolos encima de ollas o contenedores encendidos). Al finalizar esa etapa, se filtra el whisky al carbón para eliminar cualquier partícula residual. A veces, el contenido de barriles distintos se mezcla para obtener un producto final más consistente, y se añade agua para reducir la graduación a menos de 100. A continuación se embotella.

Al igual que sucede con el whisky irlandés y el escocés, el bourbon realmente añejo es difícil de encontrar, y también es muy caro. Los aficionados al bourbon afirman que en realidad su whisky favorito no se puede beber hasta que hayan transcurrido doce años de maduración en el barril, y que sólo toma un cuerpo propio hasta que ha envejecido unos veinte años o más. Observen esta descripción de Van Winkle, un reserva especial de doce años, que cuesta 40 dólares la botella: «Exquisito, con elaboradas notas de *toffee* y otras especias. Entra firme y sutilmente hasta adquirir un cuerpo seco y expansivo. Caramelo, nueces y especias oscuras se equilibran con una modesta presencia de alcohol». Julian Van Winkle III, tercera generación de propietarios del negocio familiar de destilación de alcohol, es uno de los pioneros en la producción de bourbon de calidad. Afirma que «mi familia siempre ha creído que los whiskys añejos tienen más sabor y carácter que los más jóvenes. No se puede envejecer cualquier tipo de whisky y esperar que salga bueno. Hay que preparar el whisky con cuidado, haciéndolo apto para que envejezca bien». Señala que su bourbon contiene una pequeña cantidad de trigo en lugar de centeno, «que es más barato», y opina que esta fórmula es mejor para un proceso de maduración prolongado.

Llamé al señor Van Winkle para preguntarle su opinión acerca de los aspectos positivos del envejecimiento. «El whisky viejo es simplemente más interesante que el whisky joven y verde», me dijo.

«Ha tenido tiempo de absorber el carácter de la madera. Por descontado, no se puede dejar un barril de buen bourbon en un almacén sobrecalentado y esperar que salga bien. Debe envejecer en las condiciones adecuadas».

Como he dicho antes, el envejecimiento del whisky es un proceso químico, y no biológico; es el resultado del contacto del líquido con la madera, y de una exposición limitada al aire. Algunos taninos procedentes del roble se filtran en el whisky almacenado, y le confieren más cuerpo. Y lo más importante es que la presencia de aromas agradables al paladar se debe directamente al contacto entre la superficie ahumada del barril de roble y la madera intacta que hay debajo.

La madera se compone principalmente de celulosa y ligninas. Estas últimas son las que le dan fuerza y rigidez a la madera, y son moléculas complejas que contienen estructuras de anillo ligadas a los azúcares. Cuando las ligninas se descomponen a causa del efecto del calor, el oxígeno y la luz, desprenden compuestos aromáticos que son la causa de olores y sabores de conocidas especias, como la nuez moscada, la canela y especialmente la vainilla. Al tostarse el interior de los barriles de roble para almacenar tanto vino como whisky, se inicia este cambio químico. También da lugar a la caramelización de los azúcares naturales de la madera. Estos a su vez son los que dan color al whisky, equilibran el sabor áspero del alcohol, y contribuyen al sabor acaramelado y de nueces tostadas que los bebedores de bourbon tanto disfrutan. Los tipos de roble utilizados son importantes —ya que algunas variedades producen un sabor de vainilla más intenso que otras— así como el grado de ahumado de la madera interior. Si penetra demasiado profundamente en la madera, las notas de humo y de quemado superarán a las especias. Finalmente, la evaporación a través del barril concentra los sabores del whisky añejo.

Resumiendo, en el caso del whisky la edad suaviza los sabores ásperos y fuertes, añade sabores y aromas atrayentes, y luego los concentra. En otras palabras, reduce las cualidades indeseables e incrementa las deseables, añadiendo valor al producto. Además, los procesos que desarrollan las cualidades positivas —la oxidación y la caramelización— son los mismos procesos asociados con cambios destructivos en otros contextos. Envejecer quizá no pueda convertir a un mal whisky en uno bueno, pero sí hará de un buen material de base, un whisky excelente. Y el entorno en el cual tiene lugar el envejecimiento, como el barril y el sistema de almacenado, constituyen un factor de importancia determinante en el resultado.

¿Es necesario señalar las analogías de este proceso con el envejecimiento humano? A menudo se apostilla a la juventud tachándola de que está «verde», y que le falta profundidad, o complejidad de carácter. Quizá la experiencia no puede convertir a una mala persona en alguien bueno, pero sin duda puede hacer de una buena persona alguien excelente. Y la experiencia sólo se gana pasando por los mismos procesos que dan lugar a los cambios en nuestro aspecto que consideramos destructivos, como la pérdida de elasticidad de la piel y el endurecimiento de las arterias. No es posible separar beneficios y costes del envejecimiento; esto es una verdad como un templo, y le pido que la recuerde. Si se resiste a la vejez, quizá se está negando los beneficios que también conlleva. Hacerse mayor debería incrementar el valor de la vida humana, en lugar de reducirlo. Al igual que con el bourbon, tiene el potencial de suavizar su aspereza, añadirle cualidades agradables y mejorar su carácter.

Se sabe mucho menos de la crianza del vino que del proceso de añejamiento del whisky, porque los microorganismos desempeñan un papel esencial, aún después de que los barriles de roble ahumado hayan realizado su función. El vino es un sistema vivo, en el cual la levadura, las bacterias y las enzimas siguen transformándose mucho después de la fermentación inicial del jugo de uva. Así, el vino sigue envejeciendo y a menudo mejora mientras sigue embotellado, a veces hasta después de décadas. En general, los años les sientan mejor a los vinos tintos que a los blancos; también son más complejos. A mucha gente en todo el mundo le gustan más los vinos jóvenes, ligeros, afrutados y sin complicaciones, que no están pensados para durar. Un ejemplo perfecto es el Beaujolais Nouveau, que se distribuye en el mercado cada noviembre, a las pocas semanas de la cosecha. Pero lo cierto es que los mejores vinos del mundo, y los más caros, son añejos.

El Chateau d'Yquem es un vino blanco extraordinario que cuando ha alcanzado su madurez, generalmente entre los veinte y los cincuenta años, se vende a precios verdaderamente astronómicos —480 dólares por una botella de 1986, 2.200 dólares por una de 1921 y hasta 11.500 dólares por otra de 1878— y los amantes del vino se derriten de placer cuando lo degustan. Es un vino de postre dulce, procedente del distrito de Sauternes de la región de Burdeos, en el suroeste de Francia, cerca de la costa atlántica.

Este vino ha sido calificado como «la extravagancia de la perfección», y posee la clasificación más alta *(premier cru classé superieur)* en el sistema oficial francés de clasificación vinícola. Un experto lo describe así: «intensamente opulento cuando es joven» y señala que «Yquem desarrolla una extraordinaria complejidad y riqueza exótica cuando alcanza su plena madurez; las mejores cosechas duran hasta cincuenta años». Los mejores vinos de Chateau d'Yquem sin duda ganan en talla a medida que envejecen, incluso hasta un siglo, siempre que las botellas hayan permanecido en un lugar adecuado: protegidas del calor, la luz y la vibración. También es necesario cambiarles el corcho ocasionalmente, para asegurarse de que están bien selladas.

Sólo he tenido oportunidad de probar algunos vinos de Yquem: unos más jóvenes, que eran maravillosos, y otro de veintiún años de antigüedad que era memorable. Alguna vez espero probar uno de más de cincuenta años (aunque dejaré que pague otro por mí). Cuando es joven, este vino es espeso y su sabor recuerda a la miel, con un equilibrio perfecto de dulzura y acidez, y un sabor profundo y exquisitamente complejo. Cuando envejece, todas estas cualidades se intensifican, sobre todo su profundidad y complejidad. Si se retiene una pequeña cantidad en la boca durante un momento, se alcanza una ligera alteración de la consciencia.

La producción de Yquem me interesa mucho, pues demuestra el potencial positivo del declive, un tema que retomaré cuando escriba acerca de la fermentación del queso. Las uvas de Sauternes corren el riesgo de ser atacadas por un moho, el *Botrytis cinerea,* que crece en muchas frutas y verduras, y generalmente da lugar a una gris y poco apetecible podredumbre. Sin embargo, en el entorno de Sauternes, el resultado de ese moho en las uvas puede dar lugar a un fenómeno casi mágico. Se conoce como *pourriture noble,* o podredumbre noble: las uvas se oscurecen y se arrugan, pierden agua y el azúcar en su interior se reconcentra.

Sólo las uvas que han pasado por este proceso se cosechan para elaborar el vino de Yquem, y es necesario seleccionarlas una por una durante varias semanas, en lugar de recogerlas todas de golpe. También es importante manipularlas con cuidado, porque el moho debilita la piel de las uvas. Este método de cosecha es tedioso y lleva mucho tiempo, y es una de las razones por las cuales el Yquem es tan caro. Otro motivo es que la producción es muy reducida, máxime cuando el volumen de jugo que se obtiene es notablemente menor que con las uvas que no están afectadas por la podredumbre noble. De hecho, el rendimiento es tan bajo que cada vid sólo produce un vaso de vino.

Para preparar el vino, se exprimen rápidamente las uvas adecuadas, y el jugo se fermenta en barriles de roble nuevo durante dos o tres semanas, a veces un poco más, hasta que la fermentación primaria se detiene de forma natural, con un contenido de alcohol de cerca del 13,5 por ciento. A continuación, el vino pasa largo tiempo envejeciendo en el barril, y durante ese proceso se produce una lenta oxidación, así como una segunda fermentación a base de hongos y bacterias, en la que se intercambian componentes químicos con la madera. Los barriles se rellenan dos veces por semana para compensar la pérdida por evaporación, y también se agitan cada tres meses, gracias a lo cual los posos, o sedimentos, acumulados en el fondo del barril se separan del vino. Cuando llega la cuarta primavera después de la cosecha, el vino procedente de diferentes barriles se cata y se mezcla, y finalmente se embotella. A partir de ese momento, se distribuye por todo el mundo, y el misterioso proceso de envejecimiento puede empezar. He aquí lo que dice la página web de Chateau d'Yquem acerca de eso, en el apartado titulado «Un himno a la paciencia»:

Chateau d'Yqem tiene una vida muy prolongada: veinte, cincuenta, cien años o más...

Como sucede con todos los grandes vinos, Yquem se transfigura con el tiempo, y desarrolla una creciente batería de sutiles aromas y sabores. Su color cambia, desde la brillantez del amanecer hasta la oscuridad de la penumbra; se transforma, del deslumbrante color amarillo paja, hasta un marrón dorado con tonos acaramelados y ambarinos, para alcanzar finalmente un tono de caoba translúcido.

Algunos entendidos consideran que beber un Yquem joven es un ultraje, y creen que descorchar un vino tan excelso antes de su treinta cumpleaños es equivalente a un sacrilegio...

El proceso de envejecimiento del vino en la botella es fruto de una combinación de reacciones enzimáticas, de una oxidación lenta y de determinadas transformaciones químicas. No necesita conocer los detalles; de hecho, ni los expertos han terminado de identificarlos. Basta decir que ciertos compuestos que surgen de las uvas, creados por la fermentación primaria y secundaria, y otros que proceden de la madera, se matizan con sus correspondientes cambios en el color, la textura, el aroma y el sabor del vino. Con el paso del tiempo, el resultado es un líquido oscurecido, progresivamente más cremoso y de textura más densa, mayor complejidad aromática, y también profundidad y riqueza, así como un sabor más delicioso. Y al igual que con el whisky, el envejecimiento hace del vino un líquido más preciado.

Queso

El queso, en palabras de un escritor, es «el salto de la leche hacia la inmortalidad». También se le conoce como «el vino de los alimentos», es decir, el alimento que por su naturaleza esencial está más próximo al vino. Inventado originalmente para preservar la leche, concentrando sus grasas y proteínas, y descartando su contenido de agua, el queso se ha convertido en un alimento favorito de mucha gente en Occidente, y en algunos países (como Francia, Italia, España, Suiza y las Islas Británicas, sobre todo), el arte de elaborar queso ha alcanzado cotas maravillosas. El elemento clave de la producción de algunos de los ejemplos más famosos y valiosos del fruto del artesano quesero es el envejecimiento, un proceso que los franceses denominan *affinage*, y que los anglosajones a menudo llaman «maduración».

Cuando escribí la lista de palabras asociadas al término «viejo», hablé de «maduro», y de cómo ese término a menudo se connota con el de «podrido», y por lo tanto sin valor. La palabra «maduro» se utiliza a menudo para describir a un queso que ha alcanzado su estado óptimo de consumo, pero en ese término siguen presentes insinuaciones de podredumbre, pues los quesos más memorables y maduros son muy fuertes, y de olor inequívoco, que a algunos les vuelve locos, deseando probarlos, y otros se echan a correr huyendo en cuanto los huelen. Los alemanes poseen un maravilloso término colectivo para esta categoría de quesos: *Stinkkäse*.

He hablado del concepto de envejecimiento como el pleno desarrollo o madurez de una vida humana. Los cambios que se producen en el whisky y el vino a lo largo del tiempo son percibidos como algo positivo de forma universal. ¿Quién puede negar el valor que tiene una mayor riqueza, suavidad y profundidad de carácter? Pero cuando pensamos en la descomposición que sufre la cuajada de leche mediante la presencia de bacterias y moho, la situación se vuelve más compleja. Algunos de los olores y sabores que se derivan de este proceso son atractivos para la mayoría de los occidentales. Nos recuerdan a la tierra, el heno, los champiñones, las nueces y otras cosas igual de buenas. Sin embargo, a menudo sucede, especialmente con los quesos maduros suaves y con todos los quesos fuertes, que estas agradables notas de sabor llegan mezcladas con matices o claras reminiscencias de vegetación en declive, del corral, e incluso de lavabos exteriores.

Llegados a este punto, confesaré que soy un apasionado de los quesos fuertes, y que me siento muy cómodo con la ambivalente experiencia sensorial que aportan. Posiblemente me viene de herencia: el apellido Weil procede de Alsacia, cerca de la confluencia de las fronteras de Francia, Alemania y Suiza, y lugar de fabricación del Munster, uno de los quesos más buenos y fuertes del mundo (y sin ninguna relación con el queso blando del mismo nombre que los norteamericanos compran en el supermercado). En mi infancia, la madre de mi padre pasaba temporadas con nosotros, y ella y mi padre me enseñaron a disfrutar, a una edad muy temprana, del placer de comer un queso aromático, para horror de mi madre, cuya familia procedía de Ucrania y que tenía que levantarse de la mesa cuando nos dábamos festines de queso. Nuestro favorito era el Liederkranz, que solía estar a la venta en las secciones refrigeradas de muchos supermercados, y que en mi opinión es el mejor queso que se ha producido jamás en Estados Unidos. Lamentablemente, ya no se elabora.

Si creen que la preparación del vino y el whisky es laboriosa, sólo puedo decirles que palidece, y parece sencilla, frente a lo que representa la elaboración de un buen queso. Hay tantas cosas que pueden ir mal: en concreto, es posible que los organismos inadecuados crezcan y terminen por dominar el queso; no sólo los que desarrollan amargura y otros aromas desagradables, sino también los que pueden reducir el queso a un desastre viscoso.

Planeaba un viaje a Alsacia para documentarme acerca de la elaboración de verdaderos quesos, y comer mi ración de Munster maduro, cuando descubrí una fuente de información mucho más cerca de casa. En *The New Yorker,* leí un reportaje sobre la hermana Noella Marcellino, una monja de clausura de la abadía benedictina de Regina Laudis en Bethlehem, Connecticut. El artículo afirmaba que la hermana Noella elabora un queso muy tradicional y vivo, y que se ha convertido en una experta internacionalmente reconocida en el tema. Escribí a la hermana Noella acerca de mi investigación, pero me llevó un tiempo obtener una respuesta, pues estaba preparándose para defender su tesis, el último obstáculo que tenía que superar para sacarse el doctorado en microbiología por la Universidad de Connecticut. (El título de la tesis, que leí más tarde, es «La biodiversidad de las cepas de *Geotrichum candidum* aisladas procedentes del queso francés tradicional».) Cuando le dije que trataba de aprender del proceso de envejecimiento del queso, para establecer paralelismos aplicables a la vejez humana, inmediatamente comprendió de qué le hablaba, y supo identificar la relevancia de las enseñanzas de su propia tradición espiritual; así, me invitó a visitar la abadía.

Pasé unos días maravillosos allí en otoño de 2003. La Abadía de Regina Laudis es una institución única que acoge unas treinta y nueve monjas; muchas de ellas fueron abogadas, profesoras, artistas y ejecutivas de éxito antes de hacer los votos. La fundadora de la institución, la abadesa Benedicta Duss, las anima a proseguir con su arte y sus estudios dentro de la orden. Fue ella quien impulsó a la hermana Noella a estudiar de nuevo, para obtener un título de mayor rango académico en la rama educativa que escogió, la agronomía.

La hermana Noella —que ahora es oficialmente la Madre Noella, pues ya ha profesado— resultó ser una compañera encantadora y muy agradable, así como una excelente profesora, y un manantial de información acerca del queso y su proceso de elaboración. Posee una energía, un espíritu y un sentido del humor irreprimibles. Estoy tentado de añadir también «inenclaustrable», a causa de su visibilidad y presencia en el mundo. Actualmente es la protagonista de un documental en video titulado «La monja del queso: el viaje de descubrimiento de la hermana Noella», y poco después de nuestra visita viajó a París para recibir un galardón del gobierno francés en reconocimiento a su labor de difusión de los quesos artesanos y de su elaboración tradicional. Pero sin duda forma parte sustancial de la notable vida que esta comunidad religiosa lleva entre las paredes del convento.

No le aburriré con los detalles técnicos de la química que caracteriza la elaboración del queso y su maduración. Sencillamente apuntaré que los mismos procesos de degradación y putrefacción que dan lugar a la podredumbre de la materia orgánica también pueden, bajo circunstancias controladas, generar alimentos vivos de gran atractivo y valor nutricional. Los quesos Camembert, Brie y Munster que no han envejecido son verdes, unidimensionales y tienen poco interés. Con la edad, desarrollan colores, texturas y sabores que los hacen espléndidos.

Mantuve una larga conversación acerca del envejecimiento con la hermana Noella. Ella se concentró enseguida en los aspectos positivos del declive y la putrefacción; añadió que en manos de un artesano del queso habilidoso, dan lugar a la perfección. También habló de la gama de olores y sabores asociados con el queso que pueden ser desagradables. Debatimos con franqueza la bondad de aceptar los aspectos de la vida que son atractivos y también los repelentes, no sólo en lo que respecta al queso, sino también en el marco del inevitable declive de nuestros cuerpos.

Esa noche, mientras descansaba en mi cama de la residencia de huéspedes masculinos, después de mucho queso y pan casero, le di vueltas a la idea del envejecimiento como madurez. No pensamos en la fruta madura como un elemento que ha alcanzado su pleno desarrollo, pero sin duda ha soportado muchas cosas, y el tiempo ha suavizado su textura, transformado sus almidones en azúcar; han surgido una serie de apetitosos colores y sabores, todos ellos destinados a atraer al ser humano y otros animales para que la consuman, y así dispersar las semillas que contiene. Aunque está claro que puesto que la maduración de la fruta es un proceso metabólico en el que no participa la química de la putrefacción, no albergamos ninguna ambivalencia al respecto. No obstante, el estado de perfecta madurez de una fruta precede su declive y putrefacción, al igual que con el queso.

Cuando pienso en otros aspectos de la naturaleza, descubro una pauta similar. Una puesta de sol gloriosa, al final del día, es el punto culminante del ciclo diario, justo antes de que se sumerja en la oscuridad de la noche. La magnificencia de la explosión otoñal es la etapa de madurez de los árboles antes de que llegue el sueño del invierno. Sí, nuestros cuerpos llegarán a un declive y envejecerán, pero si aceptamos esta realidad en lugar de resistirnos a ella, podremos alcanzar una madurez y todas las promesas contenidas en los colores de una puesta de sol y de un bosque otoñal, en la perfección de la fruta madura y el placer de un queso bien envejecido.

Aún conservo un poco de queso de Bethlehem en mi nevera, y cuando lo pruebo todos los recuerdos de la Abadía de Regina Laudis acuden a mi memoria con nitidez. La hermana Noella me escribe diciendo que está muy ocupada, y que pasa mucho tiempo en el coro. «¿Usted cree que cantar ayuda a envejecer mejor?», me pregunta. «Sí, lo creo».

Carne de vaca

«La carne de res, al igual que el buen vino, mejora con la edad». Es lo que dice el Centro de Información de Vacuno, una división de la Asociación de Ganaderos Canadienses, y los amantes de los bistecs están de acuerdo. Están dispuestos a pagar precios más altos para obtener porciones de ganado de calidad que han envejecido adecuadamente, pues la edad produce dos cambios muy deseables en su carne favorita: la hace más tierna e incrementa su sabor.

La carne es tierna o no dependiendo de la parte de la que proceda (por ejemplo, si contiene mucho tejido conectivo o no), la calidad (cuánta grasa está presente en el músculo), el método de cocción y si es joven o no. En el grado de sabor también participan muchos factores, y uno de ellos es la concentración como resultado de la pérdida de agua durante el método tradicional de envejecimiento. Es la curación: se cuelga una pieza entera sin tapar en una habitación refrigerada con una circulación de aire constante y humedad moderada. Es muy distinto del sistema más reciente y rápido, y también más barato y de calidad muy inferior, que en gran parte ha sustituido al método tradicional.

Hace más de treinta años que no pruebo la carne, pues soy pisci-lacto-vegetariano, es decir, que mi dieta se compone principalmente de pescado y verduras, y exceptuando el queso, (y ocasionalmente algún huevo) no como productos derivados de los animales. ¿Por qué pues estoy cualificado para hablar de las virtudes de la carne de res añeja? Bueno, lo cierto es que antes de abandonar el consumo de carne comí bastantes bistecs, y siempre me preguntaba por qué la carne de los buenos restaurantes sabía mucho mejor que el bistec cocinado en casa. Mi padre, un hombre de bistec con papas de pies a cabeza, me explicó que la razón era la edad de la carne. Su padre había sido carnicero en Filadelfia, y me describió los almacenes refrigerados donde colgaban las porciones de res durante semanas, hasta que a menudo quedaban cubiertos por una gruesa capa de moho. Me indicó que la grasa del ganado añejado tiene un color cremoso, en lugar de blanco, y que su textura es mantecosa, y su sabor muy intenso.

Estos cambios no se deben a una acción microbiana, pues la superficie de moho es incidental y posteriormente se raspa, sino a procesos enzimáticos que se producen en el tejido muscular después de la muerte. «Envejecimiento post-mortem» es el término técnico por el cual se conoce, pero también se suele emplear a veces «maduración». «Sin embargo, nadie niega que la curación es básicamente un proceso de putrefacción controlada», afirma el propietario de un *steakhouse* de primera categoría. Eso me resulta familiar.

Poco después de sacrificar el animal, sus músculos entran en el rigor mortis, un estado de rigidez que dura entre unas horas hasta un día, como máximo. Como pueden imaginar, durante este período la carne alcanza su punto menos tierno. Una vez finalizado el rigor mortis los músculos muertos se relajan, empiezan a descomponerse bajo el efecto de las enzimas de las células que eliminan proteínas. Este proceso, conocido como proteólisis, libera aminoácidos de sabor, que constituyen proteínas de menor sabor. Las enzimas también suavizan el tejido conectivo, que suele ser en parte la causa de la dureza de la carne.

El añejamiento de la carne se realiza hoy en día a temperaturas ligeramente superiores a la congelación, con el punto justo de humedad y circulación del aire, para minimizar el desarrollo de bacterias que puedan originar problemas. Sin embargo, hay un gran desacuerdo acerca del tiempo que la carne debería conservarse en estas condiciones para lograr un sabor óptimo y un estado lo más tierno posible. Uno de mis ex compañeros de facultad, el famoso autor especializado en alimentación Jeffrey Steingarten, afirma lo siguiente:

> Los estudios demuestran que la carne llega a su punto más
> tierno a las tres semanas de curación. Sin embargo, el sabor
> sigue transformándose, a partir del gusto inicial de carne

ligeramente ferroso, hasta llegar a un regusto completo, mantecoso y que hace la boca agua. A mí me parece que ocho semanas es el tiempo justo...

Es otro ejemplo de cómo el paso del tiempo intensifica las características deseables de un alimento a partir de la concentración del sabor y la transformación de sus cualidades menos placenteras en otras más apetitosas. Se trata simplemente de empezar con un ingrediente de base de calidad, establecer las condiciones adecuadas, y tener paciencia.

Árboles

Una vez remonté una cuesta durante varias horas, caminando por un profundo barrizal y bajo una cortina de lluvia, en un lugar remoto, sólo para ver un árbol. Claro que no se trataba de un árbol cualquiera, sino uno de los más extraordinarios del mundo, un antiguo *sugi (Cryptomeria japonica)* en Yakushima, una isla circular situada al sur de Kyushu, la zona más meridional de las islas principales del Japón.

Los *sugis* a menudo se denominan «cedros», pero no tienen ninguna relación con los verdaderos cedros. Se dice que el árbol especial que yo quería ver, llamado el Cedro de Jomon, tiene unos 7.200 años y es una reliquia de la era de Jomon, el período más temprano de la historia japonesa. Eso es altamente improbable. Existen muchos intereses locales que tratan de exagerar la edad de los árboles, al igual que la edad de los ancianos. Sin embargo, quizá sea cierto que el Cedro de Jomon (o *Sugi* de Jomon) tenga más de 2.000 años de antigüedad, y ciertamente es la conífera más grande de Japón, y posiblemente también sea más grande que cualquier árbol en Europa. Cuando por fin llegué a verlo, en lo más profundo del bosque anegado en lluvia, la escalada en medio del barro valió la pena con creces. Era un gigante nudoso, lo más parecido que he visto en el mundo real a un Ent, esos míticos seres-árbol que ayudan a los héroes de J.R.R. Tolkien en *El señor de los anillos*. Me senté a sus pies, esperando a medias que rompiera a hablar en un susurro profundo y leñoso. Hubiera querido quedarme allí, pero pronto quedé empapado y tuve que despedirme.

Hay una serie de enormes y centenarios árboles *sugi* en Yakushima, y es una de las principales razones por las cuales los bosques de esa isla han entrado a formar parte del Patrimonio Universal, bajo una estricta protección. Valoramos la antigüedad de los árboles. Yo siempre los busco, sean o no famosos.

Déjeme que le hable de otros árboles famosos que conozco. He visitado varias veces el venerable árbol de Tule, al sur de México. Es un ciprés Montezuma *(Taxodium micronatum),* que crece en un pueblecito al este de Oaxaca, cerca de la iglesia de Santa María de Tule, que a su lado parece pequeña. Su tronco impresionante, que posee la circunferencia más grande del mundo, está cubierto en su mayor parte por una tupida bóveda de hojas livianas.

La familia de los *Taxodium,* que están relacionados con las secuoyas gigantes y las de la costa, pueden crecer muy rápidamente si tienen un suministro abundante de agua. «*Tule*» significa «pantano» en el dialecto local, el zapoteca, y este *Taxodium* en concreto empezó a crecer en un pantano poblado de juncos y alimentado por dos ríos, hará unos 2.000 años. Pero en 1994 empezó a morir, y los expertos diagnosticaron que el problema era la falta de agua. El pantano había sido secado, a los ríos les habían cambiado su curso, y en el lecho se había erigido una ciudad. El pánico asaltó a la nación y al estado de Oaxaca, y las instituciones gubernamentales se vieron obligadas a tomar cartas en el asunto. El tráfico se desvió, y el árbol volvió a recibir agua. Finalmente, se recuperó.

También he ido de acampada a los pies de los árboles más grandes del mundo, las sequoyas gigantes *(Sequoiadendron giganteum),* en la Sierra Nevada, en la parte central de California, algunos de los cuales llevan en este planeta más de 700 y 800 años. He podido ver enormes árboles de alcanfor *(Cinnamomum camphora)* en los patios de los santuarios de Japón, incluyendo uno en el pueblo costero de Atami que se considera especialmente sagrado. Los monjes shintoístas lo decoran con cuerdas y borlas de papel, y los fieles emprenden un peregrinaje hasta allí para realizar circunferencias a su alrededor: se supone que cada círculo suma un año de vida. También he tenido ocasión de saludar a los antiguos y huecos baobabs *(Adansonia digitata)* en África, y observar sus hinchados troncos, como si alguien los hubiera estado llenando con un inflador de aire. Me he sentado con reverencia a los pies de las enormes hayas rojas de Long Island y he estirado el cuello para contemplar las inmensas ramas de los pocos abetos Douglas *(Pseudotsuga menziesii)* que quedan, centenarios, en el noroeste del Pacífico.

En mi opinión, lo que hace especiales a todos estos árboles no es su tamaño, sino su edad. Los árboles muy antiguos poseen una presencia especial, una gravedad que absorbe nuestras inquietudes, proporciona calma e infunde admiración y respeto. Tome asiento frente a algún bonsai antiguo, y observe cómo se siente. *Bonsai* —palabra japonesa que significa «plantar en bandeja»— es el antiguo arte de reducir el tamaño de los árboles hasta convertirlos en réplicas enanas, cultivándolos en pequeños contenedores huecos. Los bonsais proceden de China, pero se han convertido en una forma de arte en Japón. En los jardines botánicos y en los invernaderos científicos de las grandes ciudades, tanto aquí como en el Lejano Oriente, se pueden contemplar antiguos bonsais cuya presencia no puede menos que impresionar. El invernadero nacional de Washington cuenta con una bellísima colección, al igual que el invernadero Arnold de Boston y el jardín botánico de Brooklyn. Muchos especímenes tienen más de cien años, y algunos llegan a doscientos e incluso cuatrocientos años. Al lado de estos árboles enanos, un ser humano parece un gigante, pero yo sostengo que su fuerza y su gravedad son igual de impresionantes que las de los enormes árboles que he mencionado anteriormente.

Existen muchos métodos para crear una réplica viva y exacta, en miniatura, de árboles centenarios. Uno es encontrar en los bosques aquellos árboles que debido a las circunstancias hostiles de su entorno crecen atrofiados de forma natural. Por ejemplo, se podría buscar en las zonas más elevadas de los cañones del desierto del suroeste, donde yo vivo, para encontrar enebros alojados en las grietas de las rocas, que cuentan con escaso terreno y aún menos agua. Si halla uno del tamaño y la medida adecuados, puede intentar extraerlo con cuidado de la roca y trasplantarlo a una maceta. Luego, si sobrevive al trasplante, puede recortar gradualmente sus raíces y lograr que se acostumbre a vivir en una bandeja o superficie plana. A veces los artistas japoneses del cultivo del bonsai son acusados de crueldad hacia las plantas, pero en realidad los bonsais son reverenciados como tesoros culturales, reciben toda clase de mimos y cuidados y generalmente viven más tiempo que sus hermanos que crecen en el bosque.

Los árboles más antiguos del mundo no son grandes, sino que crecen atrofiados de forma natural. Los pinos *bristlecone (Pinus longaeva)* que crecen en las alturas de las Montañas Blancas (a más de 10.000 pies sobre el nivel del mar, el equivalente a unos tres mil metros), en la frontera entre California y Nevada, y en algunos otros puntos igual de inhóspitos, apenas tienen aspecto de estar vivos. Son árboles pequeños y retorcidos, cubiertos de zarzas y ramas muertas, y crecen en salientes rocosos, en lugares con poquísima agua, temperaturas extremas, vientos huracanados y fuerte radiación solar. Algunos tienen más de 4.000 años. Indudablemente, la propia hostilidad del entorno en el que habitan les obliga a ralentizar sus procesos vitales a un mínimo, y así crecer muy lentamente.

Los biogerontólogos suelen desestimar los ejemplos de longevidad relacionados con los árboles centenarios. He aquí lo que opina Leonard Hayflick sobre el tema:

> Cada año se cuentan los anillos de crecimiento en los árboles leñosos para determinar la edad cronológica de un árbol, pero las células de casi todos esos anillos están muertas. Justo por debajo del anillo más remoto de corteza muerta que pueda hallarse en un árbol, se encuentra la capa viva de cambio. Situado en un punto más interior, se encuentran más células muertas. Así, la banda de células vivas queda atrapada entre la corteza muerta y los anillos anuales ya muertos situados en el interior. Ya sea por su peso o su volumen, una gran parte de la sustancia que compone el tronco de un árbol viejo

son células muertas... La mayoría de los pinos *bristlecone* más antiguos se aferran a la vida mediante una finísima hebra de tejido vivo que serpentea por la pared del tronco muerto. Las células *vivas* más antiguas de una secuoya roja, una secuoya gigante, o un pino *bristlecone* se encuentran en las agujas y en las piñas, y no tienen más de veinte o treinta años de edad. ¡Por eso, si usted tiene más de treinta años, insisto en que es mayor que esos árboles que algunos denominan, equivocadamente, «antiguos»!

Creo que estas afirmaciones obvian el tema. No existe ninguna duda respecto a cómo distinguir un árbol vivo de otro que esté muerto. Los antiguos pinos *bristlecone* quizá sólo tengan un hálito de vida, pero siguen produciendo piñas con semillas aptas para la transmisión vital y la creación de una nueva progenie. Lo importante es que estos organismos han sobrevivido, y no de qué porcentaje de células vivas se componen. Los árboles verdaderamente antiguos han superado tormentas, inundaciones, rayos y relámpagos, terremotos, incendios forestales, enfermedades, depredadores, y quizá lo más peligroso de todo, la acción de las sierras y las hachas de los leñadores y la industria maderera. Los árboles más antiguos y más grandes a menudo proporcionan la madera más valiosa, y puesto que las consecuencias de las talas masivas hacen que dichos árboles escaseen, también se incrementa su valor, así como el incentivo para talarlos. Los árboles centenarios, al igual que el whisky y el vino añejos, sin duda tienen mucho más carácter que los árboles jóvenes, pero ese no es el motivo primordial por el cual los veneramos, creemos que son sagrados y efectuamos peregrinaciones para verlos. Los honramos porque son supervivientes.

Además, su aspecto a menudo es el testimonio de la lucha por la supervivencia que han mantenido en el pasado. Muchos de estos árboles no son convencionalmente bellos. Tienen cicatrices, son irregulares y están llenos de nudos, y los amamos por eso, a causa de sus imperfecciones, puesto que refuerzan la realidad de su entereza. A nadie se le ocurriría que estos Matusalenes de los bosques se sometieran a cirugía estética, o recibieran tratamientos de Botox para árboles con el fin de suavizar su corteza, o enderezar su tronco. Cualquier sugerencia de este tipo sólo conseguiría mermar su solemnidad y el efecto que provocan en el observador.

La experiencia y la sabiduría está escrita en la figura y las formas de los árboles antiguos; una experiencia fruto de muchas estaciones y muchos cambios, y la sabiduría nacida del aprendizaje que representa adaptarse a esos cambios. ¿Es una determinada combinación genética lo que permite a unos pocos árboles concretos alcanzar tal estado de longevidad? ¿O es sólo una cuestión de suerte y circunstancias?

Cuando veo gente mayor orgullosa de serlo, y que no se avergüenzan de su edad, percibo el mismo tipo de experiencia y sabiduría. Los ancianos son supervivientes, personas que han sabido evitar las trampas de la juventud desenfrenada y los defectos comunes que caracterizan la mediana edad. No veo su cabello blanco y sus rostros arrugados como signos de fragilidad o detrimentos de la belleza humana. Para mí, esos rasgos son los estandartes de la supervivencia.

Violines

Es comúnmente sabido que algunos violines antiguos tienen un valor incalculable, y que en el mercado su cotización ascendería a millones de dólares; algunos de los más grandes violinistas del mundo poseen y tocan dichos instrumentos. Entre los más famosos se encuentran los que fabricaron Antonio Stradivari (1644?–1737) y la familia Guarneri, especialmente Giuseppe Guarneri (1687–1745). Son instrumentos magníficos que han mejorado con el tiempo. Y al igual que sucede con el whisky y el vino, cuanto mejor es un violín de entrada, con la edad mejora aún más.

A finales del siglo diecinueve, mucho antes de la llegada del fonógrafo y la radio, existía una gran demanda de violines, pues atendían las necesidades de entretenimiento en directo. En esa época se fabricaron muchos instrumentos baratos y en grandes cantidades, en el este de Alemania y la región adyacente de Bohemia, que ahora forma parte de la República Checa. Si revisa los catálogos comerciales por correo publicados en Estados Unidos en ese período, descubrirá que allí se anunciaban ese tipo de violines, con una gama de precios que empezaba en dos dólares y terminaba en cincuenta. Si encontrara alguno de esos instrumentos hoy en día, tanto si tienen 100 ó 150 años, probablemente su valor monetario no habrá variado mucho. ¿Y por qué? Pues porque desde el principio se fabricaron con procedimientos y materiales baratos, y se produjeron en masa.

«Pero si un violín está bien hecho, el tiempo lo mejorará», afirma Richard Ward, un experto que trabaja en Ifshin Violins, en Berkeley, California, una empresa que fabrica violines nuevos y también se dedica a restaurar y revalorizar piezas antiguas. «Los violines deben madurar. Incluso aquellos que utilizan los grandes maestros han necesitado entre cuarenta y ochenta años para convertirse en lo que hoy son. Muchos artesanos del violín fabrican hoy en día instrumentos excelentes, que se venden a alto precio. Pero el sonido es *nuevo*. Necesitan tiempo y práctica para madurar».

Pronto descubrí que nadie comprende cómo funciona este proceso porque, de nuevo, existen demasiadas variables. «Quizá tiene que ver con la oxidación del barniz», especula Ward. (Y ya hemos visto que la oxidación es un cambio común al envejecimiento de muchas cosas, incluyéndonos a nosotros.) «Tal vez está relacionado con la madera que se seca a lo largo del tiempo, o con la experiencia de vibraciones repetidas. Algunos tipos de instrumentos envejecen de forma distinta, pero la mayoría de los buenos violines necesitan unos cincuenta años de uso para madurar y alcanzar el punto óptimo de sonido que pueden llegar a emitir. E incluso después de eso, quizá sigan mejorando con la edad».

Pero Ward también señaló otro aspecto interesante acerca de estos instrumentos. «Si aparece un violín antiguo, uno bueno, que se ha conservado adecuadamente pero que nadie ha tocado durante cincuenta años, quizá volverá a sonar como si fuera nuevo. Habrá que utilizarlo, tocarlo una y otra vez, para que recupere su capacidad anterior».

En esta historia vuelvo a detectar los beneficios ligados a la edad que ya he mencionado, en concreto el aumento de las cualidades deseables que se producen merced a los cambios a lo largo del tiempo, cambios que en otros contextos pueden parecer destructivos. Adicionalmente, el fenómeno de madurar mediante la experiencia, quizá un poco inesperado en un objeto inanimado, también se da. Y existe otro aspecto valioso que comentaré en la sección siguiente. Los violines antiguos nos conectan con el pasado, pues son enlaces directos al genio y a los secretos de los maestros artesanos que fabricaban violines, unos tres siglos atrás.

Antigüedades

Desde siempre, los coleccionistas de antigüedades y su disposición a pagar grandes sumas de dinero por cosas que algunos consideran trastos viejos han sido objeto de cierta burla. Esa actitud ha cambiado ligeramente en los últimos años, a causa de la gran publicidad que han recibido las historias de coleccionistas que dan con un tesoro, como por ejemplo los que aparecen en el conocido programa *Antiques Roadshow,* que transmite la televisión pública norteamericana. *Roadshow* se desplaza a lo largo y ancho de la geografía de Estados Unidos, reuniendo a expertos y coleccionistas, y también a gente corriente que desempolva trastos de sus buhardillas y sótanos para que los identifiquen y evalúen los especialistas. Por supuesto, la mayor parte de estos objetos apenas tiene algún valor, aún si son antiguos y sus propietarios los valoran. Pero no es extraño que de vez en cuando los afortunados participantes del programa descubran que sus posesiones valen una fortuna.

En 2002, Ted y Virginia, una pareja de Tucson, llevaron una manta de estilo navajo al programa para que Donald Ellis la tasara. Ted dijo que la manta había pertenecido a su familia durante años; su abuela solía colocarla a los pies de su cama cuando era pequeño, para que no se resfriara durante la noche. «No era nada especial», dijo. «Estaba bien, pero no tenía un colorido brillante, como nuestras alfombras navajas. La pusimos en el respaldo de una mecedora en nuestro dormitorio, y ahí se quedó. Pensábamos que quizá valdría dos, tres o cuatro mil dólares a lo sumo». Pero Ellis la identificó como un ejemplar temprano de un estilo navajo de manta muy poco corriente, que se remontaba a 1840, y además estaba en muy buen estado de conservación. No tenía agujeros, el color de la tela no estaba apagado, y el tejido era excepcionalmente sólido, con un acabado suave como la seda. La valoró en casi medio millón de dólares, y se vendió por esa cifra en la subasta de antigüedades de invierno en Nueva York, en enero de 2003.

¿Por qué una manta vieja, no particularmente vistosa, vale tanto dinero? ¿Por qué algunas antigüedades son tan valiosas, a menudo a pesar de su falta de belleza o atractivo intrínseco? Una de las razones es que son muy raras. Probablemente, a mediados del siglo diecinueve, circulaban muchas mantas de estilo navajo, y probablemente sus precios reflejaban los costes reales de los materiales, la mano de obra, la calidad y la distribución. Pero a lo largo de los años, ese estilo y calidad empezaron a escasear, y las mantas desaparecieron una después de otra. Algunas se perdieron, otras fueron devoradas por las polillas o por el fuego, y otras se destiñeron a causa de la exposición a los rayos del sol, hasta que quedaron unas pocas, y de entre estas, incluso aún menos cuyo estado fuera cercano a la perfección. Con el paso del tiempo, cada vez es más difícil encontrar esas mantas, y en consecuencia, se vuelven más valiosas.

Otro motivo es que una manta de esas características, al igual que un violín Stradivarius en buen estado, es un lazo tangible que nos une al pasado. Fueron fabricadas, manipuladas y utilizadas por los indios americanos que vivieron dos décadas antes de la Guerra de Secesión, cuando los navajos formaban parte de un Lejano Oeste agitado y sin pacificar. Cúbrase con ella para echarse a dormir, o póngala en una mecedora si le apetece, pero lo más probable es que termine en un museo o en una colección privada, y que se convierta en el centro de atención y admiración, como el resto superviviente de un tiempo pasado y distante. Cuanto más años tiene dicho objeto, mayor es su poder para fascinar. He viajado dos veces al museo egipcio de El Cairo para ver antigüedades, y dos veces me he inclinado sobre la vitrina de cristal que guarda la momia de Ramsés II, con mi rostro a apenas unas pulgadas del suyo. Este faraón reinó durante el tiempo del Éxodo. ¡Es increíble que una reliquia suya haya llegado hasta nuestros días! Me gustaría volver a contemplar su rostro de nuevo.

Obviamente, nos preocupamos mucho por la gente centenaria porque su número es escaso. El porcentaje de personas que alcanzan a cumplir noventa años es bajo, y aún menos son los que llegan a esa edad con buena salud. Como he dicho antes, los habitantes de Okinawa que respetan las tradiciones tratan a sus ciudadanos más ancianos como tesoros vivientes, y se esfuerzan denodadamente para incluirles en todas las actividades de su comunidad. Nuestra cultura se beneficiaría mucho si adoptara una actitud similar.

Sobre el tema de las antigüedades, hay un sentir general que va así: «Si tan sólo pudieran hablar, las historias que contarían». La gente mayor sí puede hablar y contar sus historias. Cuando los padres y los abuelos mayores forman parte de una red familiar extensa, en lugar de vivir aislados en instituciones, ejercen una función que enlaza su pasado con el futuro de sus descendientes jóvenes, niños y adolescentes. Recuerdo que durante mi niñez solía escuchar las historias de mi abuela acerca de la tormenta de nieve del 88—es decir, de 1888, cuando ella era pequeña y vivía en Filadelfia. La tormenta, considerada la más terrible de toda la historia americana, paralizó el noreste del país a mediados de marzo. A causa de los fuertes vientos y la intensa nevada, las pilas de nieve llegaron hasta los cuarenta y cincuenta pies (más de doce metros) de altura. Yo no sabría nada de esto, y sin duda no lo sentiría tan próximo si no fuera por las narraciones de mi abuela. También recuerdo cómo ella y mi madre describían la epidemia de gripe de 1918 que asoló Filadelfia. Estaba absorto, escuchando a mi abuela contando con todo detalle el desfile de carruajes tirados por caballos que transportaban por las calles los cuerpos de las víctimas de la gripe. Parecía una escena sacada de la Edad Media europea, y no algo que sucedió en Filadelfia y cuyo recuerdo aún perduraba en la memoria de uno de mis familiares.

Cuando me contaban esto, a principios de los años cincuenta, los recuerdos de la epidemia de 1918 estaban fuertemente reprimidos en nuestra sociedad. Únicamente a lo largo de la pasada década han salido a la luz, y han terminado por convertirse en el tema de libros y documentales, y también han estimulado la investigación científica. Hoy en día, los expertos en enfermedades infecciosas admiten que es urgente descubrir el porqué de la virulencia del virus de 1918, y las razones por las cuales fue capaz de aniquilar adultos jóvenes y sanos con tanta rapidez. Están conscientes de que se avecinan nuevas epidemias, y desean que la sociedad esté preparada. Yo llevo reflexionando sobre este tema desde los años cincuenta, a causa de una anciana que estaba presente en mi vida y que me unió a ese momento trágico y de capital importancia. La gente mayor son nuestros lazos con nuestra propia historia. A medida que usted envejece, su valía en este sentido no cesa de incrementarse.

A lo largo de esta reflexión he querido dirigir su atención hacia las áreas de la experiencia humana en las cuales el valor de la edad es obvio. He empleado determinados ejemplos con el propósito de demostrar que el envejecimiento posee el potencial de añadirle valor a la vida humana. En resumidas cuentas, puede:

- aportar riqueza a su vida
- reemplazar la superficialidad e inexperiencia de la juventud con la profundidad y la madurez de la edad
- desarrollar y ampliar las cualidades deseables de la personalidad, al tiempo que se contienen las menos halagüeñas
- suavizar la dureza de carácter
- potenciar los aspectos mentales, emocionales y espirituales de la vida gracias a los mismos procesos que originan el declive físico del cuerpo
- conferir las ventajas y el poder de la supervivencia
- desarrollar la propia voz y autoridad como un lazo de unión vivo con el pasado.

Deseo concluir este capítulo con algunas preguntas y planteamientos adicionales. Recuerde que el valor de las cosas que he descrito viene dado por lo que está en el interior de las mismas, y no por las circunstancias externas. Y recuerde también la importancia de la paciencia: debe resistir el impulso de buscar un buen vino o un queso curado demasiado pronto. Piense que desde mi posición actual, no puedo imaginar lo que seré cuando tenga ochenta años, del mismo modo que soy incapaz de visualizar a un árbol joven convertido en un venerable ejemplar centenario. ¿Cuáles son las condiciones óptimas en el proceso del envejecimiento humano para que surja esa grandeza? ¿Qué parte de nosotros mismos debe evaporarse, a fin de que nuestra esencia se concentre? ¿De qué debemos desprendernos?

Mi principal esperanza al escribir este libro es que, en la medida de lo posible, empiece a modificar esa peligrosa y dañina concepción de la vejez que mucha gente alberga, por la cual el valor de la vida se reduce con los años. Los medios de comunicación nos asaltan con un torrente implacable de imágenes y de mensajes que sostienen que la juventud es lo que va, que hacerse mayor es un desastre y que el punto álgido del valor de la vida se alcanza muy pronto, y a partir de ahí todo es cuesta abajo. Sólo puedo decirle, tan clara y firmemente como sé, que estoy muy en desacuerdo con esa visión, y le pido que reflexione acerca de los ejemplos que hemos visto. Piense en otras experiencias que le resulten próximas, y haga un esfuerzo por comprender el valor de la edad.

7

Interludio: Jenny

Poco después de que acabara de escribir el capítulo anterior falleció mi madre. Tenía noventa y tres años y, aunque su muerte no fue una sorpresa —su salud había empeorado a lo largo del último año—, su fallecimiento causó una gran conmoción entre sus muchos amigos. Jenny Weil fue una mujer con tanta energía y tanta agudez mental durante la mayor parte de su vida que muchos creían que continuaría viviendo para siempre. No fue así, pero para mí y para muchos otros es todavía un modelo de cómo envejecer bien.

A mi madre le encantaba viajar y lo hizo por todo el mundo junto a mi padre. Después de que él muriera, en 1993, la llevé conmigo en mis viajes a Canadá, Japón y Europa. Y no lo hice por obligación. Era muy divertido viajar con ella y hacía amigos en todos los lugares que visitaba.

Cuando tenía ochenta y ocho años se resbaló en un suelo de azulejos y se rompió la cadera en la caída. La fractura se curó rápidamente pero, por primera vez, hizo que tuviera miedo de hacer cosas sola. Pensé que un buen viaje le ayudaría a superarlo y le dije que ese enero la llevaría donde ella quisiera para celebrar su ochenta y nueve cumpleaños. Dijo que quería ir a la Antártida. Y fuimos. Desde luego no es el viaje más sencillo para alguien de su edad, pero todo fue bien y a la vuelta había recobrado de nuevo la confianza y la vitalidad. Al verano siguiente me acompañó a mí, a mi hija y a algunos amigos en un viaje de una semana para ver ballenas de cerca desde un pequeño barco en el sureste de Alaska. Vimos muchas ballenas jorobadas a poca distancia, pero Jenny quiso acercarse todavía más a los cetáceos. El naturalista a cargo de la expedición se ofreció a llevarnos en una lancha a motor. Poco después de que nos alejáramos del barco, una enorme ballena salió a la superficie muy cerca de nuestra pequeña lancha, lo que para mí fue un momento muy emocionante. Pero cuando Jenny volvió al barco, desde donde nuestros amigos lo habían visto todo a través de prismáticos, dijo: «No lo suficientemente cerca».

Un año después fue a Nueva York con una mujer mucho más joven que ella para alojarse con una amiga mía. Y aquí va lo que me dijo mi amiga del primer día que pasaron allí:

> Jenny y Suzi llegaron a mi apartamento después de sufrir uno de esos trayectos de pesadilla entre el aeropuerto y la ciudad. Jenny quería salir a la calle inmediatamente. Teníamos entradas para el teatro esa noche, pero insistió en que antes fuéramos al Met [el Metropolitan Museum of Art]. Caminamos desde mi apartamento en la 90 y Central Park West hasta la 72 con la Tercera Avenida, donde había una feria en la calle. Jenny paseó arriba y abajo por la avenida buscando sombreros. [Ella y mi padre tuvieron una sombrerería en Filadelfia durante muchos años.] Le encantaron los sombreros y se entretuvo enseñándonos cuáles eran los mejores. Luego fuimos al Met y vimos los impresionistas, después fuimos a cenar y al teatro, y finalmente volvimos a mi apartamento, cuando Suzi y yo estábamos ya al borde del desfallecimiento. Jenny dijo: «Ha sido un día estupendo, pero ojalá hubiéramos podido hacer más cosas».

Tenía entonces noventa años. Me encantaba presumir de ella. Era encantadora, elegante y ocurrente. Recordaba con todo detalle la última vez que había visto a cualquiera, aunque la persona en cuestión lo hubiera olvidado. Siempre te preguntaba como estabas *tú*, que estabas haciendo *tú*, antes de hablar de sí misma. Tenía un gran sentido del humor. Le gustaba reírse de los aspectos ridículos de la vida y hacía que muchos se rieran con ella. Tenía un gran círculo de amigos de verdad, gente de todo el mundo con la que había establecido vínculos muy fuertes, personas de todas las edades, de muchas culturas, de extracción social muy diversa.

A Jenny no le gustaba que le dijera a la gente los años que tenía, y no quería bajar el ritmo de su vida. Un día vino a comer a mi casa mientras tenía invitados a un doctor de la India y a su esposa. El doctor dirigía un balneario ayurvédico en Mysore que yo había visitado. Nos invitó a Jenny y a mí a ir allí, tentándola con las descripciones de las diversas terapias rejuvenecedoras a las que podría someterse. Ella le escuchó educadamente y luego afirmó con firmeza: «Yo no quiero que me rejuvenezcan».

Pero lo que sí quería era ir a la India, y al Tíbet, dos lugares en los que no había estado nunca. Y estaba decidida a viajar en el tren Transiberiano durante todo su trayecto, acompañada por una amiga joven y aventurera. No pudo ser.

A los noventa y uno, Jenny comenzó a bajar el ritmo. Se quejaba de que no tenía suficiente «fuerza», de que se le agotaba la energía. Me di cuenta de que sufría un ligero empeoramiento cognitivo, especialmente con la dificultad de recordar los nombres, aunque era algo que parecía normal a su edad. De vez en cuando la oía decir que ser vieja no era nada divertido, pero era sólo muy de vez en cuando. Entonces, en 2003, mientras me visitaba en la Colombia Británica sufrió un fallo cardíaco agudo, que se manifestó con una súbita dificultad respiratoria. En el hospital descubrieron que tenía una grave estenosis en la aorta, un estrechamiento extremo de la válvula del corazón que impulsa la sangre cargada de oxígeno a la arteria principal que abastece el cuerpo. El cuerpo y el cerebro de Jenny habían subsistido con una nutrición mínima. No sabíamos que tuviera problemas cardíacos. Se trataba claramente de una enfermedad relacionada con el envejecimiento. Su válvula aórtica se había calcificado y endurecido tras tantos años de incesante trabajo.

Existe un tratamiento quirúrgico para la estenosis aórtica: la substitución de la válvula gastada por una en buen estado procedente de un cerdo, pero mi madre se negó rotundamente a someterse a ninguna operación y su cardiólogo y yo coincidimos en que no sería prudente ir por ese camino. Había un riesgo demasiado grande de que Jenny saliera del quirófano con un corazón que le funcionara mejor pero con el cerebro perjudicado. Así pues, decidimos ponerle un tratamiento médico, con medicamentos que impidieran que se acumulara líquido en los pulmones y que ayudaran a que su corazón bombeara de forma más eficiente. El pronóstico no era bueno: había muchas posibilidades de que la dolencia cardíaca empeorase y un alto riesgo de una muerte súbita por fallo cardíaco.

Jenny respondió bien a la medicación, pero su vida no volvió a ser la misma. Le costaba caminar, en parte por los problemas respiratorios y en parte por una lesión en la rodilla que se hizo en otra caída unos meses antes. Había disminuido su capacidad de concentración, probablemente como consecuencia de la irrigación menor sanguínea en el cerebro, lo que hacía que leer o incluso ver películas le resultase demasiado complicado. Adelgazó alarmantemente, pese a los esfuerzos que hicimos todos para animarla a comer. Sacarla de su apartamento para llevarla a un restaurante, al cine o a cualquier otro lugar se hizo cada vez más problemático, aunque ella seguía hablando de viajes al Tíbet y a Siberia.

El doctor de Jenny, un cardiólogo que además es un buen y viejo amigo mío, dice que ella se convirtió en su paciente favorita, por sus agallas y su optimismo. «Siempre me preguntaba por mi mujer y mis hijos, a los que conocía bien», recuerda, «y siempre decía que se encontraba mejor. Siempre me hacía reír».

Jenny estuvo sufriendo insuficiencias cardíacas durante todo su último año y en los últimos meses apenas salió de su apartamento. No tuvo que trasladarse a una residencia, no acudió al hospital y murió de súbito en su hogar, después de un día en que había estado tratando tranquilamente con sus visitas y había recibido muchas llamadas de sus amigos y la familia. Su salida fue en privado, digna y benditamente rápida.

Mi madre vivió mucho más tiempo que sus padres y que la mayoría de sus hermanos. Disfrutó de buena salud prácticamente toda su vida, llegó a los noventa con sus facultades prácticamente intactas y tuvo un declive relativamente rápido durante su último año, con una mínima intervención médica: esa es la compresión de la morbidez a la que todos deberíamos aspirar. Cierto es que su cuerpo envejeció. Al repasar las fotografías de su álbum para prepararme para una conmemoración en su honor, me quedé atónito ante lo mucho que había cambiado físicamente con el tiempo, de una mujer recién casada a una joven madre un tanto fornida, y luego de una espigada mujer mayor a la anciana sabia en la que se convirtió. Pero creo que es justo decir que *ella* no envejeció, aunque su cuerpo sí lo hiciera. Siguió siendo elocuente, aguda y ocurrente hasta el día de su muerte, y durante su larga vida adquirió verdadera sabiduría, que compartió siempre con los demás.

Mi madre poseía muchos conocimientos y habilidades prácticas —sobre plantas, sobre temas domésticos, sobre la vida en general— y la gente acudía a ella en busca de consejo sobre las cosas más diversas. Su amplia experiencia en la confección de sombreros de mujer la habían convertido en una costurera y remendona magistral. Podía quitar cualquier tipo de mancha de cualquier clase de tejido, un talento que yo no he heredado. Y poseía una filosofía muy coherente que le permitió superar los altos y bajos de la vida con ecuanimidad. Su lema, que repetía a menudo, era: «Pase lo que pase en la vida, no pierdas el sentido del humor».

He comprendido que el último y duradero regalo que me dio Jenny fue lo apropiado del momento de su muerte, justo mientras yo había acabado de escribir sobre la ciencia y la filosofía del envejecimiento e iba a comenzar a hablar de sus aspectos más prácticos. Quiero saber qué es lo que hizo bien y le permitió evitar los cánceres que mataron prematuramente a su madre y a dos de sus hermanas y el Alzheimer que se adueñó de su padre. ¿Qué es lo que tenía que hizo que con ochenta y nueve años de edad pudiera superar tan rápido una fractura de cadera, que a los pocos meses partiera hacia la Antártida? ¿Cómo era que siguió conservando toda su inteligencia, que siguió siendo ocurrente y sabia, y que siguió haciendo reír a la gente incluso el mismo día de su muerte, cuando su cerebro apenas recibía una fracción de la sangre que necesitaba y su corazón ya no era capaz de trabajar contra la resistencia mecánica que obstaculizaba su bombeo? Estas preguntas me fascinan. Creo que tienen respuesta, y que esas respuestas son coherentes con la información práctica que estoy a punto de darle en la segunda parte de este libro.

Segunda parte

Cómo envejecer con gracia

8

Cuerpo I: Una pizca de prevención

En los capítulos siguientes le ofreceré mis consejos sobre lo que puede hacer para aumentar sus posibilidades de disfrutar de un envejecimiento saludable. Estos consejos se deducen de las consideraciones científicas y filosóficas que he expuesto en la primera parte de este libro. Así pues, no pretenden ayudarle a rejuvenecer ni a prolongar su vida más allá de sus límites razonables, ni tampoco hacer que le resulte más sencillo negar el mismo hecho del envejecimiento. El objetivo es adaptarse a los cambios que conlleva el tiempo y llegar a la edad anciana con las mínimas deficiencias e incomodidades o, dicho en términos técnicos, comprimir la morbidez. Usted quiere poder saborear la vida incluso durante los últimos años y manifestar, disfrutar y compartir con los demás las especiales gratificaciones que puede conllevar el envejecimiento.

He organizado esta parte del libro en secciones que se refieren al cuerpo, la mente y el espíritu. Comenzaré hablando de las necesidades del cuerpo, centrándome especialmente en la dieta, la actividad y el descanso. En la sección sobre la mente incluyo recomendaciones sobre el estrés, la forma de pensar y las emociones, y hablo de su influencia en la salud y en el envejecimiento, además de ofrecer consejos para evitar las pérdidas de memoria relacionadas con la edad. Por último, le pediré que considere ese aspecto de usted que no es físico y que no cambia con el tiempo: el espíritu. Creo que envejecer con salud depende en parte de que uno esté consciente de su identidad espiritual y de que descubra la forma de potenciar las interacciones de su espíritu con su cuerpo y su mente.

Su cuerpo ha crecido y se ha desarrollado siguiendo las instrucciones genéticas que usted adquirió de sus padres y que están contenidas dentro de cada una de sus células. Conforme los científicos identifican los productos y funciones de cada gen —la secuenciación del genoma humano es una de las grandes gestas de nuestro tiempo— demuestran la enorme influencia que tiene la genética en todos los aspectos de nuestra vida, entre ellos el envejecimiento. Con ello, además, crean posibilidades de nuevas formas de intervención médica que pueden paliar las consecuencias de las enfermedades y optimizar el potencial humano. Los estudios de gemelos monozigóticos (idénticos) subrayan una y otra vez la importancia que tienen los genes para determinar no sólo la mayoría de las características físicas del cuerpo, sino también muchos de nuestros rasgos intelectuales, emocionales y de conducta. A la vez, las investigaciones nos recuerdan constantemente la profunda influencia del medio en los genes y en sus expresiones. Siempre se trata de la naturaleza y la crianza, nunca es sólo una cosa o la otra. La naturaleza le ha repartido a usted una serie de cartas genéticas, algunas buenas, otras no tanto, y depende de usted jugarlas mejor o peor.

Reflexione, por ejemplo, sobre los muchos factores que afectan la probabilidad de que una mujer desarrolle cáncer de mama a lo largo de su vida. Claramente hay un componente de riesgo genético, no sólo por los genes específicos que incrementan en gran medida la posibilidad de que el cáncer se dispare a una edad temprana (antes de los cincuenta), sino también por historiales familiares que hacen que la enfermedad sea más probable si más parientes de sexo femenino (madres, hermanas, tías) la han desarrollado. Y, sin embargo, si estudiamos todos los casos de cáncer de mama, sólo una pequeña minoría se pueden calificar de estrictamente hereditarios. La mayoría son consecuencia de la estimulación de las células de la mama por el estrógeno, de fallas del sistema inmunitario y de la exposición a toxinas claramente identificadas.

No todas las mujeres producen la misma cantidad de estrógeno. Tampoco lo metabolizan de la misma manera, ni sus tejidos mamarios están expuestos a altos niveles de estrógeno durante la misma cantidad de años. Las causas de estas diferencias se hallan en factores genéticos y ambientales. El comienzo precoz de la menstruación y la llegada tardía de la menopausia aumentan el período de exposición al estrógeno, mientras que tener bebés y darles de mamar lo reduce. El cuerpo metaboliza el estrógeno por dos vías enzimáticas principales. Una de ellas lleva a un metabolito que aumenta el riesgo de sufrir de cáncer; la otra no sólo no aumenta el riesgo de padecer cáncer, sino que podría incluso reducirlo. Es cierto que los genes de una mujer pueden influir en la elección de una u otra vía, pero también influyen sus hábitos alimentarios. Los vegetales de la familia de las crucíferas (los parientes de las coles o el repollo) contienen un compuesto (I-3-C) que hace que se metabolice el estrógeno por la vía que reduce el riesgo de desarrollar cáncer. Las mujeres preocupadas porque en su familia hay casos de cáncer de mama pueden optar por comer estos vegetales regularmente o por tomar un suplemento dietético que incluya ese compuesto. Por otra parte, el alcohol, incluso en cantidades moderadas, puede inclinar el metabolismo del estrógeno por la ruta peligrosa. El riesgo de desarrollar cáncer de mama es mayor entre las mujeres que prefieren la carne muy hecha. Contra más tiempo y a más temperatura se cocine el tejido animal, más alta será su concentración de toxinas carcinógenas.

El mensaje que quiero transmitir es que los factores ambientales, incluidos entre ellos varios que usted puede controlar, tienen mucha influencia sobre la materialización de lo que está escrito en sus genes. Mi madre no desarrolló ninguna de las enfermedades que acortaron la vida de sus padres y hermanas. Quizá había heredado unos riesgos genéticos distintos pero, desde luego, estaba mucho más informada que ellos en todo lo que se refiere al estilo de vida y la salud, y pudo y decidió cuidarse mejor conforme fue haciéndose mayor. Usted puede hacer lo mismo.

Cuidar del cuerpo implica cosas distintas en las diversas etapas de la vida. Por ejemplo, los accidentes son una de las principales causas de muerte e incapacidad de personas de veintitantos años, y muchos son consecuencia de una actitud imprudente o temeraria, como conducir motocicletas sin casco, lanzarse de cabeza al agua cuando está turbia y no se ve qué oculta o el consumo imprudente de drogas y alcohol. Los hábitos adquiridos durante estos años —sobre todo la adicción al tabaco— pueden aumentar dramáticamente el riesgo de padecer enfermedades crónicas en etapas posteriores de la vida. Los hombres de treinta o cuarenta años suelen lesionarse por practicar deportes de contacto o por hacer ejercicio de forma inadecuada, mientras que los hombres de cincuenta o sesenta a menudo son demasiado sedentarios. Uno de los secretos para envejecer de forma saludable es saber evaluar los riesgos que implica su conducta. Otro de esos secretos es estar dispuesto a abandonar actividades que son más adecuadas para cuerpos más jóvenes.

No tendrá ocasión de disfrutar de una vejez saludable si cae en una de las trampas que le aguardan durante la madurez, como un ataque al corazón o los cánceres relacionados con el tabaco. Para evitarlos debe usted conocer cuáles son los riesgos a los que es usted más suceptible, debe informarse sobre el historial médico de su familia y acudir a sus revisiones médicas periódicas. También tiene que saber cómo aprovechar la medicina preventiva moderna para, por ejemplo, sacar el mejor partido posible de los chequeos médicos disponibles en la actualidad.

Esta última cuestión no es tan sencilla como parece. Sólo porque una prueba esté disponible no significa que usted deba someterse a ella. Las pruebas pueden no ser lo suficientemente precisas o sensibles como para justificar su uso. Pueden indicar que hay problemas donde no los hay (falsos positivos) o no detectar los que realmente existen (falsos negativos). Si descubren una enfermedad para la cual no hay tratamientos disponibles o para la que los tratamientos disponibles son inadecuados y potencialmente peligrosos, los beneficios que generan para usted son mínimos. Considere estos pocos ejemplos.

Las pruebas de hipertensión —presión arterial alta— son ahora rutinarias. La presión arterial se puede medir de forma rápida, fácil

y no invasiva. Los tratamientos disponibles para la hipertensión
también son buenos. En muchos casos la hipertensión se puede normalizar con dosis bajas de medicamentos que son relativamente
seguros y tienen relativamente pocos efectos secundarios, como los
bloqueadores beta y los diuréticos. El control de la hipertensión es
uno de los grandes avances médicos de la segunda parte del siglo
veinte y es, sin duda, uno de los principales factores responsables
del descenso del porcentaje de ataques al corazón en este período.
Con el paso del tiempo, la tensión alta daña a todo el sistema cardiovascular y puede poner en peligro el funcionamiento de los
riñones, constituyéndose en un desencadenante importantísimo de
enfermedades relacionadas con el envejecimiento cuyas trampas
podemos evitar con facilidad.

En nuestra sociedad y, en general, en la de todos los países desa-
rrollados, la tensión arterial se incrementa conforme nos hacemos
mayores, quizá a causa de nuestros hábitos alimenticios, del estrés
de la vida moderna o de otros factores desconocidos. (No sucede así
en las culturas tribales «primitivas».) Muchas veces se pueden
detectar los inicios de este proceso en estadios tempranos de la vida
y los médicos cada vez tratan de diagnosticarla y comenzar a
tratarla lo antes posible. No hace mucho que muchos casos se
desestimaban como de hipertensión «en el límite» o «lábil», pues
las lecturas variaban enormemente de una medición a otra. La tendencia actual es llamar a todo esto «prehipertensión» y tratarla
agresivamente. Yo prefiero que la gente que encaja dentro de esta
definición se controlen ellos mismos su presión arterial en casa
durante un mes o dos para obtener datos con los cuales lograr una
mejor perspectiva de la situación (los brazaletes automáticos con
pantallas digitales son baratos y muy fáciles de usar) y prefiero que
traten primero de cambiar sus costumbres y estilo de vida: perder
peso, hacer más ejercicio, practicar técnicas de relajación, tomar
suplementos de calcio y de magnesio, tomar menos alimentos altos
en sodio y más verduras. Pero si al cabo de un período de prueba
razonable de, digamos, ocho semanas, sigue la tendencia a la
hipertensión, entonces recomiendo medicación antihipertensiva,
comenzando con la dosis más reducida del medicamento más suave.

En mi opinión las pruebas de colesterol no son tan claras ni mucho menos. Sin ninguna duda usted debería conocer sus niveles de colesterol total, tanto HDL como LDL, y de triglicéridos en la sangre (además del nivel de homocisteína en la sangre, un factor independiente de riesgo de infarto, y de proteína C-reactiva, un indicador de inflamación en las arterias). Si las pruebas revelan niveles anormales de estos valores, la mayoría de los médicos están hoy a favor del tratamiento con estatinas; algunos cardiólogos dicen que sería deseable añadir estatinas al agua que consumimos. Yo no confío tanto en ellas por varios motivos. En primer lugar, las estatinas no son tan benignas como los medicamentos antihipertensión del primer nivel. Pueden perjudicar el funcionamiento del hígado y de los músculos, a veces de forma grave. En segundo lugar, las enfermedades coronarias se producen a consecuencia de múltiples factores, entre ellos la inflamación anormal, la influencia de la herencia y el estilo de vida, y un importante componente de cuerpo/mente. Normalizar los niveles de colesterol en la sangre sólo trata uno de esos factores y a veces sirve a los médicos y a los pacientes como excusa para ignorar los demás. (El 50 por ciento de la gente que sufre un primer ataque al corazón tiene niveles normales de colesterol en la sangre.) No estoy en contra de este tipo de pruebas y tratamientos, al contrario, yo mismo los sigo. Sólo me preocupan algunos de sus aspectos.

Soy mucho menos entusiasta respecto a los nuevos y más complejos análisis de sangre conocidos como «niveles de colesterol fraccionado» que dan mucha más información sobre los tipos y subtipos de colesterol y sobre los lípidos relacionados con ellos que circulan en la sangre. Estas pruebas son considerablemente más caras y me parece que dan demasiada información, habitualmente mucha más de la que el médico puede interpretar. El resultado es que muy a menudo crean ansiedad, especialmente dado que puede que no esté claro qué se tiene que hacer si detectan niveles anormales de estas sustancias.

Todavía me molesta más el uso generalizado de la tomografía computarizada de haz de electrones (TCEB) para explorar las arterias coronarias y descubrir el nivel de calcificación que tienen, una prueba que expone al cuerpo a radiación, cuesta mucho dinero y no tiene el apoyo de la mayoría de los cardiólogos. El problema que tienen estas pruebas es que no es fácil interpretar sus resultados. Un alto nivel de calcio puede indicar un aumento del riesgo de un «evento» coronario, como un ataque al corazón, pero puede que no sea así. Sabemos que la placa ateroesclerótica se calcifica, y que la ruptura de una placa calcificada con el subsiguiente coágulo de sangre puede obstruir una arteria coronaria y provocar un ataque al corazón. Pero el escáner de TCEB no nos dice dónde está el calcio. ¿Está en las paredes de la arteria (más peligroso) o en la pared muscular (menos peligroso)? Tampoco nos dice cuánto tiempo lleva el calcio allí. Podría formar parte de una placa vieja y estable (menos propensa a la ruptura) o de una nueva e inestable (de mayor riesgo). De hecho, puede que la calcificación estable de las arterias coronarias que se ha desarrollado gradualmente a lo largo del tiempo contribuya a reducir el riesgo de tener un ataque al corazón en los que sufren de ateroesclerosis.

La perspectiva de unas pruebas de diagnóstico para las enfermedades coronarias que sean precisas y no invasivas es muy atrayente. Serían más seguras y baratas que las técnicas angiográficas actuales y puede que no estén muy lejos. Hasta entonces, yo procedería con suma cautela ante las mediciones de calcio y no tomaría ninguna decisión drástica basándome en ellas. A menudo el uso de TCEB para examinar las arterias coronarias forma parte de un «escáner total del cuerpo», del que los médicos antiedad son muy partidarios, en el que se toman imágenes con el TCEB desde la punta del pie a la cabeza. Este tipo de examen es ideal para descubrir anormalidades que carecen de toda relevancia clínica, como lesiones cerebrales no específicas. Su principal efecto es que aumenta la angustia que la gente siente por el estado de su cuerpo y hace que se gaste todavía más dinero en pruebas más invasivas.

Las pruebas de determinación del antígeno específico de la próstata (PSA) se usan a menudo para determinar la presencia de cáncer de próstata en los hombres y son un buen ejemplo de otra deficiencia de este tipo de pruebas. A menudo dan falsos positivos, pero incluso cuando detectan cánceres, no ofrecen la menor información sobre su naturaleza—especialmente sobre lo agresivos que sean y sobre la probabilidad de que se metastaticen. Y eso es precisamente lo que debemos averiguar, porque la mayoría de los hombres ancianos desarrollan cáncer de próstata y en la mayoría de los casos el riesgo de que se extienda es bajo. Un hombre puede vivir hasta una avanzada ancianidad, disfrutar de buena salud general y morir con el cáncer contenido en su próstata. El problema aquí es que un test de PSA que dé positivo suele ser el primer paso en un camino que acaba en una prostatectomía radical, una operación muy arriesgada y a veces completamente innecesaria. Hasta que dispongamos de una segunda prueba que pueda distinguir entre tumores agresivos y no agresivos, dudo que sea inteligente usar el PSA como herramienta de detección general, excepto en aquellos cuyo historial familiar y costumbres les sitúen en una posición de alto riesgo.

En cambio, estoy totalmente a favor de las pruebas de densidad ósea (el escáner DEXA o densitometría ósea) en las mujeres con riesgo de osteoporosis. (Los hombres también pueden desarrollar esta enfermedad que debilita los huesos, pero lo hacen habitualmente a edades más avanzadas que las mujeres.) Si una mujer sabe que su madre desarrolló osteoporosis después de la menopausia y encaja en el perfil de riesgo (esqueleto ligero, complexión media), sin duda debería informarse de la densidad de mineral en sus huesos y del ritmo con el que se reduce a medida que pasa el tiempo. Hay medicamentos efectivos disponibles para detener y revertir la osteoporosis y así reducir el riesgo de fractura de cadera, una de las principales causas de incapacidad y de muerte anticipada. Y sin embargo, también conozco usos poco inteligentes de las pruebas de densidad ósea, pues también pueden identificar y diagnosticar casos de «osteopenia» o deterioro leve de los huesos que no se acercan siquiera a lo que podríamos denominar osteoporosis. Es el equivalente de diagnosticar «prehipertensión», «prediabetes» y otros estadios muy tempranos de enfermedades que pueden o no desarrollarse y que pueden corregirse cambiando los hábitos de dieta, actividad física u otros aspectos de las costumbres y estilo de vida de cada uno. Últimamente cada vez se aconseja más a las mujeres que se sometan a un tratamiento con medicamentos muy fuertes para atajar una osteopenia ligera. En mi opinión, eso no es buena medicina.

Así pues, ¿cómo va a decidir usted cuánta medicina preventiva utilizar? Lo único que puedo decirle es que haga los deberes y se mantenga informado. A continuación le brindo algunas sugerencias generales:

- Conserve un historial médico personal que incluya información de enfermedades pasadas, lesiones, tratamientos, ingresos en hospitales, medicamentos que toma actualmente e historial familiar. A partir del historial familiar, identifique las categorías de enfermedades relacionadas con el envejecimiento que tiene más riesgo de contraer, como enfermedades cardiovasculares, cáncer, diabetes y enfermedad de Alzheimer e infórmese de las pautas a las que puede adaptar su estilo de vida para mantenerlas a raya.
- Asegúrese de someterse a las vacunaciones recomendadas y mantenga esas vacunaciones al día. En esta página web de los Centros para el Control de Enfermedades puede hallar esa información: www.cdc.gov/nip/recs/adult-schedule.pdf. Estoy muy a favor de las vacunas. Aunque cuestiono el número de vacunas al que se somete actualmente a los bebés y niños, así como la necesidad de algunas de las vacunas que les ponen (como la de la varicela), creo firmemente que los beneficios superan los riesgos. Además de las vacunas que se suministran en los primeros años de vida, los mayores de sesenta y cinco deberían vacunarse contra la pulmonía (neumonía producida por neumococos) y ponerse la vacuna anual contra la gripe.
- Sométase a un chequeo anual completo que incluya la medición de la tensión arterial, análisis de orina y un análisis completo de sangre, además de un electrocardiograma (ECG). Esto bastará para detectar afecciones tan comunes como la hipertensión, la diabetes, niveles elevados de colesterol, anemia y problemas de hígado o riñón. Guarde los resultados en su historial médico personal. No necesariamente debe someterse a revisiones médi-

cas anuales si goza usted de buena salud y no sufre síntomas inusuales. Consulte con su proveedor habitual de asistencia médica sobre la frecuencia con la que debe someterse a ellas.

- Conozca las pruebas y revisiones recomendadas para su edad. Un buen lugar para empezar a informarse es la página web del Centro Nacional de Información Sanitaria para la Mujer (www.4woman.gov/screening charts/general.htm), en el que también se encuentran recomendaciones para los hombres (www.4woman.gov/screeningcharts/mens.htm). Este sitio web le ofrece detalles sobre frotis vaginales y mamografías, colonoscopías para todos y test de densidad ósea. No recomienda escáneres de todo el cuerpo ni mediciones del calcio de las arterias coronarias y me gusta que al hablar de los test de PSA para los hombres diga «consúltelo con su proveedor habitual de asistencia sanitaria». Le ruego, sin embargo, que recuerde que es responsabilidad suya informarse de los pros y contras de todas las pruebas de diagnóstico.

- Mantenga su presión arterial dentro de los niveles normales—es decir, en 120/80 o por debajo. Si su presión arterial se mantiene *regularmente* alta, incluso cuando la mide usted mismo, trate primero de normalizar la tensión cambiando sus hábitos de dieta, haciendo ejercicio y relajándose. Si no basta, recurra a la medicación, comenzando con una dosis pequeña de un medicamento suave.

- En general, si le diagnostican un inicio de enfermedad, como prehipertensión o prediabetes, trate primero de corregirlo por medios no farmacológicos. Si no lo consigue, use el medicamento más suave disponible y trate de tomar la dosis más pequeña posible para que el medicamento haga efecto.

Hay mucha información disponible sobre cómo cuidarse y vivir saludablemente en libros, boletines y páginas web. Le recomiendo algunas de estas fuentes en el Apéndice B. También le aconsejo que lea dos de mis libros, *Natural Health, Natural Medicine* (recientemente revisado y actualizado) y *8 Weeks to Optimum Health*,* en los cuales ofrezco con todo detalle consejos prácticos para que usted se mantenga sano y pueda tratar por sí mismo los males más comunes, usando métodos naturales siempre que sea posible. No voy a repetir todo aquel material aquí, pero sí quiero hablar de unos pocos puntos muy concretos de medicina preventiva que me gustaría enfatizar antes de que le ofrezca mis consejos sobre lo que el cuerpo necesita para gozar de un buen envejecimiento.

- No fume. La adicción al tabaco es la causa principal de enfermedades que podrían evitarse y el humo del tabaco es la causa ambiental más evidente del cáncer. Es cierto que hay personas con 100 años y otros muy ancianos que fuman y que han fumado durante la mayor parte de sus vidas. Están bendecidos (o malditos) con genes que les permiten desintoxicarse de los productos dañinos que resultan de la combustión del tabaco. La mayoría de la gente no posee esa protección genética y se expone a un riesgo tremendo. La exposición al humo del tabaco no sólo aumenta las posibilidades de desarrollar muchos tipos de cáncer, sino que además aumenta el riesgo de sufrir dolencias cardiovasculares y respiratorias que son simplemente incompatibles con un envejecimiento saludable. La inhalación de nicotina vaporizada es tan adictiva como fumar crack o cristales de metilanfetaminas. Casi todos los casos de adicción al tabaco comienzan en la adolescencia o antes; así pues, dirijo este mensaje a los lectores más jóvenes. No experimenten con el tabaco: el riesgo de que se conviertan en adictos es muy alto, y se trata de una de las adicciones de las que luego resulta más difícil desengancharse. Puede que en la actualidad las mujeres jóvenes sean más propensas a empezar a fumar que los hombres jóvenes, pues el tabaco les resulta atractivo como medio de suprimir el apetito y controlar el peso.
- Controle su peso. La obesidad mórbida, que se suele definir

---

* Ambos editados en español, respectivamente como *Salud y medicina natural*, Urano, Barcelona, 1998; y *Salud total en ocho semanas*, Urano, Barcelona, 1997.

como un sobrepeso de más de 100 libras (cuarenta y cinco kilos y medio) por encima del peso «normal» de uno, es incompatible con un envejecimiento saludable porque aumenta el riesgo de sufrir varias enfermedades relacionadas con el envejecimiento, entre las cuales están los desórdenes cardiovasculares, la diabetes de tipo 2 o la osteoartritis, que a menudo traen consigo la incapacidad prematura y la muerte. La obesidad ordinaria —pesar al menos un veinte por ciento más de lo que se debería— se corresponde con formas más suaves de esas enfermedades, así como con la mayor frecuencia de cáncer de mama postmenopausia y cáncer de útero, colon, riñón y esófago. Pero ¿qué se considera el peso normal y cuánto debería pesar usted?

Con toda la publicidad que se ha hecho sobre la epidemia de obesidad en Norteamérica, la gente se ha obsesionado con el peso y las dietas. Las dietas de moda son más populares que nunca, por todas partes se encuentran productos que anuncian que ayudan a perder peso, y la medicina bariátrica (de control de peso) es una de las especialidades que más crecen. Pero cada vez nos tientan con más alimentos que engordan en raciones más grandes, a pesar de que las industrias de la moda y el entretenimiento impulsan la delgadez anoréxica como el ideal del atractivo y la sexualidad. No es de extrañar que hayan vuelto loca a la gente con el tema del peso.

Desentrañar los hechos médicos sobre el peso no es tan fácil. Es muy posible que nuestros criterios sobre la obesidad y nuestras ideas sobre sus consecuencias médicas hayan sido condicionados por la moda. Todos reconocemos la obesidad mórbida cuando la vemos; interfiere claramente con las actividades diarias, hace a la gente infeliz, les perjudica la salud y hace que tengan menos posibilidades de envejecer con salud. Pero ¿podemos decir lo mismo de un simple sobrepeso, según lo definen las tablas de altura y peso ideal según el IMC, el índice de masa corporal?

Yo creo que no. De hecho, estar demasiado delgado puede también perjudicar la salud y las posibilidades de envejecer bien. Abundaré más sobre esto más adelante, cuando hable del ejercicio físico. Ahora simplemente digo que aquellos que tienen un ligero sobrepeso en la edad adulta puede que disfruten de una ancianidad más larga y saludable que aquellos que no lo tienen, y reafirmo mi convencimiento de que vale más estar gordo y en forma que delgado y en baja forma.

Con ello quiero decir que si usted tiene un poco de sobrepeso y no logra mantener el peso ideal que le marcan las listas, debe concentrarse en mantener una salud óptima comiendo bien y realizando ejercicio físico. En los capítulos siguientes le daré consejos detallados sobre cómo conseguirlo.

Finalmente, quiero dirigirme de nuevo a los lectores jóvenes. Lo más importante es que cuanto antes comiencen a pensar cómo quieren envejecer y tomen medidas para lograrlo, mejor. No voy a perder el tiempo explicándoles por qué deben abrocharse el cinturón de seguridad cuando conduzcan o que deben cepillarse los dientes después de las comidas, pues pueden conseguir esa información en otra parte. Yo les prevendré contra los accidentes, la violencia y el suicidio, que son las trampas más comunes en las que caen los jóvenes. Si le gustan las subidas de adrenalina, vea con cuidado cómo las consigue. Si se embarca en actividades peligrosas, se trate de paracaidismo, alpinismo, deportes de riesgo, drogas y alcohol o experimentos sexuales, busque guías especializados. Conozca los peligros de las actividades que emprenda e infórmese sobre cómo prevenirlos o evitarlos.

Si pasa tiempo con gente que es violenta, se pone en situaciones violentas o de cualquier otro modo siente la propensión a la violencia que forma parte de la naturaleza humana, lo más probable es que salga herido o algo peor. Dicho está. Por lo que respecta al suicidio, está subiendo entre niños, adolescentes y jóvenes, y a menudo está relacionado con la depresión y la baja autoestima. Se trata de problemas identificables y para los cuales hay tratamientos. No dude en buscar ayuda profesional si los sufre. Lea el capítulo 15 para obtener más información sobre la salud mental y emocional y sobre su impacto en cómo envejecemos.

9

Cuerpo II: La Dieta Anti-inflamatoria

A lo largo de la vida es necesario mantener una buena nutrición, y respetar ciertos hábitos con constancia. He escrito mucho sobre dietas y salud en otros libros*. También he dado clases e impartido seminarios sobre este tema, así como he organizado congresos de formación continua de gran acogida entre los profesionales de la salud. Sin embargo, siento que no está todo dicho. Los hábitos de alimentación contemporáneos constituyen una fuente de gran preocupación. La comida rápida ha reemplazado los platos caseros, y los alimentos procesados y refinados ocupan las estanterías de los supermercados. La gente salta de una dieta de moda a otra, y los profesionales de la salud tampoco ayudan mucho, porque su formación nutricional, si es que la han recibido, es muy inadecuada.

Paralelamente, la ciencia de la nutrición se desarrolla con rapidez. Basta hojear cualquier revista médica especializada para encontrar artículos sobre los resultados de estudios acerca de la influencia de un determinado alimento o componente en la salud de los individuos. Las pruebas científicas están ahí, sólo que no llegan a incluirse en los temarios de las facultades de medicina. La consecuencia es que los doctores son analfabetos funcionales en un campo importantísimo del conocimiento, incapaces de orientar a

---

* *Salud y medicina natural,* Urano, Barcelona, 1998; *Salud total en ocho semanas,* Urano, Barcelona, 1997; *Eating Well for Optimum Health* (New York: Knopf, 2000); *The Healthy Kitchen* (con Rosie Daley) (New York: Knopf, 2002).

los pacientes entre la masa de información confusa y a menudo contradictoria, presente en los medios de comunicación y el mercado.

La mayoría de los libros acerca de la nutrición que pasan por mi mesa hablan de dietas, y están pensados para ayudar a perder peso. A estas alturas debería resultar obvio que las dietas no funcionan, excepto a corto plazo. Por definición, las dietas son regímenes que uno termina por abandonar, y cuando llega ese momento, el peso perdido casi siempre se recupera. La clave principal que determina el éxito de una dieta es si la gente sigue haciéndola. Se puede adelgazar con cualquier tipo de dieta baja en calorías o carbohidratos, u otro tipo de plan que reduzca la ingesta de alimentos, siempre que uno respete la dieta. De lo contrario, el peso se recupera indefectiblemente. Algunas dietas de moda no le causarán ningún daño durante algunas semanas, pero otras pueden perjudicar su salud a largo plazo.

Voy a animarle a seguir una dieta que estoy convencido podrá incrementar sus probabilidades de envejecer saludablemente, pero lo cierto es que ni siquiera querría llamarlo dieta. Desde luego no es ningún programa de adelgazamiento, ni tampoco un conjunto de hábitos de alimentación que deba respetar por un período de tiempo limitado. Se trata más bien de un factor nutricional que contribuirá a un estilo de vida sano, una forma de seleccionar y preparar alimentos basada en el conocimiento científico de que es posible que ayuden a su cuerpo a resistir y adaptarse mejor a los cambios que le sobrevendrán con la edad. Me referiré a estos consejos como dieta porque la gente ansía recibir reglas, pautas y planes acerca de la alimentación. A mí me gusta llamarla Dieta Anti-inflamatoria. Siéntase libre de considerarla una dieta de la longevidad, pero recuerde que el objetivo es reducir la morbilidad, y no prolongar la vida.

Un poco antes mencioné la inflamación como el origen más habitual de muchas enfermedades crónicas, y hablé del estrés oxidante como un catalizador de la inflamación. Antes de explicar detalladamente la Dieta Anti-inflamatoria, quiero asegurarme de que usted entiende claramente cómo funciona el proceso inflamatorio, y su papel en la salud y la enfermedad. De modo que permítame repasar y ampliar lo dicho anteriormente.

La palabra *inflamación* da a entender «fuego interno», una imagen muy gráfica, aunque un poco imprecisa, de lo que sucede cuando aparecen los cuatro síntomas y signos clásicos de la inflamación. Siguiendo los términos en latín que los estudiantes médicos se aprenden de memoria, son: *rubor, calor, turgor* y *dolor*—esto es, enrojecimiento, calor, hinchazón y dolor. Piense en lo que sucede cuando se produce una herida inmediata en la piel, a causa de un impacto o de una quemazón; o en una uña o un dedo infectados. Piense en una articulación «caliente». En todos estos casos dichos síntomas están presentes, y dan la alarma, anunciando que una parte del cuerpo está inflamada.

El calor y el enrojecimiento señalan una afluencia de sangre al área afectada. La hinchazón procede de los cambios en las paredes de los pequeños vasos sanguíneos que le permiten al plasma filtrarse en los tejidos. El dolor se origina mediante la liberación de compuestos que actúan como mensajeros, y que el sistema inmunitario utiliza para obtener un apoyo defensivo hacia un área herida o atacada. Solemos percibir estos cambios como desagradables; su función es atraer la atención a la parte afectada del cuerpo, y tal vez interfieren con la actividad y el descanso normales. Pero la inflamación es la evidencia visible del sistema inmunitario en acción. Señala la aparición de una actividad inmunitaria y de nutrición en una zona que lo necesita. Por lo general, los signos y síntomas que vienen de la mano de una inflamación deberían ser bienvenidos, y no rechazados.

Entonces, ¿por qué tratamos de contrarrestar la inflamación con fármacos y hierbas anti-inflamatorias? ¿Por qué plantearnos una dieta anti-inflamatoria en absoluto? La respuesta requiere una distinción entre las inflamaciones que son normales y las que no lo son. El proceso normal es un aspecto central de la curación, absolutamente necesario y deseable en la defensa, mantenimiento y reparación del cuerpo, tanto interna como externa, a lo largo de la vida. La inflamación normal es la respuesta del sistema inmunitario y curativo para las heridas y los ataques localizados. Está confinada a esa área en concreto, tiene un propósito y se termina cuando el problema queda resuelto. Cualquier malestar o limitación de funciones que pueda causar es el precio que debe pagarse para recuperar la salud.

Las inflamaciones anómalas se extienden más allá de los límites habituales fijados en el espacio y en el tiempo. Se propagan hacia áreas del cuerpo que no están lesionadas ni han sido atacadas, y no terminan cuando el problema que dio lugar a la inflamación se soluciona. El proceso inflamatorio libera algunas de las armas más sofisticadas del sistema inmunitario, incluyendo enzimas capaces de romper paredes celulares y digerir componentes vitales de las células y los tejidos. Como el armamento militar, son igualmente dañinas para amigos y enemigos. El potencial destructivo de la inflamación es tan grande que el cuerpo debe controlar estrechamente el proceso, confinarlo a un espacio determinado, y desactivarlo cuando haya cumplido su propósito. Cuando la inflamación escapa a todo control, cuando se extiende y ataca otros tejidos normales, y persiste, se trata de un proceso anómalo y que fomenta la enfermedad, en lugar de la curación.

Una categoría muy amplia de enfermedades caracterizadas por una inflamación no controlada es la autoinmunidad. Cuando el sistema inmunitario ataca los propios tejidos del cuerpo sin razón alguna, se produce un estado de autoinmunidad que puede causar incomodidad, incapacidad, falla de órganos y a veces un daño irreparable a las estructuras vitales del cuerpo. La diabetes de tipo 1 es originalmente autoinmune: un ataque inmunitario anómalo, de causas desconocidas, generalmente en una etapa temprana de la vida, que destruye las células productoras de insulina del páncreas. Antes de que la terapia de reemplazo de la insulina estuviera disponible, generalmente un diagnóstico de diabetes tipo 1 era equivalente a una sentencia de muerte rápida. La fiebre reumática también es autoinmune: en personas que tienen esta disposición, una infección de garganta por estreptococos puede desatar el sistema inmunitario, y éste lanzará ataques contra las articulaciones y las válvulas cardíacas. Cuando no existía la penicilina y no se podían tratar debidamente las infecciones de garganta con antibióticos, la fiebre reumática era muy habitual, y una causa frecuente de cardiopatías reumáticas, pues los delicados tejidos de las válvulas se desgarraban. Asimismo, la artritis reumatoide y el lupus sistémico también son autoinmunes; el hígado, el cerebro, los músculos y la piel son susceptibles de recibir ataques autoinmunes. También puede tratarse de un componente de otras enfermedades, como la esclerosis múltiple y la enfermedad del intestino inflamado. Las infecciones, los daños tóxicos y el estrés son algunas de las situaciones que pueden activar reacciones autoinmunes en personas con especial disposición, aunque en muchos casos se desconoce cuál es el catalizador del proceso. Sea cual sea la causa original, el daño causado por la autoinmunidad presenta una causa inmediata obvia: una inflamación inadecuada y descontrolada.

Cuando estaba en la facultad de medicina, me enseñaron que el problema primordial del asma era la broncoconstricción: el aumento en la tensión de las pequeñas vías respiratorias que hay en el pecho. El principal tratamiento disponible era la medicación, para dilatar esas vías respiratorias. La actual concepción del asma es muy distinta hoy en día: se considera que es un trastorno inflamatorio de las vías respiratorias, con una broncoconstricción secundaria a la irritación, causada por la inflamación. Los fármacos anti-inflamatorios, como los esteroides de inhalación, son ahora esenciales en el tratamiento adecuado de la enfermedad. La frecuencia del asma se ha incrementado en todo el mundo por razones desconocidas. Probablemente la creciente contaminación del aire ha contribuido, pero el asma se manifiesta también en zonas de aire limpio. ¿Acaso algunos otros cambios medioambientales dan lugar a las inflamaciones?

Hasta hace muy poco se creía que la principal causa de las enfermedades coronarias era la ateroesclerosis, depósitos de colesterol en las paredes de las arterias debido a la presencia de altos niveles de colesterol en la sangre. Actualmente los cardiólogos están de acuerdo en que la causa real es la inflamación de las paredes arteriales. Hasta es posible que los depósitos de colesterol sean una respuesta inmunitaria fallida del cuerpo, un intento de remendar los problemas causados por el daño inflamatorio. Existe un nuevo análisis sanguíneo que mide la proteína C-reactiva y que ha sido acogido con gran expectación por parte de los cardiólogos, pues podría actuar como un agente capaz de predecir el riesgo de sufrir un ataque al corazón. Unos niveles elevados indicarían inflamaciones activas en las arterias. ¿Por qué hay tanta gente en nuestro hemisferio que desarrolla este problema?

La enfermedad de Alzheimer se caracteriza por cambios estructurales en el cerebro: amasijos de filamentos en el interior de las células nerviosas y acumulación de placas de una proteína no habitual a su alrededor. Nadie sabe de dónde proceden estas estructuras anómalas, pero parece que antes de su aparición se produce una inflamación en el cerebro. Los fármacos anti-inflamatorios como el ibuprofeno reducen el riesgo de desarrollar esta enfermedad neurodegenerativa, demoledora e incurable. Existen otras enfermedades del mismo tipo, como por ejemplo la esclerosis lateral amiotrófica (ELA) o la enfermedad de Parkinson, que también presentan causas parcialmente relacionadas con una inflamación anómala. Un neurólogo especializado en la prevención y tratamiento de dichas enfermedades hace hincapié en este aspecto de las dolencias neurodegenerativas, utilizando la expresión «cerebro en llamas».

La inflamación está relacionada también con algunas supuestas enfermedades funcionales, que provocan un sufrimiento real pero sin que se produzca ningún cambio objetivo en la estructura corporal que los doctores puedan detectar y documentar. Un ejemplo es el síndrome del intestino irritable (SII), caracterizado por diversos niveles de dolor abdominal, estreñimiento o diarreas, e hinchazón abdominal. Los estudios más recientes indican que quizá sea debido a una micro-inflamación a lo largo del tracto gastrointestinal, en áreas fragmentadas con tejido dañado que sólo es visible bajo examen microscópico.

El asma y los trastornos autoinmunes a menudo aparecen en la niñez o la juventud, pero actualmente muchas enfermedades asociadas con una inflamación anómala se producen con más frecuencia a medida que las personas envejecen. Las enfermedades coronarias y neurodegenerativas son categorías amplias de dolencias relacionadas con la edad, precisamente el tipo de enfermedades que deberíamos evitar si lo que queremos es disfrutar de una vejez saludable.

Exceptuando algunos cánceres infantiles relativamente raros, y algunas leucemias y linfomas, la gran mayoría de los tumores malignos se detectan en personas mayores de sesenta años. El cáncer es una enfermedad típicamente relacionada con la edad, que puede interferir drásticamente en la calidad de vida del individuo y causarle una muerte prematura. Siempre ha sido una dolencia especial, situada en una categoría aparte, llamada enfermedad *neoplásica,* pues implica el desarrollo de tejido nuevo. Lo cierto es que jamás nos planteamos que tuviera nada que ver con las enfermedades degenerativas crónicas. Pero ahora que la investigación médica ha centrado su enfoque en las inflamaciones anómalas, algunos científicos empiezan a trazar una conexión.

La compleja y precisa regulación del proceso inflamatorio está controlada por las hormonas, como las prostaglandinas y los leucotrienos. Al igual que en la mayoría de las moléculas reguladoras, hay familias que actúan con efectos opuestos. Algunas regulan al alza, e intensifican así la actividad inflamatoria, mientras que otras la reducen e inhiben. Para que una inflamación normal sea un instrumento del proceso de curación, en lugar de un efecto anómalo y productor de enfermedad, estas hormonas reguladoras deben estar equilibradas. Es necesario que respondan a la necesidad del cuerpo de que se produzca una acción defensiva, así como a las influencias perturbadoras que puedan surgir durante el curso de la misma. Aquí lo importante es que las mismas hormonas que intensifican la inflamación también estimulen a las células para que éstas proliferen, mientras que las hormonas que reducen la inflamación tienen el efecto contrario. Siempre que se producen divisiones celulares con excesiva frecuencia se incrementa el riesgo de que haya una transformación maligna. Por lo tanto, cualquier elemento que impulse la inflamación a través de un mecanismo hormonal también tiene el potencial de impulsar el desarrollo de un cáncer.

Éste es el principio de una hipótesis radicalmente nueva y de consecuencias apasionantes acerca de las enfermedades vinculadas al envejecimiento. Es posible que un gran número de este tipo de enfermedades sean el resultado de una inflamación o actividad anómala de las hormonas que impulsan dicha inflamación. Empleo la palabra «apasionante» porque este razonamiento abre la puerta a nuevas formas relativamente sencillas que nos permitirán modificar o prevenir esta causa común a un gran número de enfermedades que constituyen el principal obstáculo para una vejez saludable.

Estoy absolutamente convencido de que las inflamaciones están vinculadas a la dieta. Nuestras opciones de alimentación pueden determinar si nos encontramos en un estado proclive a la inflamación o bien anti-inflamatorio. En el primer caso, es más probable que se produzca una inflamación, así como todas las enfermedades asociadas con ella, y de lo contrario, la inflamación se desarrolla con normalidad; esto es, la reacción protectora del cuerpo frente a las heridas y las infecciones es tal y como debería ser, y los riesgos de que surja una enfermedad como consecuencia de una inflamación anómala siguen bajos a medida que envejecemos. Hay una multitud de formas mediante las cuales la dieta y el estado de inflamación interaccionan. Le daré una panorámica al respecto mientras repasamos las categorías de nutrientes que debemos consumir.

Necesitamos macronutrientes en cantidades relativamente altas, pues son la fuente de energía y materiales que mantienen y reparan los tejidos. Son las grasas, los carbohidratos y las proteínas, y todos afectan al estado inflamatorio de distintas formas. Los micronutrientes son sustancias que necesitamos en cantidades mucho menores para el funcionamiento óptimo del cuerpo; incluyen las vitaminas, los minerales, la fibra y los fitonutrientes. Estos últimos son compuestos derivados de plantas que actualmente son objeto de numerosas investigaciones médicas, a causa de su profundo impacto en la salud. Los micronutrientes, especialmente la variedad de los fitonutrientes, también pueden determinar si nuestra vida transcurrirá libre de inflamaciones o no.

La conexión dietética más obvia con la inflamación, y la que ha recibido más publicidad, trata de las grasas. El cuerpo sintetiza prostaglandinas y leucotrienos a partir de los ácidos grasos poliinsaturados (AGP), que son nutrientes esenciales. Eso significa que nuestro cuerpo no puede fabricarlos y que debemos consumirlos en nuestros alimentos. Necesitamos dos clases de AGP, los ácidos grasos omega-3 y omega-6, regularmente y en cantidades adecuadas.

En general, las hormonas sintetizadas a partir de los ácidos grasos omega-6 intensifican la inflamación, mientras que los derivados de los omega-3 tienen el efecto contrario. Los ácidos grasos omega-6 se encuentran fácilmente en las dietas de semillas ricas en aceite y en los aceites vegetales que éstas producen. También están incluidos en la grasa de los animales criados a base de grano que posteriormente consumimos.

Por ejemplo, el ácido araquidónico, que se encuentra originalmente en el aceite de maní (*Arachis* es el nombre botánico del maní), es un constituyente importante de la grasa del pollo. Es el punto de partida de una ruta bioquímica que Sir John Vane (que ganó el Premio Nóbel de medicina en 1982 por su esclarecimiento del efecto terapéutico de la aspirina) describió por primera vez. Demostró que la aspirina y otros fármacos anti-inflamatorios relacionados funcionaban inhibiendo las enzimas que convertían el ácido araquidónico en hormonas que activaban la inflamación. La ruta del ácido araquidónico es el camino bioquímico hacia una inflamación creciente; sin embargo, recuerde que la inflamación es el componente central del sistema inmunitario y curativo del cuerpo. Así pues, la ruta del ácido araquidónico es un elemento necesario de la bioquímica del ser humano. Sólo desemboca en problemas cuando su actividad está descoordinada de la síntesis de las hormonas anti-inflamatorias.

Desafortunadamente, la materia prima de la vía anti-inflamatoria, los ácidos grasos omega-3, son mucho más difíciles de encontrar. Se hallan en bajas concentraciones en las verduras de hoja, unas pocas semillas y nueces (nueces de nogal, lino, cáñamo); unos pocos aceites vegetales (soya, derivados de la colza), algas marinas, y pescados grasos de agua fría (salmón, sardinas, arenques, caballa, bacalao negro, anchoas). Los animales que pastan hierba en lugar de alimentarse de granos, acumulan omega-3 en su grasa.

Numerosos especialistas en nutrición creen que en el pasado la dieta del ser humano presentaba la misma proporción entre los ácidos grasos omega-6 y omega-3, pero que esta relación se ha ido modificando paulatinamente hasta convertirse en muy desigual.

Hoy en día, especialmente en los países occidentales industrializados, la gente consume mucho más omega-6 que omega-3. Entre otras causas se pueden contar la presencia en nuestra alimentación de aceites vegetales refinados; los alimentos preparados; la práctica del engorde de animales para el consumo humano, especialmente de vacas, a partir de grano; el consumo creciente de carne en lugar de pescado, y la caída en el consumo de vegetales verdes y otras fuentes vegetales que contienen omega-3. Si entra usted en cualquier supermercado o tienda en Estados Unidos, casi todos los «snacks» y aperitivos que encontrará —las papas, las barritas, las galletas y los dulces— son fuentes de ácidos grasos omega-6, en lugar de omega-3. Igualmente, la mayor parte de la comida rápida es muy rica en omega-6, mientras que no contiene omega-3. (En los últimos años, el consumo de pescado ha crecido, a medida que la gente ha descubierto que es bueno para la salud, pero creo que esa tendencia puede cambiar, debido a la repercusión que han dado las noticias sobre la presencia de mercurio y otras toxinas en muchas especies de pescado, incluyendo, lamentablemente algunas de las mejores fuentes de omega-3.)

Las dos dietas más comúnmente relacionadas con la longevidad y la reducción de la mortalidad —las dietas tradicionales japonesa y mediterránea— destacan notablemente porque incluyen el pescado, emplean abundantes verduras (incluyendo algas marinas, en la cocina japonesa), excluyen los alimentos preparados o refinados a partir de aceites vegetales, y apenas utilizan carne. Por el contrario, la mayoría de los norteamericanos y europeos presentan un cuadro de deficiencia en ácidos omega-3, y un desequilibrio dietético que podría explicar el auge de enfermedades como el asma, las cardiopatías coronarias, diversas formas de cáncer y enfermedades autoinmunes, y dolencias neurodegenerativas.

Y la proporción entre los ácidos omega-6 y omega-3 sólo es una pieza en el papel que desempeñan los alimentos grasos en las inflamaciones. Algunas grasas impulsan la inflamación y desde mi punto de vista no tendrían que estar en ninguna dieta destinada a una vejez saludable. Son las grasas saturadas artificialmente: la margarina, la mantequilla vegetal y otros aceites vegetales parcialmente hidrogenados. El procesamiento que convierte al aceite líquido en grasa semi-sólida los deforma químicamente, y el producto resultante incrementa directamente la susceptibilidad del cuerpo a la inflamación. Con el tiempo, pueden llevarlo a un estado proclive a la inflamación. Estos productos incluyen los ácidos grasos oxidados y ácidos grasos trans, o «grasas trans». Los aceites líquidos están insaturados, al contrario que las grasas sólidas (saturadas) como la manteca y la mantequilla. La insaturación significa que los aceites son ricos en moléculas de ácidos grasos que contienen enlaces dobles y hasta triples con los átomos de carbono. Estos enlaces son puntos de inestabilidad que son vulnerables al ataque del oxígeno, y que pueden adoptar posiciones anómalas —creando así las grasas trans— si los aceites son sometidos al calor o alterados de algún otro modo. Los ácidos grasos oxidados son la causa de que los aceites expuestos al aire, la luz o el calor sean rancios. Nuestro olfato es incapaz de detectar las grasas trans, pero sin duda están presentes en cualquier producto fabricado a partir de aceites hidrogenados.

Para evitar el consumo de estas grasas poco saludables, sólo debe seguir unas reglas muy sencillas:

- No coma ningún producto que contenga como ingrediente un aceite hidrogenado, sin importar el tipo de aceite.
- No utilice mantequilla vegetal (por ejemplo, Crisco) o ningún producto preparado con la misma.
- Las nuevas regulaciones alimentarias de Estados Unidos exigirán que en las etiquetas conste una lista de grasas trans presentes en el producto. Si respeta los dos consejos anteriores, no necesitará preocuparse de las grasas trans.
- No consuma margarina, sin importar los ingredientes de ésta o los beneficios para su salud que los fabricantes anuncien. Utilice mantequilla, aceite de oliva o sustitutos naturales de la mantequilla que han pasado por un proceso de solidificación a partir del emulsificado, en lugar del tratamiento químico de la hidrogenación.
- Evite los alimentos fritos en los restaurantes, especialmente en los de comida rápida. Los aceites de las freidoras sin duda contienen grasas oxidadas.

- Esfuércese por detectar el olor de rancio: es la señal de la presencia de óleos (aceite de linaza oxidado). Tire cualquier aceite que huela a rancio. No consuma nueces, semillas o harinas integrales o cereales que tengan ese olor. Examine cualquier producto comercial fabricado con aceite para comprobar que no huele a rancio, antes de comérselo.

- Reduzca al mínimo el uso de aceites vegetales poliinsaturados, como alazor, girasol, maíz, sésamo y soya. Tienen más probabilidades de oxidarse y volverse rancios que los aceites monoinsaturados como el de oliva y colza. (Los aceites de alazor y girasol altos en ácidos oleicos pueden consumirse; son productos patentados, creados a partir de variedades de estas plantas que producen aceites con un perfil de ácidos grasos más correcto, y más cercanos en su composición al aceite de oliva.) Compre aceite en pequeñas cantidades, en lugar de a granel. Protéjalo de la exposición al aire, la luz y el calor, y consúmalo rápidamente. (Si no puede, guárdelo en la nevera o manténgalo frío.) Puede utilizar aceite de nuez en alimentos no procesados como acompañamiento para la ensalada; y aceites de sésamo oscuro en pequeñas cantidades, para darle sabor a un plato.

- Jamás caliente el aceite hasta el punto que humee, y jamás vuelva a utilizar aceites que ya se hayan sometido a altas temperaturas. Jamás respire el humo de los aceites calentados a altas temperaturas.

- La mayoría de los aceites vegetales disponibles en el supermercado se obtienen a partir de procesos caloríficos y solventes que dan lugar a cambios químicos indeseables, y productos que pueden fomentar la inflamación. Utilice aceites prensados en frío o exprimidos. Apueste por el aceite de oliva extra virgen; otros tipos de aceites, como el «light», han pasado por un proceso de refinado químico y no son tan sanos.

En el Apéndice A encontrará un resumen completo de la Dieta Anti-inflamatoria, con recomendaciones específicas sobre qué alimentos evitar y cuáles elegir. Ahora sólo quiero que se familiarice y comprenda a grandes rasgos la influencia que la comida tiene en el proceso inflamatorio, empezando por el importante papel de las grasas y el aceite. En resumen: usted puede reducir el riesgo de aparición de enfermedades e inflamaciones anómalas relacionadas con el consumo de estas sustancias, y modificar el estado de su cuerpo hasta conseguir ubicarse en una situación no proclive a las inflamaciones, incrementando la ingesta de ácidos grasos omega-3, y reduciendo el consumo de ácidos grasos omega-6. También deberá excluir de su dieta aquellos tipos de grasa cuyo papel en el fomento de las inflamaciones esté demostrado.

La mayor parte de la gente con la que converso está familiarizada con la información que acabamos de ver. Son pocos, sin embargo, los que conocen la influencia del consumo de carbohidratos en el estado inflamatorio de su cuerpo. No es difícil establecer la relación: la hemos visto anteriormente, cuando he tratado la teoría de la glicación de la edad. Recuerde que glicación es el nombre que reciben las reacciones químicas entre los azúcares y las proteínas y que explican la coloración de los alimentos. Cuando estas reacciones se producen en el cuerpo humano, dan lugar a compuestos que fomentan la inflamación y que se denominan productos avanzados de la glicación (AGE). Los AGE pueden fomentar inflamaciones de forma directa. También pueden deformar proteínas mediante el entrecruzamiento; las proteínas entrecruzadas resultantes fomentan a su vez la inflamación. Por lo tanto, es positivo minimizar el nivel de glicación que se produzca en su cuerpo.

Los doctores que tratan a los diabéticos utilizan la glicación para monitorizar la gravedad de la enfermedad, y la efectividad de las medidas empleadas para controlarla. Comprueban los niveles en la sangre de hemoglobina A1C, una forma de hemoglobina glicada. La hemoglobina es la proteína pigmentada que transporta el oxígeno en las células rojas de la sangre, y reacciona con la glucosa. Derivado de esta reacción, surge un complejo de proteínas y glucosa, la hemoglobina A1C. Los niveles de azúcar en la sangre fluctúan mucho y con gran frecuencia en función de la digestión de alimentos, la actividad física, el estrés y otros factores. Cuando el nivel es alto, se produce una glicación de hemoglobina, y cuando se ha formado la hemoglobina A1C, ésta permanece en el cuerpo hasta que las células rojas que la transportan han sido eliminadas. El tiempo de vida media de las células rojas es de entre 90 y 120 días. Por lo tanto, el nivel de hemoglobina A1C en la sangre proporciona una idea de la media de azúcar contenida en la sangre del individuo durante los últimos dos o tres meses. Se trata de un indicador mucho más preciso del nivel de azúcar que flota en el sistema que cualquier medición del nivel de azúcar de la sangre.

Además, informa acerca del nivel de glicación que se produce en todo el cuerpo, y ése es el dato que interesa saber a fin de cuentas, pues ese proceso afecta a las demás proteínas y genera AGE. El producto de la glicación es la causa de muchos de los cambios patológicos que se desarrollan con la diabetes si no se controla debidamente la enfermedad. En alguna ocasión ya he dicho que la diabetes nos da una pauta de un proceso de envejecimiento acelerado, y apunta a la importancia del sistema de la insulina como un determinante de cómo envejecemos. En lugar de esa compresión de la morbidez que todos deberíamos perseguir, los diabéticos corren el riesgo de aumentarla, pues las enfermedades relacionadas con la edad aparecen en su vida mucho antes de lo que deberían. El factor responsable es la glicación, y siempre que los niveles de azúcar son elevados, es porque el proceso de glicación está en marcha.

La gente normal suele tener niveles bajos de hemoglobina A1C. De hecho, el límite superior de un individuo con niveles normales es del 6 por ciento sobre la hemoglobina total. Una cantidad mayor sugiere un estado de prediabetes o diabetes declarada, lo que requiere una modificación en el estilo de vida o la administración de medicamentos para mantener los niveles de azúcar en la sangre normalizados durante la mayor parte del tiempo. Al igual que el estrés oxidante, poseemos mecanismos de defensa para protegernos de los niveles bajos de glicación fruto del procesamiento normal de los alimentos y de la distribución de energía calórica.

Los genes ahorrativos que hemos descrito anteriormente predisponen a un buen número de personas a desarrollar «síndromes metabólicos», caracterizados por desórdenes en estos sistemas. Los síndromes metabólicos adoptan diversas formas y grados, desde ligeras anomalías en el nivel de lípidos de la sangre, hipertensión límite, y una tendencia a ganar peso con facilidad, especialmente en el abdomen, hasta prediabetes en el extremo opuesto. El factor común de todos estos síndromes es la resistencia a la insulina. Las células pierden receptores de insulina, y el páncreas trata de superar este déficit produciendo más hormona. Mientras tanto, los niveles de azúcar en la sangre se disparan, especialmente tras el consumo de carbohidratos de digestión rápida, y esos niveles permanecen altos más tiempo de lo aconsejable. Consumir demasiadas calorías, o carbohidratos del tipo equivocado, sumado a una falta de actividad física, hace que las personas con síndromes metabólicos corran el riesgo de caer en la obesidad y la diabetes de tipo 2. Sin embargo, antes de que aparezcan estos graves problemas, los picos frecuentes en los niveles de azúcar en la sangre favorecen la glicación y sus efectos perniciosos a largo plazo en la salud. Es posible que más de la mitad de la población posea este tipo de herencia genética, e incluso aquellos que no presentan esta característica harían bien en aprender las diferencias entre los carbohidratos de digestión lenta y rápida. Es mucho más sano consumir pocos carbohidratos del segundo tipo, y más de aquellos que tardan en digerirse. A menudo, los carbohidratos de digestión rápida proceden de alimentos de baja calidad que no deberían estar presentes en una dieta para un envejecimiento óptimo y saludable.

Esta diferencia se mide gracias a una escala conocida como índice glucémico (IG), que va de cero a 100, con la glucosa situada en el extremo. Los alimentos con un índice de 70 o más se consideran carbohidratos con un IG alto, que tienen un efecto rápido y notable en los niveles de azúcar en la sangre. Aquellos con un índice entre 55 y 70 son moderados, y por debajo de 55 se consideran reducidos. Actualmente existe un parámetro nuevo, la carga glucémica (CG) que está teniendo una gran aceptación. Mide el nivel real de carbohidratos presente en una porción determinada de un alimento en concreto, y es más precisa que el IG exclusivamente.

La carga glucémica es una solución para el problema que presentan algunos alimentos, como las zanahorias y la remolacha, cuyo IG es alto pero que en realidad sólo contienen una carga modesta de carbohidratos, disueltos en la fibra y el agua. Los defensores de las dietas bajas en carbohidratos que sólo analizan el IG le dicen a la gente que ni sueñe con comer zanahorias o remolachas. Pero si se calcula la carga glucémica de estas verduras (el IG multiplicado por los gramos de carbohidratos en una ración), ambos alimentos se encuentran en la gama de índice bajo a moderado. Los valores bajos de la CG van del 1 al 10, los moderados se encuentran entre 11 y 19, mientras que los altos superan la cifra de 20. Puede informarse más acerca de estos conceptos y consultar los valores de IG y CG de muchos alimentos en Internet*.

Además de esta información, he aquí algunas recomendaciones generales para que aprenda a escoger sabiamente las fuentes de carbohidratos en su dieta, con el fin de minimizar las inflamaciones anómalas:

- Infórmese acerca del índice glucémico y la carga glucémica. Ignore toda la información obsoleta que clasifica a los carbohidratos únicamente como simples y complejos.
- Reduzca el consumo de alimentos de carga glucémica elevada. Esto implica menos pan, papas, galletas, papas fritas y otros aperitivos, pastas y bebidas endulzadas; y consumir más alimentos integrales, granos, boniatos, calabazas de todo tipo y otras verduras. Igualmente, vale más que coma frutas templadas con moderación (fresas, cerezas, manzanas y peras) en lugar de frutas tropicales como la piña, el mango o la papaya.
- Reduzca su consumo de alimentos preparados y refinados.
- Reduzca su consumo de comida rápida, o mejor aún, evítela por completo.
- Consuma menos alimentos preparados con harina, sin importar de qué tipo sea.
- Evite los productos preparados con jarabe de maíz con alto contenido de fructosa.

---

* Suelo utilizar tres páginas web: http://www.diabetes.about.com/library/mendosagi/ngilists.htm; http://lpi.oregonstate.edu/infocenter/foods/grains/gigl.html; y http://www.harvard.edu/hhp/article/content.do?name=WNO104d.

Encontrará recomendaciones más detalladas acerca de los alimentos que contienen carbohidratos en el Apéndice A.

Las proteínas son la tercera categoría de macronutrientes. Su influencia en el estado inflamatorio del cuerpo no es tan directa como la de las grasas o los carbohidratos, porque tiene menos que ver con la proteína en sí que con sus consecuencias.

Por ejemplo, la mayoría de las proteínas contienen grasa, y ésta puede fomentar inflamaciones (la del pollo), o ser anti-inflamatoria (el pescado graso). (Hay que tener en cuenta además que la grasa animal es casi toda saturada, y las dietas altas en grasas saturadas incrementan los riesgos de padecer ateroesclerosis y enfermedades cardiovasculares a causa de su relación con la producción de colesterol.) Adicionalmente, las proteínas también traen una cantidad mayor o menor de toxinas ambientales. En general, los alimentos que son de origen animal están más contaminados que los de origen vegetal, porque los animales están en escalones más altos de la cadena de alimentos, la secuencia de organismos en la que los elementos superiores se alimentan de los situados más abajo. En cada etapa de la cadena de alimentos se incrementan las posibilidades de acumular y concentrar las toxinas que se encuentran en el entorno. Una carga tóxica puede decantar el equilibrio corporal hacia un estado proclive a la inflamación, a la vez que puede reducir las defensas del cuerpo.

Esto no significa necesariamente que debamos convertirnos en vegetarianos, ya sea de un tipo u otro, pero sí debería indicarnos que reducir el consumo de carne y demás proteínas animales es buena idea, combinado con un mayor consumo de proteínas vegetales, como la soya y otras legumbres. Las proteínas vegetales poseen menos toxinas y su grasa es más sana; a menudo, también contienen fitonutrientes benéficos.

El pescado merece un comentario especial. Durante años he aconsejado comer más pescado, sobre todo como sustituto de la carne, tanto por sus proteínas de gran calidad como por los ácidos grasos omega-3 que algunas especies como el salmón y las sardinas contienen. Sin embargo, en los últimos años me han asaltado las dudas, y me preocupa sobre todo los peligrosos niveles de mercurio y de bifenilos policlorados (PCB), así como otras toxinas orgánicas, presentes en muchos de los pescados que consumimos, tanto los de pesca en mar abierto como los procedentes de piscifactorías. En mi dieta aún incluyo el salmón salvaje de Alaska, el bacalao negro de Alaska y las sardinas como fuentes de omega-3, pero también consumo una dosis diaria de aceite de pescado (destilado y libre de toxinas). Se lo recomiendo a las personas que no puedan conseguir pescado de Alaska y a quien no les gusten las sardinas en lata. Ocasionalmente, en los restaurantes pido otros tipos de pescado, como abadejo y bacalao del Pacífico, pero soy muy exigente y cuidadoso al escoger.

Es importante que sepa que el contenido tóxico de muchos pescados de gran consumo, como por ejemplo el atún y el fletán, dependen de su tamaño: cuanto más grande es el pez, más mercurio y PCB tendrá. Algunos proveedores compran y venden los atunes y fletanes de menor tamaño, que los grandes distribuidores no quieren. Si le gusta ese tipo de pescado, intente buscar solamente las piezas pequeñas, entre diez y quince libras (cuatro o cinco kilogramos). El salmón de piscifactoría presenta una disyuntiva aún más complicada. Es más barato y se encuentra más fácilmente que el salmón salvaje. Tiene buen aspecto y un sabor que gusta a mucha gente. Los piscicultores podrían criar pescado relativamente libre de toxinas e incluso se le podría dotar de un nivel de omega-3 que igualara o superara el del salmón salvaje. Todo se reduce al tipo adecuado de alimentación sana que se les da a los animales. Hasta que los consumidores no pidan eso, no obstante, los criadores de salmón no van a cambiar de costumbre. Mientras tanto, quizá le interese saber que el salmón rojo es una variedad que aún no se puede criar, lo que significa que todo el pescado de esa especie que hay en el mercado y envasado es salvaje. Se lo recomiendo firmemente.

Así que en lo que respecta al papel de las proteínas en la Dieta Anti-inflamatoria, mi consejo es muy sencillo:

• Coma menos carne roja y productos avícolas, así como otros alimentos de origen animal.

- Consuma más proteínas de origen vegetal: soya y otras legumbres (granos y lentejas), productos integrales, semillas y nueces.
- Si come pescado, escoja solamente las variedades y fuentes que probablemente contengan la menor cantidad de sustancias tóxicas.

Esto nos lleva a los micronutrientes. Las vitaminas y los minerales, en cantidades adecuadas, contribuyen al funcionamiento óptimo del sistema inmunitario. Obtenemos la mayor parte de la fruta y la verdura, que también nos aportan fibra y fitonutrientes. Este último grupo de componentes es el que más me interesa en relación al estado inflamatorio del cuerpo. En el capítulo siguiente hablaré de los suplementos dietéticos, y aquí me dedicaré a comentar algunos de los compuestos vegetales que, en mi opinión, resultan más beneficiosos y protegen al organismo. Son los que deberían estar incluidos en cualquier dieta para una vejez saludable.

Por regla general, simplemente coma más fruta y más verdura. Se trata de alimentos típicamente presentes en la dieta mediterránea y la japonesa, mucho más que en los hábitos alimentarios de la Europa occidental y de Estados Unidos. Hoy en día se nos dice que debemos consumir siete o más raciones de fruta y verdura diariamente, pero generalmente no contamos con ninguna información acerca de qué tipo y calidad de producto debemos buscar. Creo que es importante consumir el mayor número posible de frutas y verduras frescas, y al igual que con las fuentes de proteínas, aprender a seleccionar las que estén menos contaminadas por toxinas diversas.

Un colega, el doctor David Heber, director del Centro para Estudios de la Nutrición Humana de la Universidad de California, en Los Ángeles, ha escrito un libro titulado *What Color Is Your Diet?* En él, anima al lector a incluir en su dieta productos de todo el espectro de colores, con el fin de obtener la gama completa de fitonutrientes protectores. Muchos de los pigmentos que las plantas desarrollan en sus frutos, hojas, tallos y raíces son parte esencial de sus sistemas de defensa contra las agresiones externas, incluido el estrés oxidante. Heber clasifica los alimentos vegetales en siete colores, todos ellos con distintas propiedades para la salud: el rojo, el púrpura, el naranja, el naranja amarillento, el amarillo verdoso, el verde y el blanco verdoso. Indica que debemos evitar los alimentos rápidos de color blanco y beige, y también los alimentos preparados a partir de cereales refinados que poseen grasas malas y carbohidratos, y que no son fuente de fitonutrientes. En lugar de eso, deberíamos «colorear» nuestra dieta con el fin de proteger nuestro ADN. Heber recomienda al menos una ración diaria —es decir, media taza cocinada o una taza en crudo— de una fruta o verdura de cada grupo de color. Eso es muy distinto de la dieta habitual de la gente en Estados Unidos, pero creo que es un buen objetivo.

Veamos dos grandes familias de pigmentos vegetales, los rojos y púrpuras y los que son de color naranja y amarillo. Los primeros son las antocianinas, y los segundos los carotenoides.

Antaño considerados meros residuos de los tejidos vegetales, hoy se cree que la antocianina es esencial en la conservación de la salud de la planta que la produce, y de los animales que comen esas plantas. Se han descubierto más de 300 tipos, todos solubles en el agua. Se producen en agrupaciones características, que le dan a cada especie de planta un pigmento concreto, una suerte de «huella dactilar». Por ejemplo, el tono rojo del vino contiene quince compuestos de este tipo en distintas proporciones que determinan el color del vino e indican el tipo de uvas con las cuales se elaboró. Las antocianinas a menudo se dan en altas concentraciones en los brotes y hojas muy jóvenes, como las hojas rojas de los arces a principios de la primavera. Absorben la luz visible para el ojo humano, y también la ultravioleta, para reducir el perjuicio oxidante que produce la radiación solar en los tejidos tiernos y vulnerables de la planta, y también la protegen de otros tipos de estrés. Recientemente se ha descubierto un hecho interesante: las plantas que sufren estrés ambiental incrementan su producción de antocianinas. Las frutas y verduras cultivadas de forma orgánica experimentan más estrés ambiental, como por ejemplo el ataque de los insectos, y por lo tanto contienen más pigmentos de este tipo. Este dato apoya la largamente sostenida afirmación de los agricultores orgánicos de que sus productos son más nutritivos, declaración que los nutricionistas y los científicos botánicos convencionales siempre han rechazado.

En enero de 2004 se celebró en Sydney, Australia, un congreso internacional sobre antocianinas que atrajo a científicos de diversos países, y reflejó el gran número de investigaciones que se realizan actualmente sobre este tema. En un prefacio del programa, el presidente de las sesiones escribió: «Los extractos de frutas y verduras ricas en antocianinas evaluados en sistemas experimentales, tanto *in vitro* como *in vivo,* han demostrado su capacidad de protección contra el ataque oxidante causado por los radicales libres. También se sabe que las antocianinas proporcionan protección contra las enfermedades del hígado y la radiación ultravioleta, reducen notablemente la presión sanguínea, mejoran la vista, muestran una actividad antimicrobial y anti-inflamatoria destacable... y suprimen la proliferación de células humanas cancerígenas. Debido a su amplia gama de actividades fisiológicas, las antocianinas pueden desempeñar un papel esencial en la prevención de enfermedades relacionadas con los hábitos y el estilo de vida, como el cáncer, la diabetes y las dolencias neurológicas y cardiovasculares».

Cuando las hojas del arce se vuelven más verdes a medida que avanza la primavera, las antocianinas siguen ahí, enmascaradas por la clorofila. Cuando se detiene la producción de clorofila con la llegada del fresco de los primeros meses del otoño, éstos y otros pigmentos brillan gloriosamente entre el paisaje otoñal. Del mismo modo, los fitonutrientes coloridos están presentes en las oscuras hojas verdosas, como la acelga, la col rizada, y otros tipos de coliflor; sencillamente, no los vemos. Algunas de las mejores fuentes de antocianinas son las bayas, incluyendo los arándanos, las moras y las frambuesas, que tienen la ventaja de ser frutas bajas en carga glucémica, de modo que puede comérselas sin limitaciones. Quizá haya leído artículos en donde se referían a los arándanos como alimentos con propiedades anti-edad concretas. Hasta donde yo sé, esto forma parte más bien de la campaña de relaciones públicas de la Asociación de Cultivadores de Arándanos de Michigan. Aun así, estoy de acuerdo en que los arándanos son una excelente fuente de fitonutrientes que pueden reducir el riesgo de contraer enfermedades derivadas de la edad, y que no provocan alzas no deseadas en los niveles de azúcar en la sangre. También ocupan una estrecha franja en el espectro de colores que el doctor Heber no menciona. ¿Cuántos alimentos de color azul se le ocurren? Yo como arándanos con frecuencia, y siempre compro los que aportan garantías de cultivo orgánico.

Eso no significa que deba atragantarse con mermelada de arándanos, o con pasteles y galletas de arándanos. Cuando se producen altas concentraciones de azúcar, las antocianinas se destruyen rápidamente, así que la mermelada y el relleno de arándanos no son tan buena garantía de fitonutrientes como el arándano crudo o cocinado con poco azúcar, e incluso sin azúcar añadido. Los pastelitos de arándanos apenas guardan relación con las frutas originales, con una proporción desdeñable frente a las cantidades de harina blanca, azúcar y grasas (generalmente saturadas) que contienen.

Además de las bayas, también están las cerezas, las uvas negras (y el jugo y vino derivados de las mismas), las granadas (y su jugo, que cada vez se encuentra con mayor facilidad), las coles rojas y la remolacha como fuentes de antocianinas. Deje que sus ojos le lleven hasta estos benéficos alimentos, pero no se olvide de las verduras de hoja verde y oscura; la mejor manera de comérselos es con una ligera cocción.

Antes de dejar atrás el tema de las antocianinas debería decir que son un subgrupo de una clase superior de compuestos vegetales llamados flavonoides, que a su vez son una subclase de polifenoles vegetales, compuestos que presentan una notable actividad antioxidante, y que actualmente se investigan a causa de su potencial inhibidor del cáncer. Sin duda habrá oído de los polifenoles del té. El más importante, el EGCG (galato de epigalocatequina) es uno de los antioxidantes más potentes que se conoce, responsable de muchos de los efectos benéficos del té, demostrados en numerosos estudios en Asia, Europa y América del Norte. Yo soy un gran partidario del buen té, y me gustaría escribir un poco sobre su lugar en la Dieta Anti-inflamatoria antes de seguir hablando de las secciones naranja y amarilla del espectro de colores de los alimentos.

Todo té verdadero procede de una especie de planta, *Camellia sinensis,* una pariente de las camelias ornamentales. Los tés herbales no son tés de verdad, ni tampoco el té de rooibos procedente de Suráfrica, a menudo llamado té rojo. Estas sustancias quizá tengan propiedades medicinales, pero no contienen ECGC ni cualquiera de los demás polifenoles que convierten al té en un líquido tan valioso. Existen cinco formas de té reconocidas que difieren en color, sabor y contenido de polifenoles, en función de cómo se cosechan y se procesan las hojas. El proceso de elaboración se limita principalmente a poner las hojas de té recién cortadas a secar, mediante la exposición al aire y al calor, antes de empaquetarlas una vez secas. Esto produce distintos grados de oxidación en las hojas (equivocadamente llamada «fermentación» en muchas publicaciones). La oxidación oscurece el color, intensifica el sabor y origina nuevos matices de sabor; paralelamente, también degrada el contenido de polifenoles. Todos los tés poseen virtudes benéficas para la salud, pero las formas menos oxidadas mantienen una mayor actividad antioxidante, y probablemente tienen una incidencia más positiva sobre la salud.

El té blanco originario de ciertas partes de China es la forma menos procesada de té que existe. A menudo es muy caro, y se obtiene de él una bebida casi incolora o muy pálida, con un sabor extremadamente delicado. A continuación en la escala de tés no procesados está el té verde, que se puede encontrar en diversas calidades y variedades, de lugares tan diferentes como India, China y por supuesto, Japón. Sus propiedades antioxidantes son ligeramente menores, y tiene un color y sabor más fuerte. Luego está el té oolong, producido en grandes cantidades en la isla de Taiwan y en la China continental. De un color y sabor intermedios, también su actividad antioxidante se sitúa entre el té verde y el té negro. Es posible encontrar desde variedades baratas y nada memorables (como el té de los restaurantes chinos) hasta variedades exquisitas que lo sitúan entre los tés más caros del mundo, con precios de hasta 10.000 dólares una libra, y más aún. El té negro, producido industrialmente por India y Ceilán, es la variante más familiar para los occidentales. Es el contenido de las bolsitas de té más habituales (generalmente la variedad más barata), y lo que en Estados Unidos se consume como té helado. Finalmente, también está el curioso té *pu-erh* de China, muy oscuro, con un sabor que se mueve entre notas de tierra y tabaco, y cuya actividad antioxidante es mínima. Al prepararse, se asemeja al café, y un amigo mío que importa té piensa que es la mejor alternativa para tratar de convencer a los bebedores de café de que se pasen a una sustancia cafeinada más sana.

Le aconsejo que beba té, especialmente de las variedades blanca, verde y oolong con regularidad, hasta cuatro tazas al día. Si no quiere consumir tanta cafeína o es muy sensible al efecto estimulante del té, he aquí una sugerencia práctica: la cafeína es muy soluble en el agua, mientras que los polifenoles del té no lo son. Puede eliminar casi toda la cafeína presente en las hojas del té si las sumerge en agua caliente durante treinta segundos, y escurre el agua. Luego prepare la infusión tal y como lo haría normalmente. Esto no le privará del sabor del té, ni impedirá el efecto antioxidante de la bebida. Intente comprar té de buena calidad en comercios especializados, tiendas de comestibles asiáticos o sitios de Internet. Trate de obtener variedades orgánicas, si es posible (cada vez son más fáciles de encontrar, en respuesta a la demanda de los consumidores), y aprenda a prepararlo debidamente*.

Por cierto, los polifenoles antioxidantes también están presentes en el chocolate negro y el aceite de oliva extra virgen, alimentos que también se recomiendan en una dieta para un envejecimiento saludable.

Los carotenoides son una familia aún más grande (se conocen ya más de 600 tipos distintos) de pigmentos, repartida más ampliamente por la naturaleza: se encuentran en las algas y en algunas bacterias, además de las plantas. Los animales no son capaces de producirlos, pero a menudo los utilizan mediante los organismos que consumen. La coloración rosada de los flamencos y de los salmones se debe a los carotenoides, por ejemplo. Estos pigmentos

---

* Dos páginas muy útiles son www.inpursuitoftea.com y www.japanesegreen teaonline.com.

se disuelven en la grasa, en lugar de hacerlo en el agua. Comparten una estructura química común y concreta, y algunos están relacionados con la vitamina A un micronutriente esencial. Nuestros cuerpos pueden fabricar vitamina A, a partir del betacaroteno, un carotenoide presente en muchas frutas y verduras (como mangos, melocotones, zanahorias, boniatos y espinacas), y de algunos de sus derivados.

Al igual que las antocianinas, los carotenoides interaccionan con la luz de forma especial. Esta propiedad les permite ayudar a la fotosíntesis de las plantas, y también las protegen del daño que pueda causarles la luz y el oxígeno. En los humanos actúan como antioxidantes biológicos, y protegen a las células de los efectos perniciosos de los radicales libres, especialmente en el caso de los átomos de oxígeno con electrones desequilibrados, altamente reactivos. Los carotenoides individuales pueden concentrarse en tejidos concretos, aportando su capacidad de protección de forma más específica. Por ejemplo, la luteína, que se encuentra en las coliflores, la col rizada, los guisantes, las espinacas y la lechuga romana, es el carotenoide principal de la retina humana. Reduce el riesgo de sufrir degeneración macular, una dolencia de la retina relacionada con la edad, que es la causa más común de pérdida de visión entre la gente mayor. El licopeno, responsable del color rojo de los tomates maduros, protege la próstata de los tumores malignos. Otros carotenoides también muestran efectos potenciadores de las funciones inmunitarias, y nos protegen de las quemaduras solares, al tiempo que inhiben el desarrollo de ciertos tipos de cáncer. Vuelvo a repetir que las investigaciones médicas alrededor de este tema están en auge. (Anualmente se celebra un simposio internacional sobre carotenoides.)

Usted debe concentrarse en consumir tantos tipos distintos de carotenoides como le sea posible, incluyéndolos en su dieta mediante el consumo de una gama variada de frutas y verduras de los rojos, naranjas y amarillos del espectro de color. El cuerpo tendrá mejor acceso a estos pigmentos si proceden de verduras cocinadas (como zanahorias, calabazas, boniatos y verduras de hoja verde) en lugar de productos crudos. Y a causa de su capacidad de disolverse en la grasa, la absorción desde el tracto gastrointestinal se realiza mucho más fácilmente si hay grasa presente. Una salsa marinara elaborada con aceite de oliva es una excelente fuente de licopenos, por ejemplo.

Los componentes responsables de los atractivos colores de las frutas y las verduras sólo representan una parte de los fitonutrientes que he caracterizado como los más importantes. Los investigadores médicos identifican cada día nuevos compuestos benéficos para la salud en las plantas, como el I-3-C en la familia de las coles, o el sulforafano del brócoli, otro inhibidor del cáncer. Algunos fitonutrientes son potentes agentes anti-inflamatorios. Los constituyentes más cáusticos del jengibre y del azafrán son buenos ejemplos, y le insto a que encuentre formas de consumir mayores cantidades de estas especias culinarias. (¿Recuerda el té de cúrcuma que mencioné anteriormente y que es una bebida fría tan popular en Okinawa?) Otros fitonutrientes modulan y amplían las funciones inmunitarias, y mantienen equilibrado el sistema de curación del cuerpo, al tiempo que evitan las inflamaciones anómalas. Existen otros que incrementan las defensas antioxidantes con el fin de proteger el ADN y otros componentes celulares de los ataques tóxicos que llegan a causar un perjuicio directo, o de los que fomentan las inflamaciones anómalas que podrían desembocar en daños en los tejidos.

La Dieta Anti-inflamatoria incluye la mayor variedad posible de alimentos derivados de vegetales, no solamente frutas y verduras sino también cereales integrales, semillas, nueces, hierbas y especias. Un área progresivamente más activa de la nutrición está trabajando actualmente en investigaciones que demostrarían que ciertos compuestos de las plantas que ingerimos son capaces de modificar la expresión de nuestros genes.

10

Cuerpo III: Suplementos y remedios naturales

En la actualidad se discute sobre si se debe o no usar suplementos dietéticos. Hasta hace poco las autoridades médicas les decían a los consumidores que esos suplementos eran tirar el dinero. Ahora dicen que son peligrosos, que incluso pueden ser letales, y que los lanza al público una industria no regulada que sólo se preocupa por los beneficios y que no se preocupa por el daño que causa. En el otro extremo están los expertos en salud, entre ellos algunos médicos, que recomiendan enfáticamente los suplementos dietéticos. Algunos de ellos son científicos brillantes. ¿A quién creer?

Los hechos, tal y como yo los veo, son como sigue. Siempre he dicho que los suplementos dietéticos no pueden sustituir a los alimentos que los contienen. Tomar suplementos no es excusa para no seguir una dieta equilibrada como la que se describe en el capítulo anterior (y en el Apéndice A) con énfasis en la variedad y abundancia de frutas y verduras frescas. Se trata de algo particularmente cierto en lo que respecta a los micronutrientes. Yo tomo un buen suplemento multivitaminas/multiminerales diario, uno cuya fórmula he diseñado yo mismo, como una especie de seguro contra las deficiencias de mi dieta, para, por ejemplo, cubrir esos días en que estoy de viaje y simplemente no puedo tomar las frutas y verduras que a mí me gustaría. Mientras mayor sea la regularidad con la que aportamos antioxidantes y fitonutrientes a nuestro cuerpo, mejor será nuestra salud. La mayoría de nosotros no podemos lograrlo sólo con comida, de ahí la necesidad de suplementos. Yo cultivo tantos vegetales como puedo en mi huerto de invierno en el sur de Arizona; compro productos orgánicos en un mercado local de granjeros, en una cooperativa alimentaria y en un supermercado de alimentos naturales; y siempre tengo en mi congelador bayas orgánicas. Cuando estoy de viaje, hago lo que puedo.

Tenga en mente que los suplementos sólo pueden acercarse a las combinaciones naturales de vitaminas, minerales y compuestos protectores que se encuentran en las plantas. Por ejemplo, la naturaleza produce la vitamina E en un complejo de ocho moléculas: alfa-, beta-, gamma- y delta-tocoferoles y alfa-, beta-, gamma- y delta-tocotrienoles, que contribuyen todos ellos a los efectos antioxidantes y protectores de los alimentos que contienen vitamina E. La mayoría de los suplementos multivitamínicos aportan sólo alfa-tocoferol, a pesar de que las investigaciones demuestran que la clase gamma también es beneficiosa. Algunos incluyen dl-alfa-tocoferol sintético, la mitad del cual es inútil para el cuerpo humano. Los investigadores que llevan a cabo pruebas clínicas reduccionistas realizan sus estudios utilizando sólo alfa-tocoferol; si los estudios dan negativo, concluyen que la vitamina E no es beneficiosa. Y no han probado la vitamina E. Sólo han probado uno de sus componentes.

Le he contado que hay cientos de carotenoides con diversos efectos protectores contra el cáncer y otras enfermedades. La mayoría de los complejos multivitamínicos le ofrecen sólo uno: betacaroteno como precursor de la vitamina A. Los expertos médicos creían que el betacaroteno era el carotenoide más importante de las zanahorias y otros alimentos que reducen el riesgo de padecer cáncer. Estaban equivocados. El betacaroteno por sí sólo puede llegar incluso a aumentar el riesgo de enfermarse de cáncer en algunas personas (fumadores y ex fumadores) pues puede actuar como impulsor de la oxidación en algunas circunstancias. Los complejos multivitamínicos de alta calidad deberían incluir alfacaroteno además de betacaroteno, además de luteína, zeaxantina, astaxantina, licopeno y otros. Se trata de una opción mejor, pero sigue sin igualar a las zanahorias o a las batatas. Y estos productos, además, suelen no aportar ni antocianinas ni ninguna de las otras clases de pigmentos de las plantas que componen el abanico de los fitonutrientes beneficiosos.

Además de ser un seguro contra las deficiencias de la dieta, los suplementos pueden aportar las dosis óptimas de agentes terapéuticos naturales que ayudan a prevenir las enfermedades relacionadas con la edad. De nuevo, consideremos el caso de la vitamina E. Se encuentra principalmente en las semillas y frutos secos ricos en aceites. Muchos estudios sugieren que dosis comprendidas entre las 200–400 IU de alfa-tocoferol (o, mejor, entre 80 y 160 miligramos del complejo entero, incluyendo tocotrienoles) brindan la mejor protección antioxidante contra las enfermedades más habituales relacionadas con la edad. Los frutos secos son buenos para la salud, pero tendría usted que tomar demasiados para conseguir esa cantidad de vitamina E.

O piense de nuevo en el indol-3-carbinol (I-3-C), el fitonutriente presente en la familia de las verduras a la que pertenece la col, que reduce el riesgo de enfermarse de cáncer de mama. Lo logra modificando el metabolismo del estrógeno, con lo que probablemente también protege a la mujer contra otros cánceres de su sistema reproductor. La dosis diaria que parece funcionar mejor para las mujeres con un alto riesgo de desarrollar cáncer de mama es de entre 200 y 400 miligramos. Para lograrlos tendrían que comer muchísimo brócoli, col rizada o coles de Bruselas. No sólo sería aburrido sino además el sistema digestivo de algunas mujeres podría resentirse de recibir tanto. A otras puede que simplemente no les gusten esos vegetales. Es fácil encontrar cápsulas de 200 miligramos de I-3-C en las tiendas de alimentos naturales o a través de Internet. Los críticos y detractores de la industria de los suplementos dicen que no existen estudios que demuestren que tomar I-3-C en píldoras sea seguro y eficaz. Es cierto, y por eso hay que proceder con prudencia. En mi opinión la principal preocupación debe ser la seguridad. Sí que poseemos información básica sobre la toxicidad del I-3-C y no veo ningún motivo de alarma si se toma la dosis sugerida antes. Con toda seguridad aconsejaré a las mujeres con alto riesgo de desarrollar cáncer de mama que coman brócoli y coles de Bruselas. Y también les informaré que tienen la posibilidad de tomar el I-3-C como suplemento dietético.

Debo añadir que soy un firme partidario de una mayor regulación de la industria de los suplementos dietéticos, que ha demostrado ser incapaz de gobernarse a sí misma. Canadá lo ha hecho mejor que Estados Unidos en este aspecto y los consumidores canadienses tienen acceso a mejores productos con etiquetas que aportan información más precisa y abundante. Me gustaría que la Administración de Drogas y Alimentos de Estados Unidos (U.S. Food and Drug Administration) creara una nueva División de Agentes Terapéuticos Naturales para regular hierbas, vitaminas, minerales y otros productos—no con la intención de restringir el acceso que el consumidor tiene a ellos, sino para asegurarse de que los productos en el mercado sean seguros, contengan lo que afirman contener y tengan los efectos que afirman tener. Sería también muy útil que los médicos, farmacéuticos y enfermeras conocieran los suplementos dietéticos, sus beneficios y riesgos y sus posibles interacciones con lo medicamentos que se venden con o sin receta.

Recordará usted que dije antes que los suplementos dietéticos son uno de los principales factores de la medicina anti-edad que hoy es tan popular. No se puede caminar ante las casetas de los expositores de una convención de medicina anti-edad sin verse acosado por gente que vende píldoras, cápsulas y líquidos que se supone que prolongarán la vida, comprimirán la morbidez y revertirán el envejecimiento. Lo más probable es que la mayoría de esos productos no sean dañinos, pero muchos son caros y, en general, las pruebas médicas en las que se basan sus supuestos efectos son inexistentes o demasiado escasas y la mayoría de los médicos no se sienten cómodos usándolos.

Escribí al principio de este capítulo que algunos científicos brillantes recomiendan suplementos dietéticos. Uno de ellos es Bruce Ames, profesor de bioquímica y microbiología en la Universidad de California en Berkeley, y uno de los mayores expertos en las causas y la prevención del cáncer. (He utilizado sus trabajos como fuentes para hablar de las toxinas naturales que existen en los alimentos.) Recientemente Ames volvió su atención hacia la regeneración celular y, en particular, a hallar medios de ralentizar el deterioro que sufren las mitocondrias con la edad. Ames investigó los efectos de dos suplementos dietéticos en ratas: el ácido alfa-lipoico (AAL) y la acetil-L-carnitina. El interés por el primero se remonta a la década de 1950, pero no fue reconocido como antioxidante sino hasta 1988, para a continuación descubrir que jugaba un papel fundamental en la producción de energía dentro de las mitocondrias. También parece rebajar la resistencia a la insulina y ayuda a tratar y prevenir las complicaciones de la diabetes, como la neuropatía periférica. El segundo, un derivado de los aminoácidos, también participa en el proceso de producción de energía en las mitocondrias.

Cuando Ames les dio a las ratas de edad avanzada los dos compuestos a la vez, «se levantaron y bailaron la Macarena», por citar sus palabras exactas. «El cerebro pinta mejor, están llenas de energía... todo cuanto miramos parece pertenecer a un animal joven». La teoría tras el tratamiento es que los radicales libres que genera el metabolismo durante su funcionamiento normal, desactivan las enzimas de las mitocondrias que éstas necesitan para generar energía. La combinación de ácido alfa-lipoico y acetil-L-carnitina parece disparar la actividad de las enzimas y capacitarlas para quemar más combustible.

Ames quedó tan impresionado con estos resultados que después de publicarlos en la revista *Proceedings of the National Academy of Sciences,* desarrolló un producto comercial, Juvenon, que contenía los compuestos y fundó una empresa para venderlo.

En agosto de 2003 el *Berkeley Wellness Letter* revisó las pruebas de los beneficios de los componentes del producto que comercializaba uno de los miembros de la universidad:

> Ames y sus colegas han descubierto que altas dosis de estos compuestos, combinados, permiten a las ratas ancianas actuar como si fueran jóvenes. Por supuesto, puede que en humanos no se produzcan los mismos efectos. Las pruebas con humanos acaban de empezar. Aunque cada vez hay más pruebas, está claro que la investigación sobre el AAL está todavía en sus primeras fases. Serán necesarios estudios

amplios y muy controlados con humanos... Aunque el AAL parece, por el momento, seguro, los efectos a largo plazo de grandes dosis suplementarias son desconocidos... Nuestro consejo es todavía aguardar hasta que la investigación esté más avanzada.

Esta es la familiar y conservadora voz de la medicina dominante. Pero ¿cuánto debemos esperar? Envejecemos constantemente, y nuestras mitocondrias envejecen con todo lo demás. A falta de una absoluta certeza médica, ¿qué podemos hacer que sea, al menos probablemente, seguro y efectivo para reducir los riesgos de sufrir enfermedades relacionadas con el envejecimiento, comprimir la morbidez y aumentar las posibilidades de envejecer con salud? Para cuando esos estudios muy controlados sobre humanos estén hechos y sus resultados analizados, puede que hayamos entrado en la senectud o hayamos muerto. ¿Debemos arriesgarnos con el Juvenon y productos similares aunque no haya pruebas irrefutables de sus efectos?

En el Apéndice A encontrará usted mis recomendaciones detalladas sobre los suplementos dietéticos. Aquí me gustaría guiarle a través de las principales categorías de los mismos que creo que debería considerar añadir a su programa.

Multivitaminas

Recomiendo tomar diariamente un producto multivitaminas/multiminerales que cumpla las siguientes especificaciones:

- No debería contener ninguna vitamina A preformada (retinol).
- Debería aportarle una mezcla de carotenoides, no sólo betacaroteno. Entre ellos deberían figurar la luteína y el licopeno, así como otros miembros de esta familia de pigmentos antioxidantes.
- Debería aportar vitamina E como mezcla de tocoferoles naturales, no sólo d-alfa-tocoferol o, lo que es peor todavía, dl-alfa-tocoferol sintético. Los productos de mayor calidad deberían

aportar también tocotrienoles mezclados, los otros componentes del complejo natural de la vitamina E.

- Debería aportar 50 miligramos de cada una de las vitaminas B, excepto de ácido fólico (al menos 400 microgramos) y vitamina B-12 (al menos 50 microgramos).

- No es necesario que contenga mucho más de 200 miligramos de vitamina C, que es lo máximo que el cuerpo humano puede utilizar en un día.

- Debería aportar al menos 400 IU de vitamina D, aunque recomiendo tomar 1.000 IU diarios.

- No debería contener hierro, a no ser que sea usted mujer menstruando o esté embarazada, o le hayan diagnosticado una anemia por falta de hierro.

- No debería contener más de 200 microgramos de selenio, un mineral antioxidante clave.

- Debería aportar algo de calcio, de ser posible en forma de citrato, aunque la mayoría de las mujeres y también algunos hombres necesitarán consumir calcio adicional para mantener la salud de sus huesos.

Un producto como éste requerirá tomar más de una píldora o cápsula. Se puede consumir en cualquier momento del día, pero tómelo siempre con el estómago lleno para ahorrarse indigestiones. Para absorber las vitaminas D y E y los carotenoides se necesita grasa. No las consuma con, por ejemplo, un desayuno bajo en grasas como media toronja, un bol de avena y té o café.

La mayoría de las mujeres necesitan entre 1.200 y 1.500 miligramos de calcio suplementario, preferiblemente en forma de citrato para facilitar su absorción. Los hombres no deberían ingerir más de entre 1.000 y 1.200 miligramos diariamente de todas sus fuentes. Tome el calcio con las comidas.

Antioxidantes adicionales

Además de los antioxidantes que usted obtiene al comer frutas y verduras, del té, del chocolate negro, del aceite de oliva y de su suplemento multivitaminas/multiminerales (vitamina C, carotenoides, vitamina E y selenio), quizá le convenga tener en cuenta unos pocos productos naturales que le aportarán antioxidantes adicionales. Recuerde, este es un campo delicado en el que las pruebas científicas son escasas y sobre el que plantean dudas teóricas con respecto a las posibles contraindicaciones de tomar antioxidantes en los suplementos dietéticos (ver p. 95). Sin embargo, la mayoría de los suplementos que recomiendan los médicos de la medicina anti-edad son de antioxidantes. Yo sólo tomaría aquellos que tienen tras de sí un apoyo científico más sólido:

- Co-Q-10 (es decir, la coenzima Q o ubiquinona) se produce de forma natural en el cuerpo. Además de actuar como antioxidante, aumenta el uso de oxígeno a nivel celular, mejorando el funcionamiento de las células de los músculos del corazón y disparando la capacidad de realizar ejercicio aeróbico. Se ha investigado mucho sobre ella y su uso está muy extendido. Yo mismo la tomo y la recomiendo mucho a mis pacientes, incluso a aquellos con cáncer, diabetes o gingivitis, y creo que sus beneficios superan con mucho a sus posibles riesgos. El mayor problema es la biodisponibilidad: cuánto del producto llega al sistema y se usa efectivamente. Las nuevas formas en geles suaves y emulsiones se absorben mucho mejor, pero aun así deben consumirse junto con una comida que contenga grasas. Yo recomiendo 60 miligramos diarios de una de las nuevas formas. Nótese que las ampliamente recetadas estatinas inhiben la producción natural de este compuesto en el cuerpo; cualquiera que esté consumiendo estatinas debería tomar Co-Q-10 suplementaria.
- El extracto de semillas de uva y de corteza de pino contienen un grupo de flavonoides llamados proantocianidinas o PCO, emparentados con los pigmentos de las antocianinas de los que hemos hablado antes. Muchos médicos recomiendan estos suplementos para la prevención y el tratamiento de enfermedades concretas relacionadas con la edad, entre ellas las cardiovasculares, las cataratas y la degeneración macular. Si no existen dolencias específicas, recomiendan una dosis diaria de 100 miligramos.

Un extracto de la corteza del pino marítimo francés, vendido bajo el nombre de Pycnogenol, es equivalente, en mi opinión, al extracto de semilla de uva barato. Yo no tomo ninguno de los dos, pues mi dieta es rica en flavonoides gracias al té, las bayas y otras frutas, las verduras y el chocolate negro, y porque ya tomo suficientes suplementos. Pero puede que usted quiera considerar estos productos para conseguir más antioxidantes si en su dieta no hay suficientes fuentes de flavonoides.

- El ácido alfa-lipoico (con o sin acetil-L-carnitina) me interesa porque reduce la resistencia a la insulina y aumenta las defensas antioxidantes del cuerpo. Si tiene algún síntoma de síndrome metabólico (colesterol HDL bajo, alto nivel de triglicéridos en la sangre, tendencia a ganar peso en el abdomen, tendencia a tener alta presión sanguínea) o su familia tiene un historial de obesidad o diabetes de tipo 2, puede que valga la pena tomar AAL como antioxidante suplementario. Comience con 100 miligramos diarios; puede usted tomar hasta 400 miligramos por día.

Anti-inflamatorios adicionales

Además de seguir una dieta anti-inflamatoria, puede que desee ayudar a su cuerpo con suplementos. Algunas especies culinarias tienen poderosos efectos anti-inflamatorios. También los tienen medicamentos conocidos que se venden sin receta.

- Jengibre y cúrcuma. Por supuesto puede añadir estas especias, que son parientes cercanas, a su comida, aunque, a menos que a usted le guste cocinar comida hindú, es más sencillo en el caso de la primera que en el de la segunda. A la gente de nuestra cultura le gusta el té de jengibre y los caramelos de jengibre (¿ha probado el jengibre caramelizado recubierto de chocolate negro? ¡Pruébelo!) y le agradan los pasteles y galletas condimentados con esta especie, pero lo más probable es que no la consuman regularmente en cantidades suficientes como para que tenga algún efecto sobre la inflamación. El jengibre seco es un agente anti-inflamatorio todavía más potente que el fresco, pues al secarse se produce un cambio químico en sus componentes que potencia este efecto. En las tiendas de alimentos naturales venden cápsulas de jengibre seco en polvo, algunas estandarizadas según el contenido de componentes activos. La dosis con la que se recomienda empezar es de un gramo al día (usualmente dos cápsulas) tomadas después de comer para evitar que el estómago se irrite. Conozco a varias personas cuyas dolencias musculares y óseas desaparecieron después de consumir jengibre de esta forma durante varios meses. No hay ningún motivo para no mantener ese consumo indefinidamente.

La cúrcuma es más problemática, pues en grandes cantidades tiene un sabor más amargo y deja manchados los dientes y la ropa de un color amarillo brillante. Los norteamericanos la conocen por ser el principal ingrediente en la mostaza amarilla que tanto les gusta y porque se la encuentran de vez en cuando en un esporádico y exótico curry. Fuera de ello, no sabrían cómo consumir lo suficiente en su comida para que tuviera algún efecto en la situación inflamatoria. Estoy trabajando para conseguir que el té instantáneo de cúrcuma de Okinawa esté disponible en Estados Unidos, pues me gustaría poder beberlo yo mismo. Igual que sucede con el jengibre, se pueden encontrar productos con cúrcuma en las tiendas de alimentos naturales, pero la mayoría son preparados de curcumina, que es sólo uno de los componentes activos de la cúrcuma. Le sugiero que tome extracto de cúrcuma entera, como el que se prepara mediante el proceso de «extracción supercrítica», que utiliza dióxido de carbono líquido como disolvente.

La cúrcuma tiene un efecto preventivo específico contra el Alzheimer. La población de la India rural presenta uno de los índices más bajos del mundo de esta enfermedad; el consumo diario de cúrcuma puede ser uno de los factores que contribuyan a ello, pues los experimentos en animales demuestran que presenta un efecto protector. Yo creo que también contribuye a reducir el riesgo de enfermarse de cáncer.

Puede que le interese buscar productos que combinen extractos de jengibre y cúrcuma en la misma cápsula, añadiendo otras hierbas anti-inflamatorias como romero, té verde y albahaca sagrada *(Ocimum sanctum)* de la India. He usado esta combinación de productos con éxito para tratar desórdenes inflamatorios tanto menores como graves, permitiendo a los pacientes reducir las dosis que toman de los medicamentos anti-inflamatorios estándar o eliminarlos por completo. (Ver Apéndice B para más detalles.)

- La aspirina tiene muchos efectos beneficiosos para la salud, entre ellos la disminución de la inflamación. Puede que sus efectos preventivos respecto a los ataques al corazón provengan de esa propiedad, pero se suelen atribuir a su acción sobre las plaquetas. Las hace menos pegajosas, menos propensas a arracimarse e iniciar coágulos de sangre, que son las causas inmediatas de las oclusiones coronarias. Este efecto de licuación de la sangre es una consecuencia de su efecto en las mismas hormonas que median en la inflamación. Y, como he explicado en el capítulo anterior, se produce también una reducción en paralelo de los riesgos de enfermarse de cáncer, porque esas hormonas también aumentan la proliferación de las células y el riesgo de sufrir transformaciones malignas. Lo que está más documentado es su efecto en la prevención del cáncer colorectal, uno de los cánceres que más muertes causa en Occidente. Puede que la aspirina también reduzca el riesgo de padecer cáncer en el esófago y en algunos otros órganos.

  Hay una contraindicación de la aspirina debida principalmente a que irrita el revestimiento del estómago y del tracto gastrointestinal inferior. (También puede provocar ataques de asma en algunas personas susceptibles y aumenta ligeramente el riesgo de sufrir apoplejas hemorrágicas, que son de por sí muy poco frecuentes.) En general, los beneficios de los regímenes de dosis pequeñas de aspirina superan enormemente a los posibles riesgos. Yo tomo dos aspirinas infantiles a diario (de 81 miligramos cada una, es decir, una dosis de 162 gramos en total), que equivalen a media aspirina para adultos.

- Otros AINE (medicamentos anti-inflamatorios no esteroideos), aparte de la aspirina, incluyen el ibuprofeno (que se vende como

Motrin y Advil) y otros productos. El ibuprofeno reduce el riesgo de sufrir Alzheimer más que la aspirina y tiene los mismos riesgos de irritación gastrointestinal y hemorragias. Sólo lo recomendaría para uso diario a aquellos que tengan dolencias inflamatorias (como artritis o bursitis) y un historial familiar con alta incidencia de Alzheimer.

Ayuda a la composición corporal

La hormona DHEA (dehydroepiandrosterone), que se crea en la glándula adrenal y está disponible en forma sintética como suplemento, demuestra que hay una posibilidad de retroceder algunos de los cambios de la composición del cuerpo que acompañan el proceso del envejecimiento. También aumenta la densidad de los huesos, el grosor de la piel, su tono y también disminuye la grasa abdominal en los ancianos. La grasa abdominal es un riesgo de salud más alto que la grasa en otras partes del cuerpo porque está asociada con el síndrome metabólico y un riesgo más alto de un ataque del corazón y un derrame cerebral. La disminución de la grasa abdominal promovido por la DHEA también resulta en un aumento en la sensibilidad a la insulina. Finalmente, esta hormona puede aumentar la libido en los hombres y las mujeres y puede mejorar la disfunción eréctil en los hombres.

La DHEA es el precursor de las hormonas masculinas y femeninas. La producción natural llega a su máximo entre los 20 y 30 años de edad y después decae en forma constante. Su uso suplementario durante el envejecimiento todavía no está apoyado públicamente por los doctores en general, quienes están a la espera de estudios más largos y completos. Sin embargo, los médicos de la anti-edad, la prescriben rutinariamente y afirman no haber visto resultados adversos. Algunos efectos masculinizadores (acné, pérdida del cabello, crecimiento excesivo del cabello y engrosamiento de la voz) han sido reportados por mujeres. La DHEA puede incrementar ligeramente el riesgo de cáncer de mama o de próstata, afectar las funciones del hígado y las funciones sanguíneas y alterar el efecto de medicinas prescritas.

La dosis recomendada de la DHEA es de 25 a 50 miligramos diarios. Puede tomar hasta seis meses de uso para observar los efectos deseados. Yo considero esta hormona relativamente segura y efectiva, pero no recomiendo su uso sin consulta previa sobre sus beneficios y riesgos con su médico de cabecera.

Ayuda inmunológica

Nuestros sistemas inmunitarios se debilitan conforme envejecemos, lo que nos hace más susceptibles a las infecciones y al cáncer y debilita nuestra capacidad de curación. Además, tanto los sistemas inmunitarios de los jóvenes como los de los ancianos se enfrentan al constante asalto de las toxinas que hay en el ambiente, tanto las naturales como las creadas por el hombre. Vivir en ciudades abarrotadas, viajar frecuentemente en avión y pasar tiempo en centros de atención diurnos para la tercera edad o escuelas nos expone a muchos más gérmenes que a los que debía enfrentarse la gente en el pasado. Podemos protegernos y reforzar nuestro sistema inmunitario comiendo bien, concediéndonos el tiempo necesario para descansar y para realizar actividades físicas, practicando la reducción del estrés y cultivando estados emocionales saludables. Vale la pena conocer y experimentar con productos naturales que refuerzan nuestro sistema inmunitario.

No tenemos un buen nombre para esta clase de remedios, que se suelen denominar *tónicos* o *adaptógenos*. La primera palabra suena claramente poco científica y conjura imágenes de pociones vendidas por charlatanes en carretas en otras épocas. La segunda, acuñada por científicos soviéticos a mediados del siglo veinte, es engorrosa y no está claro qué significa. Pero como quiera que se les llame, estas hierbas y setas son muy útiles. No son tóxicas, pueden usarse durante largos períodos de tiempo y sin duda funcionan. Ya he escrito antes sobre el reishi y la raíz ártica *(Rhodiola)* (ver pp. 48–49). Aquí mencionaré dos productos inmunopotenciadores que uso yo mismo y que recomiendo con frecuencia:

- El astrágalo, obtenido de la raíz de la *Astragalus membrana-ceous,* de la familia de la arveja, tiene una larga tradición en la medicina china, en la que se usa para prevenir los resfriados y la gripe. Los chinos cocinan trozos de esta raíz seca, de sabor muy agradable, con caldo de pollo y pato para hacer una sopa tónica, y en todas las farmacias chinas se venden extractos bajo el nombre de *hoangqi.* Investigaciones científicas han confirmado las propiedades antivirales e inmunitarias de la raíz. Es, además, abundante y barata.

  Lo recomiendo a menudo a la gente que «atrapa cualquier virus que pasa», a los pacientes de cáncer que siguen quimioterapias que reducen la médula ósea, a aquellos con deficiencias en el sistema inmunitario y a la gente que goza de buena salud durante toda la época de gripe. Busque extractos estandarizados en cápsulas y tome la dosis diaria indicada en la etiqueta.

- Las setas que potencian el sistema inmunitario incluyen especies comestibles como el *shiitake,* el *maitake* y las setas en forma de ostra, además de otras puramente medicinales como el reishi, que son demasiado amargas y leñosas para usarlas como comida. Ninguna es tóxica y pueden usarse indefinidamente como suplementos dietéticos. Se ha investigado mucho sobre estas setas y se han identificado sus componentes activos, realizado muchas pruebas con animales y más y más investigaciones clínicas en casos de enfermedades infecciosas, cáncer y SIDA. Estas setas, que desde antaño han sido muy valoradas en las medicinas tradicionales de China, Corea y Japón, atraen ahora el interés de los investigadores y clínicos de Occidente.

  Creo que es mejor tomar varias de estas setas juntas, pues se producen sinergias que potencian sus efectos. Están disponibles en líquido, en polvo y en cápsulas, en algunos casos con extractos de siete o más especies. El producto que yo tomo a diario contiene una docena de especies distintas, con nombres tan exóticos como *agarikon, zhu ling, yun zhi, chaga* e *himematsutake.* Es un extracto líquido y su sabor no es desagradable. Me tomo todo lo que cabe en un cuentagotas disuelto en un poco de agua dos veces al día y creo que me hace más resistente a los gérmenes y más capaz de enfrentarme a los períodos de viajes continuos y de asistencia a actos públicos. (También añado una cucharada de una versión seca del mismo producto a la comida de mi perro una vez al día para disminuir el riesgo de que desarrolle cáncer, una enfermedad cada vez más frecuente en los canes.) Encontrará usted detalles de estos productos en el Apéndice B.

La eliminación de las toxinas

La protección contra las toxinas comienza minimizando nuestra exposición a ellas, como por ejemplo no fumando, bebiendo agua purificada, comiendo alimentos libres de pesticidas siempre que sea posible, comiendo alimentos más bajos en la cadena alimenticia, no ingiriendo sustancias tóxicas y no viviendo cerca de lugares peligrosos como, por ejemplo, un vertedero de residuos tóxicos. Puede usted ayudar a su cuerpo a deshacerse de las toxinas bebiendo mucha agua purificada, evacuando regularmente, respirando aire puro profundamente y sudando. Esta última técnica es particularmente efectiva y le recomiendo que encuentre algún medio de acudir a saunas o baños de vapor tan a menudo como pueda, asegurándose de beber suficiente agua.

Puesto que el órgano que más toxinas procesa es el hígado, vale la pena conocer un remedio de origen vegetal que tiene una estupenda reputación como medio para proteger el hígado y potenciar sus funciones. Es la leche de cardo, un extracto de las semillas de una planta muy común en Europa, el cardo mariano *(Silybum marianum),* ahora implantada en América del Norte. La leche de cardo no es tóxica y puede consumirse durante largos períodos de tiempo. Cualquiera que beba mucho alcohol o tome drogas o medicamentos que puedan dañar el hígado, cualquiera a quien el hígado no le funcione correctamente por cualquier motivo, o que trabaje con solventes o que tenga un historial de exposición a elementos tóxicos debería consumir leche de cardo. Busque extractos estandarizados a entre 70 y 80 por ciento de silimarina, que es el principio activo, y tome dos cápsulas dos veces al día o lo que aconseje la etiqueta.

Vigorizantes

Una queja común entre la gente con cierta edad es que tienen menos energía. Quizá sea esta la principal causa para aconsejar tónicos de hierbas y setas. Voy a darle una lista de mis favoritos y a describir los beneficios que aporta cada uno de ellos, pero usted tendrá que experimentar con ellos por sí mismo para descubrir cuál es el que le funciona mejor. Le sugiero que pruebe cada uno de ellos diariamente durante dos meses. Luego valore los resultados. Si le gustan sus efectos, puede usted consumir estas hierbas indefinidamente, quizá concediéndose algunas pausas de vez en cuando, digamos dos o tres semanas cada cuatro meses o algo así.

- Ginseng. Hay una gran demanda en todo el mundo tanto de ginseng asiático *(Panax ginseng)* como del americano *(Panax quinquefolius)*. La especie asiática es más estimulante y se la aprecia más como vigorizador sexual para los hombres. El ginseng americano se valora por sus propiedades adaptógenas (protectoras frente al estrés). Los expertos en el ginseng chino dicen que no se debe desperdiciar esta raíz en la juventud, sino que debe guardarse para la ancianidad, dicen, y ver entonces lo que puede hacer por usted. Compre sólo extractos cuyo contenido en ginsenósido esté estandarizado, aténgase a las dosis recomendadas en las etiquetas y no espere notar resultados antes de entre seis y ocho semanas de uso regular.
- El ginseng de raíz de eleutero, antes llamado ginseng siberiano, procede de una planta *(Eleutherococcus senticosus)* emparentada con el verdadero ginseng. Los atletas, el personal militar y los cosmonautas de la antigua Unión Soviética lo llevan usando desde hace tiempo y existe una gran demanda en la actualidad. Compre sólo productos cuyo contenido de eleuterósido esté

estandarizado y tome las dosis recomendadas en las etiquetas, esperando también entre seis y ocho semanas para evaluar los efectos.

- La raíz ártica o rhodiola es la planta que he considerado antes como un posible remedio anti-edad. No posee esa propiedad, pero sí que aumenta la resistencia, reduce los efectos más perjudiciales del estrés y mejora el humor y la memoria. Algunas personas dicen que también han visto incrementada su energía sexual al consumirla. La rhodiola parece trabajar más deprisa que el ginseng o el eleutero, quizá en tan sólo dos semanas. Busque productos estandarizados con un 3 por ciento de rosavinas y un 1 por ciento de salidrósido y tome las dosis recomendadas en las etiquetas.

- El cordyceps es una seta china muy usada en ese país como tónico vigorizante para personas debilitadas por la edad, la enfermedad o alguna lesión o herida. También lo usan los atletas para aumentar la capacidad aeróbica y la resistencia. El cordyceps silvestre es un parásito de las larvas de algunas polillas; en China preparan la seta entera y desecada junto con la larva momificada y la hierven a fuego lento en una sopa. Aquí se pueden conseguir extractos de cordyceps cultivados sobre grano en forma líquida o de cápsulas.

Afrodisíacos

Las personas de cierta edad suelen quejarse de menor apetito y energía sexual y, como era de esperar, hay muchos productos a la venta para mejorarlos, entre ellos medicamentos con receta como la Viagra, hierbas como el ginseng y suplementos dietéticos como el aminoácido L-arginina. Antes de pasar a comentar este último, me gustaría señalar que algunas personas reflexivas han dado la bienvenida al declive sexual que se produce en la ancianidad en lugar de buscar remedios para paliarlo. Por ejemplo, en un famoso ensayo titulado *Sobre la vejez,* el orador, político y filósofo romano Marco Tulio Cicerón (106–43 a J. C.) escribió: «Ahora llegamos a [otra] acusación que la gente lanza contra la vejez: el sexo o, más bien, la falta de él. Pero de hecho se trata de una de las grandes recompensas de la edad el hecho de que nos libere de lo que es causa de tanta corrupción cuando somos más jóvenes». Cicerón continúa explicando las formas en que el deseo de gratificación sexual puede dominar la razón e interferir con la búsqueda de la excelencia en la vida. No sería un buen portavoz para Viagra. Comprendo que su punto de vista no es popular hoy en día, pero me gustaría que usted lo tuviese en cuenta.

A continuación encontrará una rápida revisión de los remedios naturales para las deficiencias sexuales relacionadas con la edad:

- La testosterona, la hormona masculina, puede, en dosis reducidas, producir un aumento notable del deseo sexual en mujeres que experimentan falta de interés en el sexo tras la menopausia. Es un medicamento que se administra con receta y que viene en forma de pastilla o se puede administrar por vía tópica. No debería usarse a menos que un análisis de sangre revele que existe una deficiencia. (Las mujeres producen testosterona de forma natural, aunque en cantidades mucho menores que los hombres, y la misma ejerce una fuerte influencia en la líbido femenina.) Los hombres que tengan una deficiencia demostrada de testosterona también se beneficiarán de ello, pero los hombres que tomen más testosterona de la que necesitan probablemente se volverán más agresivos en lugar de ver aumentar su deseo sexual. La hormona, además, puede incrementar el riesgo de sufrir de ateroesclerosis y de enfermedades de la próstata. Como todas las hormonas, la testosterona debe usarse sólo bajo supervisión médica.

- El ginseng asiático —ver p. 207— es, probablemente, el afrodisíaco de hierbas para hombres más popular.

- La bufera es una hierba de la India *(Withania somnifera)* que se usa mucho en la medicina ayurvédica y a la que a veces se llama «ginseng indio», aunque no está emparentada con el verdadero ginseng. Es mucho más abundante y, en consecuencia, mucho más barata que el ginseng y, a diferencia de éste, tiene unos efectos calmantes y una ligera acción sedante en lugar de estimulante.

Los hindúes la valoran como afrodisíaco, de nuevo principalmente para los hombres, y como un tónico y adaptógeno general. Busque extractos estandarizados a un 1,5 por ciento de witanólido y un 1 por ciento de alcaloides. Pruébela durante un período de entre seis y ocho semanas.

- Rhodiola—vea anteriormente pp. 48–49 del capítulo 2.

Estas son las principales categorías de suplementos que yo consideraría como parte de un programa para envejecer con salud. Usted, por supuesto, oirá hablar y leerá sobre muchos otros productos, particularmente desde el campo de la anti-edad. *Caveat emptor:* a riesgo del comprador.

11

Cuerpo IV: Actividad física

Tal vez sea posible llevar una vida sedentaria y aun así vivir una vejez saludable, pero no es muy probable. La práctica de una actividad física a lo largo de la vida y una tercera edad sana van de la mano: es una de las correlaciones más fuertes que descubrió el estudio de la Fundación MacArthur para una vejez saludable, tal y como se publicó en 1998 en el libro con el mismo título, *Successful Aging* (o envejecer con éxito). Casi todos los ciudadanos de la tercera edad que yo conozco que gozan de buen estado de salud fueron gente físicamente activa durante toda su vida, y aún lo son. Caminan, bailan, juegan al golf, nadan, hacen pesas, yoga y tai chi. Algunos hasta practican más ejercicio físico que sus congéneres más jóvenes.

En Japón, que aún puede presumir de la tasa de longevidad más alta, con una media de casi ochenta años, no solamente está creciendo el número de personas centenarias, sino que también se multiplican los «súper seniors», gente de edad que se encuentra en una forma física excepcional. He aquí la descripción de uno de ellos:

Cuando amanece en la mayor metrópoli del mundo, Keizo Miura, un vigoroso centenario, ya está enfundado en su ropa de deporte gris marengo, y listo para sudar.

Antes de devorar un apetitoso desayuno de algas marinas y huevos, Miura realiza sus ejercicios de interior a toda velocidad, con alguna ligera crispación cuando su cuello —que aún se repone de una lesión en la clavícula— le recuerda momentáneamente que nació en 1904. El hombre que se ha convertido en un héroe y un modelo para las huestes de pelo grisáceo de Japón inspira hondo, y aleja el dolor igual que hizo el año pasado, cuando esquió en el Mont Blanc, en Europa, a los noventa y nueve años. En un minuto de Tokio, ya está en la puerta listo para su carrera diaria de dos millas.

«Aún me siento bien», dice Miura, que se convirtió en 1981 en el hombre más anciano en escalar el Kilimanjaro, el pico más alto del continente africano, y que actualmente se entrena para realizar una expedición a los Alpes italianos el año que viene. «Realmente no hay nada especialmente asombroso acerca de mí...pero mi hijo sí lo es».

Estamos hablando de Yuichiro Miura, de setenta y dos años, que en mayo de 2003 se erigió en el hombre más viejo en escalar el Everest.

Podría seguir llenando este capítulo con las historias de los mayores que están creando nuevos récords, y dejándonos al resto de nosotros completamente estupefactos con sus logros físicos. Gente que a sus ochenta y noventa años aún sigue dándole duro, surfeando, compitiendo en triatlones, y demostrando de mil maneras que el cuerpo humano puede seguir activo en formas que nuestros padres y abuelos quizá no fueron capaces de imaginar. Cuando mis amigos y conocidos se enteraron de que pensaba escribir sobre la vejez saludable, me invitaron a conocer a los súper seniors norteamericanos, a contemplarlos haciendo yoga extremo, en maratones de baile y otros hitos extraordinarios.

Todo esto resulta muy inspirador, y de especial interés, para los entusiastas de la anti-edad, pero es tangencial respecto a lo que quiero contarle en este capítulo. Me preocupa la vida cotidiana y todo lo que debemos saber acerca del ejercicio físico y del envejecimiento, incluso si no pensamos escalar ninguna montaña; más aún, especialmente si no pensamos escalar montañas. En las culturas tradicionales, son las actividades diarias las que condicionan el estado de conservación del cuerpo. Por ejemplo, los mayores sanos que conocí en Okinawa no habían corrido ningún maratón;

cultivaban la tierra con sus manos, cortaban madera, acarreaban agua, y exploraban las montañas para cosechar vegetales silvestres, preparaban redes de pesca, y caminaban y caminaban durante toda su vida.

El cuerpo humano está diseñado para este tipo de uso regular y muy diverso. La vida moderna es un obstáculo para este propósito, pues obliga a muchos de nosotros a pasar gran parte de nuestro tiempo sentados en una oficina o conduciendo nuestro coche. Terminamos por obtener nuestra actividad física por períodos reducidos de tiempo, y a menudo no se trata de actividades muy variadas. Es lamentable, pero así es. Dadas las limitaciones de la vida moderna, ¿cómo podemos satisfacer las necesidades de ejercicio físico de nuestro cuerpo, que requerire para poder envejecer bien? A tal fin usted debe comprender tanto los beneficios como los riesgos del ejercicio físico.

Primero hablaré de los peligros, porque muy raramente se explican con claridad, y a los amantes del ejercicio no les gusta reconocer que existen, y mucho menos debatirlos.

Déjeme empezar diciendo que sí, es posible hacer demasiado ejercicio físico, y no sólo porque el exceso de actividad puede llevar a lesiones en las articulaciones, músculos y huesos, sino también a causa de los efectos adversos que pueden producirse en la composición corporal, el sistema nervioso, y las funciones inmunitarias y reproductoras. Respecto a los primeros, sencillamente señalaré que los doctores que atienden a personas que han hecho trabajos físicos toda la vida saben cuán alta es la incidencia de las enfermedades degenerativas de las articulaciones, lesiones repetidas y otras calamidades músculo-esqueléticas que padece este grupo en concreto. Estos problemas a menudo suelen restringir notablemente la actividad física en esta franja de edad, privándoles de calidad de vida. Quizá sucede con menos frecuencia en las culturas tradicionales, como en la Okinawa rural del siglo pasado, porque la actividad física de aquel entonces era muy variada. Los trabajadores de nuestra sociedad suelen realizar la misma actividad una y otra vez, con lo cual corren el riesgo de lesionarse. Y déjeme recordar a los lectores jóvenes que las lesiones que resultan de los deportes de contacto a menudo conllevan problemas músculo-esqueléticos y neurológicos que empañarán su vejez, limitando su movilidad. Las rodillas son especialmente vulnerables, y la cirugía de reparación no siempre es la mejor solución. Las lesiones repetidas derivadas de fuertes impactos, como sucede en el fútbol americano y el fútbol, pueden estar asociadas con discapacidades cognitivas en etapas posteriores de la vida. Así que ya sabe: escoja sus deportes con cuidado.

Las jóvenes atletas dejan de menstruar si realizan una actividad física excesiva, porque sus niveles de grasa corporal bajan hasta un punto tal que sus sistemas reproductores no consideran que la concepción sea segura; no se puede llevar un embarazo a buen término sin una reserva calórica adecuada. Este cambio en la composición del cuerpo quizá tenga otras consecuencias menos aparentes para la salud a largo plazo. En concreto, es posible que los sistemas inmunitario y nervioso del cuerpo queden expuestos a cualquier ataque potencial por parte de las toxinas ambientales.

El sistema nervioso central se compone de tejido graso, constituido a partir de lípidos especiales. Muchos pesticidas y otras toxinas ambientales se disuelven en la grasa. Si usted queda expuesto a su acción y no posee la suficiente grasa corporal para diluir estas sustancias, es probable que se concentren en su tejido nervioso, donde podrían iniciar procesos destructivos que desembocarán en dolencias neurodegenerativas. Quizá esa es la razón por la cual la esclerosis lateral amiotrófica se manifiesta con más frecuencia entre los atletas. En la Clínica de Medicina Integrativa de la Universidad de Arizona he podido ver a varios hombres en la treintena que han recibido este tremendo diagnóstico; se trata de una franja de edad poco habitual para un principio de esclerosis lateral. Todos habían participado en deportes extremos y competitivos, diversos acontecimientos de atletismo exigente; todos ellos estaban extraordinariamente delgados.

Mucha gente supone que los atletas de competición sin duda son personas sanísimas, y que cuanta menos grasa corporal uno tenga, mejor está en términos de salud y longevidad. Bien, no siempre es así. Es posible que una actividad física intensa y una extrema delgadez estén correlacionadas con un mejor estado cardiovascular, y un riesgo muy bajo de padecer diabetes de tipo 2, pero lo cierto es que se produce un sacrificio en lo referente a la salud neurológica. Adicionalmente, las personas con muy poca grasa corren más riesgo de morir víctimas de infecciones agudas, que a menudo ponen al cuerpo en una situación de una alta exigencia metabólica. Algunas enfermedades, como la gripe y la neumonía provocan una rápida pérdida de peso—unas diez libras o más, hasta cinco kilos, en unos pocos días. Si usted no dispone de exceso de peso, sus posibilidades de sobrevivir a este tipo de crisis son más bajas que las de sus congéneres más fornidos.

Hay otro riesgo relacionado con la práctica de un excesivo ejercicio físico, bastante obvio pero que jamás se menciona. Recordará que el metabolismo normal es la fuente más importante de estrés oxidante, y que las defensas antioxidantes del cuerpo han evolucionado para actuar como barrera de contención. Cuando el metabolismo se acelera, tal y como sucede durante la práctica del aeróbic, aumenta el estrés oxidante. Así es: el ejercicio aeróbico es un gran generador de radicales libres. Demasiadas sesiones pueden superar nuestras defensas, convirtiendo a nuestro cuerpo en un objetivo más susceptible de caer víctima de las enfermedades relacionadas con la edad. Tal vez por eso asistimos a diagnósticos tan tempranos de enfermedades neurodegenerativas en deportistas de competición relativamente jóvenes.

He repasado estos conceptos para defender la moderación en la práctica del ejercicio físico (como en todas las demás actividades de la vida), pero no pretende ser una justificación ni una excusa para el exceso de peso o el sedentarismo. Hay muchas más personas en nuestra cultura actual que yerran por defecto, y no practican suficiente ejercicio. Sencillamente se trata de estar avisado: una actividad física notable, o el deporte equivocado, pueden representar un perjuicio directo para la estructura de su cuerpo, incrementar su vulnerabilidad frente a los ataques de toxinas y otros agentes nocivos, y desgastar su sistema de defensa contra el estrés oxidante. Además de reflexionar acerca de la cantidad justa de actividad física que su cuerpo puede abarcar para llegar a una vejez saludable, debe informarse de los tipos de actividad que le rendirán mejor servicio.

Bajo el título de ejercicio físico incluyo las siguientes actividades, cada una de las cuales sirve para un objetivo distinto, aunque todas son necesarias para un óptimo estado de salud a cualquier edad.

El *ejercicio aeróbico* («cardio») comprende cualquier actividad que incremente el ritmo cardíaco y que le haga resoplar. En las etapas iniciales del ejercicio se puede mantener una conversación normal; en el período moderado se hace más difícil hablar, y en el estadio más acelerado la respiración es agitada y no es posible articular palabra. Una buena salud cardiovascular se caracteriza por su capacidad de ejecutar actividades aeróbicas como correr rápidamente distancias cortas, y subir tramos de escaleras con una cierta velocidad, así como recuperar sin dificultad una respiración pausada, mientras su ritmo cardíaco vuelve a situarse a niveles normales a los pocos minutos de dejar de moverse. Este tipo de ejercicio, especialmente las variantes moderadas y continuas, quizá intercaladas con algún período de alta intensidad, es necesario para que el sistema cardiovascular se conserve en buenas condiciones. Tonifica el músculo cardíaco, mejora la elasticidad de las arterias, ayuda a contrarrestar el incremento de la presión sanguínea relacionado con la edad, tan habitual en nuestra población, y desarrolla la circulación colateral del corazón, protegiéndolo contra posibles obstrucciones en el flujo de la arteria coronaria. También equilibra el metabolismo, mantiene la sensibilidad de las células a la insulina y se opone al desarrollo de síndromes metabólicos que terminan en un estado de obesidad.

Además, el ejercicio aeróbico quema calorías, y es la mejor manera de prevenir el exceso de peso si está consumiendo más calorías de las que su cuerpo necesita. El ejercicio, por sí solo, raramente corrige la obesidad a menos que vaya acompañado de un cambio en los hábitos de alimentación, pero sí puede prevenirla. Como he dicho anteriormente, para las personas a las que les cueste mucho reducir su peso hasta los niveles recomendados, el ejercicio aeróbico constante es totalmente necesario para una salud óptima.

De hecho, el ejercicio aeróbico es tan beneficioso para nuestra fisiología que no dispongo de espacio para comentar todas sus virtudes. Sí diré que mejora la función inmunitaria y cognitiva, y que actúa notablemente en el estado de ánimo. Al incrementar la producción de endorfinas, las moléculas del propio cuerpo que se comportan como opiáceos, ayuda a prevenir y tratar los estados depresivos, sin los efectos secundarios de los fármacos antidepresivos. Por cierto, esta propiedad explica la potencial adicción que puede crear el ejercicio aeróbico. Al igual que cualquier adicción, una práctica compulsiva limita su libertad y desperdicia su energía; también puede exponerle a los riesgos de una excesiva actividad física que acabamos de ver. Le recomiendo firmemente que procure evitarlo.

Sin embargo, es deseable practicar una actividad aeróbica diariamente, es decir, hacer algo que incremente su ritmo respiratorio y cardíaco. No necesita desplazarse hasta un gimnasio para eso. Basta con andar, subir escaleras, hacer las tareas del hogar y dedicarse a cuidar de su jardín, y cualquier otra actividad cotidiana. Lo mejor es practicar una actividad aeróbica moderada durante treinta minutos o más, pero si está obligado a distribuirla en pequeños segmentos a lo largo del día, también está bien.

A medida que envejece, es aconsejable que opte por actividades aeróbicas más prudentes, asegurándose de que son las adecuadas para su cuerpo, y que no corre el riesgo de lesionarse. Por ejemplo, correr suele ser más apropiado para los jóvenes. Puede ser muy intenso aeróbicamente, es fantástico para quemar calorías, y proporciona una inyección tremenda de endorfinas, pero a menos que usted sea delgado y sus huesos ligeros, es fácil que sus articulaciones resulten perjudicadas. He visto ya a muchos hombres de mediana edad que «siguen corriendo a pesar del dolor», ignorando la reacción negativa de su propio cuerpo, y que ahora arrastran limitaciones físicas a resultas de ello.

Déjeme enumerar los tipos de actividades aeróbicas que me gustan, y que forman parte de mi rutina diaria:

• Caminar es la actividad más completa, capaz de satisfacer las necesidades de ejercicio físico del cuerpo, si la practica con suficiente energía. Soy un firme convencido de que caminar es una forma excelente de realizar ejercicio, porque no necesita de ningún equipo adicional, todo el mundo sabe cómo se hace, y el riesgo de sufrir lesiones es muy bajo. El cuerpo humano está diseñado para caminar; se puede caminar por parques o centros comerciales, o en el jardín delantero de su casa. A mí me encanta caminar por mi rancho en el desierto, subiendo y bajando colinas y siguiendo los lechos de los riachuelos. Cuando estoy lejos de casa, trato de caminar cada día, pero me quedo consternado al ver hasta qué punto la mayor parte de las ciudades norteamericanas desincentivan el caminar, con la excepción de Nueva York. Manhattan es la única zona urbana de Estados Unidos en donde la gente va caminando a todas partes, como hacen en todas las ciudades del Japón. Los japoneses andan muchísimo, muy rápido, y siempre están subiendo y bajando escaleras para subirse en trenes y metros. Manhattan también es el único centro urbano de Estados Unidos donde la epidemia de obesidad que arrasa al país no es tan manifiesta, y no albergo ninguna duda de que existe una relación de causa y efecto entre esta circunstancia y el hábito de caminar.

Para obtener el máximo beneficio de la caminata, planee un recorrido de unos cuarenta y cinco minutos diarios, una media de cinco veces por semana. Incluya algunas subidas y bajadas, y momentos de aceleración que lleven a su corazón y su sistema respiratorio a un punto en que le cueste hablar. Consiga zapatos cómodos, de alguna tienda especializada en material deportivo y cámbielos cuando se gasten. También puede apuntarse a un club de montañismo, hacer senderismo, excursiones a pie por Europa, y utilizar bastones de apoyo (algo así como los de los esquís; vea el Apéndice B), para ayudarse en los terrenos desiguales; camine con amigos y con perros. Sencillamente, hágalo. También puede optar por aparcar un poquito más lejos del lugar al que se dirige, para compensar el tiempo sedentario que pasa al volante.

Y por favor, utilice las escaleras siempre que sea posible. Yo suelo subir siete tramos en el Centro de Ciencias de la Salud de la Universidad de Arizona cuando me encuentro en la Clínica de

Medicina Integrativa y no puedo realizar ninguna otra actividad física. Cuando me subo a un ascensor, la gente que me acompaña suele quedarse solamente por uno o dos pisos. (Muchos de ellos tienen sobrepeso, y vuelven de la cafetería con un refresco en una mano y un pastelito o unas papas fritas en la otra. ¿Hace falta más para entender las causas del sobrepeso que padece nuestra nación?)

Caminar constituye un mantenimiento excelente para sus articulaciones. Le llevará a lugares muy interesantes, y le resultará de utilidad de por vida. Incluso si es usted muy anciano y no tiene energía como para emprender las actividades aeróbicas de la juventud, aún puede caminar por el interior de su casa.

- Nadar. Me encanta nadar. Me obliga a utilizar mi cuerpo de una forma distinta, como ningún otro tipo de ejercicio físico. Tengo que concentrarme en respirar conscientemente, y con la mayor eficiencia posible, y es excelente para mis músculos y articulaciones. Me coloca en un apacible estado de consciencia alterada que contribuye a disipar mis tensiones, y es una pausa bienvenida cuando uno trabaja sentado a una mesa. Sin embargo, no puedo tolerar la mayoría de las piscinas a causa de su cloro, que me suele irritar mucho. Dispongo de una maravillosa piscina al aire libre en mi casa, que desinfecto con un generador de iones de cobre y plata, que es mucho mejor que un sistema de cloro. (Así puedo bucear con los ojos abiertos sin ninguna incomodidad.) También existen otras tecnologías que no emplean cloro (vea el Apéndice B). Las empresas de mantenimiento de piscinas son el principal obstáculo para que su uso se extienda en las instalaciones públicas, pues se resisten a ello; así como las regulaciones obsoletas de los departamentos de sanidad de algunas zonas.

En casa suelo nadar durante unos veinte o treinta minutos diarios, a menos que haga muy mal tiempo. (La piscina se mantiene a una temperatura agradable, calentada por el sol la mayor parte del año.) En verano viajo a mi casa de vacaciones del norte, en Canadá, donde hay un lago y trato de nadar allí cada día. El agua es más fría que la de mi piscina, pero está tan limpia que se puede beber el agua en la que se nada. Y hay una pequeña isla en medio del lago que también presenta un interesante reto aeróbico. Empiezo nadando crol, cambiando a la posición de espaldas cuando los músculos que el crol ejercita empiezan a cansarse.

La natación es excelente para la gente mayor con las articulaciones delicadas. Muchos balnearios y residencias ofrecen clases de aeróbic acuático que son de lo más divertidas. Descubra dónde se organiza este tipo de actividades y únase a ellas.

Voy a darle dos consejos acerca de la natación que quizá desconozca. Intente utilizar aletas para aumentar el poder de su patada; notará una gran diferencia. También es bueno nadar con una máscara y un tubo de respiración, que le permitirá desplazarse por el agua sin tener que girar o elevar la cabeza para respirar. La mayoría de las personas sólo giran la cabeza en una dirección cuando nadan, y ese movimiento repetido puede perjudicar los músculos del cuello.

• Ciclismo. Tengo una bicicleta de montaña con amortiguadores traseros, frenos sencillos y un asiento muy cómodo. Suelo ir en bicicleta por los caminos polvorientos que rodean mi propiedad y llego hasta un parque nacional que hay al lado. No tengo que esquivar a los coches, ni el humo de sus tubos de escape, mientras disfruto de un hermoso paisaje. También subo por largas colinas que sin duda ejercitan mi capacidad aeróbica. Luego me lo paso muy bien, dejándome llevar colina abajo. Voy en bicicleta un par de veces por semana, sobre todo en primavera y otoño, cuando los días se prestan. En Canadá puedo desplazarme mucho más en bicicleta. Es una actividad que trabaja bien los músculos de mis piernas, mi corazón y mis pulmones, y la considero un complemento idóneo a la natación.

A veces veo a mucha gente mayor en bicicleta, siguiendo vías pavimentadas en las afueras de Tucson, en bicicletas reclinadas o en tándems. Tenga presente los peligros del ciclismo, que sobre todo están relacionados con el tráfico. Asegúrese de que encaja cómodamente en su bicicleta, utilice un casco, y respete todas las medidas de seguridad necesarias para reducir el riesgo de sufrir accidentes. Preste atención siempre que circule por carreteras o calles con tráfico pesado.

- Las máquinas de ejercicios son una opción adecuada para realizar una actividad en espacios interiores. Puede utilizarlas en los gimnasios o en su hogar. A mí me gusta la máquina elíptica, porque no fuerza mis rodillas y le añade un ejercicio de brazos a la actividad de caminar. Los días que no puedo nadar o caminar al aire libre por el motivo que sea, trato de hacer una sesión de treinta minutos de actividad cardiovascular en esta máquina. Generalmente sigo un programa de intervalos que aplica ejercicios de resistencia, de entre uno y tres minutos, y que me sitúa en esa zona entre moderada e intensa, con algún momento de recuperación a lo largo de la sesión. Me paso media hora sudando bastante. En los gimnasios prefiero la bicicleta estática, o la máquina de steps si no hay ninguna máquina elíptica libre; a veces me decanto por la cinta automática. Sin embargo, confieso que todas estas máquinas me resultan muy aburridas, especialmente las cintas de caminar, y necesito encontrar algo con lo cual distraerme mientras hago el ejercicio, para pasar mejor el rato. En mi casa tengo una máquina elíptica en una habitación que cuenta con televisor, y a menudo veo películas mientras la utilizo. A veces me pongo los audífonos y escucho un audiolibro; ambas estrategias me funcionan bien.

Le recomiendo vivamente que consiga una máquina o equipo para hacer ejercicio en casa, pero con la condición de que se comprometa a usarlo. Veo demasiadas máquinas aeróbicas acumulando polvo en los garajes, o haciendo de percheros en las habitaciones. Documéntese bien antes de comprar, y asegúrese de que el equipo que compra es adecuado para sus necesidades y para su presupuesto. Sería bueno que consiguiera un período de prueba para utilizar la máquina y ver si se adapta a lo que necesita. También es útil dejarse aconsejar por el vendedor, o por un entrenador, para que le diga si está en la postura correcta y emplea la máquina adecuadamente.

Todas estas formas de ejercicio aeróbico son apropiadas para las personas de cualquier franja de edad.

Resumiendo lo que ya hemos dicho en esta sección: el ejercicio aeróbico regular es un requisito para alcanzar una vejez saludable. Idealmente, sería bueno que hiciera ejercicio diariamente, y deberían ser actividades variadas, con el fin de optimizar los beneficios y minimizar los riesgos. Le aconsejo que desde el principio dedique una media de treinta minutos a algún tipo de actividad aeróbica, cinco días por semana en promedio. Apueste por una intensidad moderada: un esfuerzo que provoque una aceleración de la respiración, y alguna dificultad al hablar. En caso de que opte por caminar, cosa que le aconsejo sobremanera, hágalo durante cuarenta y cinco minutos si es posible. Además, trate de convertir sus quehaceres cotidianos, como las labores del hogar o la compra, en una actividad aeróbica, moviéndose más deprisa.

El *entrenamiento de fuerza* es el segundo componente de la actividad física que su cuerpo necesita. El objetivo de este ejercicio es crear y conservar masa muscular y ósea, pues ambas disminuyen con la edad, como resultado de los cambios en los niveles hormonales y en el metabolismo. La pérdida de densidad mineral ósea puede llevar a la osteopenia, y luego a la osteoporosis, que predispone a tener fracturas, y posteriormente, otras limitaciones físicas derivadas de estas dolencias. Para evitar estos problemas, debe crear una cantidad suficiente de masa ósea en las primeras etapas de su vida, especialmente durante la adolescencia y los primeros años de la edad adulta. (La masa ósea máxima se alcanza alrededor de los treinta y cinco años.) A continuación, debe llevar un estilo de vida que conserve este nivel óseo, en lugar de reducirlo. Esto es especialmente importante para las mujeres, pues el decrecimiento en los niveles hormonales después de la menopausia las sitúa en una franja de riesgo mucho antes que a los hombres. Para crear masa ósea durante la juventud, es necesario alimentarse correctamente (con muchas verduras de hojas verdes, fuentes de calcio y vitamina D), hacer ejercicio físico, y evitar comportamientos que puedan dar lugar a una pérdida de densidad ósea, como fumar, beber muchos refrescos con gas, consumir café y azucar, y abusar del alcohol. Si quiere conservar su masa ósea hasta la vejez, debe realizar entrenamiento de fuerza, a veces llamado ejercicios de resistencia.

Los huesos están constantemente bajo presión, sometidos a la acción de fuerzas opuestas, algunas destructivas y otras constructivas, que son reacciones frente al esfuerzo que le exigimos. Estos cambios están marcados por un control celular y hormonal muy preciso, y pueden desarrollarse con mucha rapidez. Los ejercicios de resistencia exigen un esfuerzo determinado de los huesos, que fomenta las influencias constructivas por encima de las perniciosas, deteniendo la pérdida de densidad mineral, e incluso contrarrestándola.

Todo el mundo realiza una actividad de este estilo como parte de su rutina diaria, siempre que levantamos, arrastramos o empujamos algún objeto pesado, por ejemplo. Algunas de las actividades aeróbicas que hemos descrito anteriormente, como caminar y subir escaleras, incrementan nuestra fuerza corporal, pero otras no. Al nadar, la fuerza de la gravedad queda neutralizada por la ingravidez del cuerpo flotando en el agua, y cuando vamos en bicicleta, ya sea en un aparato normal o en una estática, la mayor parte de nuestro peso descansa en la estructura de la bicicleta. La mejor manera de conservar nuestra densidad ósea es haciendo ejercicios de pesas, ya sea con máquinas de resistencia o con pesas individuales.

Este tipo de ejercicio también contribuirá a crear y conservar su masa muscular, que es igualmente importante a medida que uno envejece. Además de proteger y estabilizar las articulaciones, y proporcionarle la fuerza necesaria para que disfrute de la vida, una buena masa muscular optimiza el metabolismo y le mantendrá apartado de la obesidad y de sus complicaciones. El motivo es que el músculo, a diferencia de la grasa, es un horno metabólico. Cuanto más músculo tenga, más calorías quemará, y se reducirá la probabilidad de que desarrolle resistencia a la insulina. Al igual que con los huesos, la masa muscular se crea en las etapas tempranas de la vida, cuando los niveles hormonales están altos y el metabolismo activo. Por esta razón suelo animar a los adolescentes que se interesan por el culturismo.

Sin embargo, me doy cuenta de que muchos culturistas trabajan su cuerpo por la mera apariencia, especialmente los hombres, que rápidamente se obsesionan por «inflarse». Este enfoque a menudo les lleva a consumir cantidades excesivas de proteínas y a tomar suplementos dietéticos que se supone contribuyen a incrementar la masa muscular; en algunos casos también experimentan con esteroides anabolizantes, además de ejercitarse compulsivamente, todo lo cual terminará por minar su salud a largo plazo. Es un comportamiento en los hombres que parece análogo a los desórdenes de alimentación que padecen las mujeres obsesionadas con engordarse; de hecho, hasta es posible que estos dos grupos presenten trastornos neuroquímicos de perfil similar. Desde mi punto de vista, las consecuencias estéticas del entrenamiento de fuerza son tangenciales a su verdadero valor para la conservación de la salud muscular y ósea hasta bien entrada la vejez.

Los culturistas a menudo se desesperan cuando comprueban lo rápidamente que se desvanecen sus prominentes músculos en cuanto abandonan la práctica diaria de sus ejercicios de pesas. Un culturista de competición me dijo una vez que «se había desinflado como una pelota» cuando lo dejó. Pero esta rápida respuesta de los músculos es también motivo para la alegría: usted podrá ver los resultados del entrenamiento de fuerza al poco tiempo de empezar. Los huesos también reaccionan con la misma velocidad, pero no podemos comprobar cuál es nuestra densidad ósea de la misma forma en que salta a la vista el desarrollo y la tonificación de nuestros músculos.

Cualquier edad es buena para empezar un entrenamiento de fuerza y obtener sus beneficios. Incluso puede mejorar el bienestar físico y mental de los ancianos que viven en residencias asistidas. No obstante, si jamás ha practicado este tipo de actividad anteriormente, le instaría a que empiece poco a poco y con la ayuda de un experto, un entrenador personal o el instructor de un gimnasio. Es extremadamente importante que utilice el equipo de resistencia correctamente, tanto para minimizar los riesgos como para sacar el mayor partido de su esfuerzo. No invierta en ningún tipo de máquina para su hogar sin antes documentarse a fondo y comprobar que le resultará útil. Existen muchas opciones: desde máquinas muy caras y con un gran despliegue de pesas auxiliares, hasta juegos baratos y portátiles de tubos de goma, que vienen en diversas longitudes y grosores, con asas en los extremos, de lo más eficientes en cuanto aprenda a utilizarlos. Todos los grupos musculares de importancia pueden trabajarse correctamente con este tipo de equipos.

En general, es aconsejable realizar sesiones de entrenamiento de fuerza dos o tres veces por semana, dejando un día de pausa entre cada sesión. Hacer pesas con más frecuencia podría ser contraproducente. La mejor manera de practicar es aprenderse una rutina de ejercicios, ya sea con máquinas, pesas o tubos de goma, que pueda completar en una media hora.

Otra vía para incrementar su fortaleza, que se ha puesto muy de moda últimamente, es el método Pilates, creado por Joseph Pilates y desarrollado por su esposa Clara a principios del siglo pasado. Los bailarines profesionales ya estaban familiarizados con este sistema, y ahora es la nueva afición de personas de todas las edades y condiciones, interesadas en conservar su forma física. El método Pilates utiliza máquinas especiales, e instructores especialmente entrenados suelen dar clases en estudios o clubs de *fitness*. Este conjunto de ejercicios trata de lograr una postura corporal correcta mediante estiramientos, y también trabajando los músculos con resistencias. También utiliza tensiones y contrapesos, correas para sujetar manos y pies, y soportes para la parte posterior del cuello y los hombros. Las clases en grupo con esterillas pueden costar unos veinte dólares la hora, o más, pero generalmente la instrucción personalizada con todo el equipo del método Pilates puede llegar a costar unos cien dólares la hora. En la gran mayoría de las ciudades se pueden encontrar instructores y estudios de Pilates. La gente que conozco que sigue el método es muy entusiasta al respecto, pero recuerde que también puede ejercitar sus músculos en casa con un juego de tubos de goma, de forma muy económica.

Los *ejercicios de equilibrio y flexibilidad* son el último componente de la actividad física del que quiero hablarle. Su objetivo es reducir los problemas de tipo físico que molestan a la gente mayor, así como protegerles de las caídas, pues éstas son la principal causa de discapacidad y otras consecuencias mucho peores en la ancianidad. Puede protegerse de dos maneras: vigilando los riesgos potenciales que haya en su entorno, y cuidando de la capacidad de su cuerpo de compensar rápidamente giros, golpes o resbalones bruscos.

El dolor es uno de los principales motivos de queja de la gente mayor. Gran parte del mismo es evitable, siendo resultado de la tensión muscular crónica y de la rigidez de las articulaciones que unos sencillos ejercicios de flexibilidad podrían prevenir, tonificando los músculos y favoreciendo la lubricación de las articulaciones. Cuando se estira, eso es lo que sucede. Dedíquese a observar a perros y gatos para hacerse una idea de lo natural que es estirarse. El principio general es muy sencillo: cuando el cuerpo ha estado en una posición determinada durante un tiempo, es bueno estirarlo brevemente en una dirección opuesta. Por ejemplo, si se pasa largo rato sentado frente a una computadora, levántese de vez en cuando y estire la espalda y el cuello, arqueándose hacia atrás.

El sistema formal más conocido para realizar estiramientos es el yoga, disciplina que ahora es muy popular en Occidente. Se trata de una filosofía y una práctica destinadas a facilitar la unión con una consciencia superior. El yoga incluye principios dietéticos, técnicas higiénicas, ejercicios de respiración, meditaciones y posturas *(asanas)*. Las posturas del yoga son el aspecto más conocido entre nosotros, y a menudo se enseñan como una forma de ejercicio o de relajación, por separado. Existen muchos estilos distintos de yoga, algunos muy vigorosos y exigentes, y otros más suaves. Yo estoy encantado de que el yoga se haya popularizado tanto en nuestra cultura; creo que aumentará el número de personas que están sanas y son felices en nuestra sociedad. Pero no le recomendaría las variantes más extremas a cualquiera. La gente mayor se sentirá más a gusto con las variantes más suaves del *hatha yoga*. Si está usted lesionado, o tiene problemas músculo-esqueléticos, o dolencias médicas graves, vale más que se decante por practicar el estilo de yoga que se conoce como terapéutico.

El yoga se puede aprender en grupo, opción que está ya muy difundida, o bien con las enseñanzas individualizadas de un instructor. La mayoría de la gente que conozco frecuentan sesiones de grupo, y algunos también practican por su cuenta. Aproveche la ocasión e intente aprender las pautas de respiración, y algo de su filosofía. Le resultarán muy útiles, como veremos más adelante, cuando repasemos distintas formas de protegerse contra los efectos dañinos del estrés.

Por descontado, hay muchas otras formas igualmente buenas de estirar las articulaciones y los músculos que no pertenecen al yoga, y que usted mismo puede imaginar. La ventaja de aprenderse una serie básica de asanas es que garantiza el estiramiento y tonificación de los principales grupos de músculos. Existe también un repertorio de posturas de equilibrio en el yoga, con nombres como montaña, árbol y guerrero. Practíquelas bajo la supervisión de un instructor hasta que logre dominarlas.

Usted dispone de otras opciones para fomentar su equilibrio corporal: tablas de equilibrio, sobre las que debe mantenerse de pie, y grandes pelotas de ejercicio inflables que puede utilizar para flexiones, extensiones de la espalda y otros movimientos. Algunos entrenadores dicen que estas pelotas son el avance más importante en cuanto a instrumentos para el ejercicio físico de los últimos años; también tienen la ventaja de ser bastante económicas, en comparación con otros equipos. Yo las incluyo en mis ejercicios de interior, y me parecen muy útiles. Procure tener siempre alguien a su lado para controlar que todo va bien hasta que adquiera más seguridad; así no correrá el riesgo de resbalar y hacerse daño.

Otra forma segura y efectiva de entrenar el equilibrio es el tai chi, la secuencia de movimientos concatenados con lentitud que a veces se denomina «boxeo de sombras chino» o «natación en el aire». Es el ejercicio que practican millones de chinos cada día por la mañana, y es especialmente popular entre los ancianos, porque es suave y posee una gracia notable, además de que confiere mucha fortaleza. Las investigaciones demuestran que la gente mayor que practica tai chi tiene menos probabilidades de caerse, y en caso de que se produzca una caída, una probabilidad aún menor de lesionarse. Por este motivo, algunos doctores que conozco están tratando de introducir este tipo de actividad en las residencias y centros de viviendas asistidas.

Puede aprender tai chi asistiendo a clases en grupo, o con instructores personales. Los movimientos básicos parecen engañosamente simples y de hecho resultan bastante fáciles de aprender, a nivel de principiante. Para alcanzar un dominio profundo y verdadero de la secuencia hace falta practicar con regularidad y constancia. El tai chi es en realidad un arte marcial «suave», cuyo principal objetivo es desplazar la energía vital (*chi* o *qi*) alrededor del cuerpo, para incrementar su vitalidad y fomentar su salud y longevidad. He conocido personas que suelen practicar tai chi desde hace tiempo y que realmente parecen poseer una vitalidad y salud excepcionales para su edad.

Cerraré este capítulo con algunas palabras acerca de los obstáculos que suelen impedir que las personas realicen las actividades físicas adecuadas necesarias para una buena salud a medida que envejecen. Cuando pregunto a la gente sedentaria por qué no hacen más ejercicio, he aquí las respuestas más habituales que suelen darme, junto con mis contestaciones:

No tengo tiempo. El ejercicio físico es una de las inversiones más importantes que puede hacer en su salud a largo plazo, de cara a una vejez sana y apacible. Debería ser una prioridad. El tiempo real que necesita no es tanto: de treinta a cuarenta y cinco minutos diarios de actividad aeróbica, treinta minutos de pesas unas dos o tres veces por semana, y quizá una cantidad similar para entrenar su flexibilidad y su equilibrio. Si puede combinar estos ejercicios con una actividad cotidiana como las labores del hogar o el cuidado de su jardín, o ir andando al trabajo o de compras, le será aún más fácil encontrar tiempo. Cuando se acostumbre a estas rutinas de ejercicio, y empiece a darse cuenta de los resultados, tendrá más ganas de que llegue ese momento del día, y hasta terminará disfrutándolo.

Soy demasiado viejo/a para empezar ahora. No importa la edad a la que se empieza a practicar ejercicio físico con regularidad: los beneficios para su salud se acumularán. Jamás es tarde para empezar.

No sé cómo hacerlo. Documéntese leyendo libros, vea videos, pregunte a los entrenadores del gimnasio, asista a clases. Ya sabe cómo caminar y cómo estirarse. Todas las **formas de ejercicio físico** de las que hemos hablado antes son muy **fáciles de aprender.**

Es que sencillamente no me gusta. Muchas personas que no tienen la costumbre de ejercitar su cuerpo deben luchar contra una cierta inercia inicial. El cuerpo inactivo puede ser muy perezoso y lento. Sin embargo, la mayoría de la gente que respeta una rutina de ejercicio físico diario pronto descubre sus recompensas. Uno se siente mejor, física y emocionalmente, en parte a causa de la liberación de endorfinas y de los cambios en el metabolismo. Desde luego, eso fue lo que me sucedió a mí. No empecé a practicar ejercicio hasta pasados los veinte años largos. Entonces me lancé a hacer yoga, a caminar, ir de excursión en bicicleta y nadar. Ahora, si las circunstancias me impiden ejecutar mis ejercicios, aunque sólo sea por un día, no me siento del todo bien: el día parece incompleto. Y aún si me siento perezoso al empezar mi ejercicio aeróbico, rápidamente se vuelve agradable. Le aseguro que su experiencia también será así, si tan sólo lo intenta.

12

Cuerpo V: Sueño y descanso

El cuerpo humano no sólo necesita realizar ejercicio físico, sino que también debe descansar y dormir de forma adecuada. La mayoría de los niños y jóvenes no tienen problemas para hacerlo. La gente mayor a menudo sí.

Los pocos recuerdos que conservo de la guardería y el parvulario, hace ya más de medio siglo, son las siestas por la tarde despúes de tomar leche (que no me gustaba) y galletas (que sí me gustaban), acurrucado sobre una manta en el suelo de un aula, a menudo en un trozo iluminado por el sol que entraba por alguna ventana. Entonces era muy fácil echar una siestecita y despertarse como nuevo. Ya en la sesentena he tenido que volver a aprender ese proceso, y esta vez sin las galletas.

Cuando fui a la universidad —carecía de información sobre lo importante que era la actividad física y todavía llevaba una vida sedentaria— muchas veces volvía a casa después de las clases, me sentaba a leer algún texto que nos habían puesto de deberes y tenía que luchar contra la tentación de dormirme. Leía la misma frase una y otra vez mientras mi mente se nublaba y alzaba con violencia la cabeza tras cada siesta hacia la semi inconsciencia. Si me quedaba dormido en esa posición aunque fuera sólo unos minutos, me despertaba grogui y furioso conmigo mismo por no ser capaz de mantener la concentración. Simplemente no podía permitirle a mi cerebro la breve siesta de media tarde que me pedía. Llegué a asociar estos «ataques de sueño», como les llamaba, con hábitos de estudio poco eficientes. Mientras más luchaba contra ellos, más me acometían, y esta situación se prolongó durante los años en la facultad de medicina y la mayor parte de mi vida adulta. Así que traté de no leer por la tarde, especialmente si me encontraba cerca de alguna silla o sofá cómodo. Y siempre que me quedaba dormido de esa manera tenía sueños extraños, algunos incluso con desagradables experiencias extracorporales, a las que una vez despierto se añadía una sensación de letargia y de estar grogui que duraba mucho tiempo.

Mis lecturas de los estudios sobre el sueño y mis charlas con expertos en el sueño me han convencido de la importancia de las pequeñas siestas. La gente que echa siestecitas suele disfrutar de mejor salud y efectividad mental que la gente que no lo acostumbra a hacer. La calidad de su sueño nocturno suele ser también mejor. El momento y la duración de las siestas son importantes: demasiadas, demasiado a menudo o en el momento equivocado del día pueden ser contraproducentes pero, en general, echar una siesta es algo bueno.

Creo que el problema que yo tenía era que mi mente pensante estaba interfiriendo en la situación, pues había desarrollado una actitud muy negativa hacia el sueño diurno, probablemente como consecuencia de la ética del trabajo que me inculcaron en la familia, la escuela y la sociedad. Puesto que combatía el deseo que mi cuerpo tenía de echar una siesta por la tarde, experimentaba estas siestas de forma desagradable. Me alegra poder decir que eso ha cambiado. Mi agenda no me permite echar una siesta cada día, pero si siento que el cuerpo me pide una siestecita por la tarde, ahora me tomo el tiempo necesario para estirarme y disfrutarla. Habitualmente me despierto entre diez y veinte minutos después sintiéndome fresco, sin haber sufrido los extraños sueños y alucinaciones que me acosaban en el pasado. También me encanta poder echarme siestas productivas en coches, trenes y aviones. Se me da especialmente bien en los aviones, en los que casi siempre me duermo mientras remolcan al avión antes del despegue y me despierto una vez que estamos en el aire, lo que hace que la experiencia de volar sea menos desagradable.

Tomar una siesta es sólo una de las formas de satisfacer la necesidad que el cuerpo tiene de descanso. También puede usted tenderse en una hamaca o simplemente quedarse mirando el vacío. La esencia del descanso consiste en *no hacer*, es decir, en permanecer pasivo tanto a un nivel físico como mental. Conozco a muchas mujeres que se relajan tomando baños calientes. (Escribiré sobre la relajación y reducción de estrés en el capítulo siguiente y me parece que darse el gusto de un baño encaja mejor allí.) ¿Cómo descansa usted, si descansa? Trate de comprender que nuestra cultura combate activamente el mismo concepto del descanso. Nos bombardea con estímulos cada vez en más lugares y durante más tiempo. Mientras espero para embarcar en un avión en el aeropuerto muchas veces no puedo escapar de los monitores de televisión que transmiten noticias, y cada vez me encuentro más con que en los ascensores de los hoteles me fuerzan a escuchar anuncios comerciales o todavía más noticias. No es sencillo hallar oportunidades para descansar en la sociedad en la que vivimos.

Los antropólogos subrayan que en las culturas «primitivas», como las pocas de cazadores y recolectores que quedan en el planeta, la gente tiene mucho más tiempo libre del que tenemos nosotros. ¿Cómo puede ser? Uno tiende a pensar que con todos los aparatos actuales que nos sirven para ahorrar trabajo y con todas las comodidades modernas de las que disfrutamos deberíamos estar muy por delante de ellos en tiempo libre. Mis propias experiencias personales con las tribus del Amazonas coinciden plenamente con los informes de los antropólogos. Mientras vivía con los cubeos, una tribu del río Cuduyarí, en la provincia de Vaupés, en el este de Colombia, durante la década de 1970, descubrí que dedicaban al ocio y al descanso mucho tiempo de cada día. Cultivaban, por supuesto, sus cosechas en los claros de la jungla tropical, pescaban en el río, cazaban y se encargaban de las tareas domésticas, pero la mayoría de las tardes se pasaban bastante tiempo en las hamacas o sentados por ahí mascando hojas de coca, charlando entre ellos y a veces entreteniéndose tocando música con flautas y tambores. Dedicaban tiempo a contemplar la belleza de las puestas de sol amazónicas y para contemplar el espectacular cielo nocturno y aparentemente no sentían por ello el menor remordimiento ni conflicto interno. Hemos progresado en otros aspectos de la vida, pero no en éste.

El cuerpo necesita descanso, tanto para equilibrar la actividad física como para recargar la mente. La pasividad, el contemplar lo que le rodea sin reaccionar a ello y el simple no hacer nada son valiosos y necesarios para conseguir una salud óptima y un buen envejecimiento. Si usted no está satisfaciendo actualmente esa necesidad, piense en cómo podría hacerlo.

La necesidad de dormir es mucho más obvia: si uno se priva de sueño o su sueño es de baja calidad, pronto es incapaz de desenvolverse normalmente. También en esto el envejecimiento comporta cambios y nuevos retos.

Todos sabemos lo difícil que es despertar a un niño que está dormido. Es sorprendente, pero uno puede llevarlos a cuestas, moverlos y hacer ruido en su presencia sin despertarlos. Otros de los primeros recuerdos que tengo son estar en el coche familiar por la noche al final de un largo viaje —a cenar en casa de los abuelos o a la costa de Jersey—, estando apenas consciente de haber llegado a casa y de que me llevaban del coche a la cama, deseando sólo seguir inconsciente. A lo largo de mis años de escuela y probablemente también durante la secundaria dormía mucho y profundamente cada noche y odiaba levantarme por la mañana, molesto porque me despertaran mis padres o la alarma del reloj. En la universidad me saltaba las clases de primera hora de la mañana y me daba el gusto de seguir profunda y deliciosamente dormido hasta mucho después de la hora de desayunar.

La facultad de medicina, a la que llegué con veintidós años, cambió todo eso. De repente tenía que levantarme a las siete para asistir a las clases de las ocho, un cambio muy difícil que me llevó la mayor parte de un año. Pero una vez que lo logré, sin embargo, descubrí que comenzaba a despertarme temprano incluso en días en los que no tenía por qué hacerlo. Esta tendencia se fue consolidando hasta que me acabé despertando al amanecer. Hoy en día no puedo dormir más allá del alba—tan pronto como el cielo comienza a iluminarse, yo me despierto de forma natural, lo que en ocasiones resulta incómodo si me había ido a dormir tarde. Resulta interesante el hecho de que mantengo este horario incluso si estoy lejos de casa y en una habitación sin ventanas. Lo cierto es que estoy contento con mi capacidad para levantarme al amanecer. Parece lo natural, lo que se supone que mi cuerpo debería estar haciendo. (Por cierto, yo no creo que exista el concepto de «persona nocturna»; creo que la gente que se pasa la mañana durmiendo y está activa por la noche ha desconectado su biorritmo del ciclo día/noche.)

La hora a la que me despierto cambia con las estaciones. Escribo estas líneas justo en el solsticio de invierno y esta mañana me desperté cerca de las siete en punto, lo cual es bastante tarde para mí. En seis meses me despertaré antes de las cinco de la mañana y tendré frente a mí la fresca mañana del desierto antes de que el calor abrasador del verano llegue con la salida del sol. Habitualmente estoy en la cama hacia las diez y he descubierto que me siento mejor con siete horas de sueño que con ocho.

Cuando me duermo lo hago con tanta facilidad como siempre, habitualmente a los pocos minutos de haberme echado. Leer en la cama es un somnífero infalible, tan bueno como cualquier sedante que haya probado, y raramente consigo ir más allá de un par de páginas. Sólo cuando tengo en la cabeza algo que me preocupa no puedo dormirme rápidamente. No sucede en muchas ocasiones, pero cuando pasa me impide por completo separarme de mis pensamientos y abandonar la vigilia y la consciencia. Y otro de los cambios que he percibido es que me entra sueño antes de lo que acostumbraba, habitualmente hacia las ocho y media o nueve si estoy pasando una tarde tranquila en casa con pocos estímulos. Pero no quiero irme a la cama tan pronto, pues si lo hago dormiré demasiado o me levantaré cuando todavía esté oscuro.

Los expertos en sueño denominan a este último cambio el «adelantamiento de la fase de sueño» y afirman que es algo común entre la gente mayor. He oído chistes sobre los «especiales para madrugadores» que ofrecen los restaurantes situados cerca de grandes comunidades de jubilados como las que existen en el sur de Florida: comidas con descuento para la gente mayor que quiere cenar hacia el final de la tarde, bastante antes de la puesta del sol. Muchos son los que se aprovechan de este menú, pero luego se despiertan a las tres o las cuatro de la madrugada, preguntándose qué hacer en medio de la noche.

Pero la calidad de mi sueño ha cambiado conforme me he hecho mayor. A eso de los treinta años comencé a dormir mucho menos profundamente. Los ruidos y otras perturbaciones que no me molestaban cuando era adolescente o veinteañero comenzaron a despertarme. A veces no podía volverme a dormir fácilmente; un cambio muy claro respecto al pasado y un cambio muy molesto, además. Ahora, conforme me hago mayor, me parece que mi sueño es todavía más ligero; al menos estoy más consciente de mi experiencia por las noches de lo que solía estarlo. A los cuarenta o cincuenta comencé a tener que levantarme a orinar de noche, otro cambio. En una noche normal, me sucede una o dos veces, y habitualmente luego sigo durmiendo sin problemas.

Para conseguir buenos consejos para lidiar con los cambios en el sueño que conlleva el envejecimiento, consulté con el doctor Rubin Naiman, un psicólogo del cuerpo docente del Programa de Medicina Integrativa de la Universidad de Arizona. El doctor Naiman es experto en el sueño y los sueños y en cómo influyen en la salud, además de ser autor de un libro de próxima publicación: *Healing Night: The Science and Spirit of Sleeping, Dreaming, and Awakening.* Cuando nuestros colegas del programa presentan los casos de nuevos pacientes en nuestras conferencias clínicas, es siempre el doctor Naiman el que les recuerda que deben informar de los hábitos de sueño y de los sueños de los pacientes.

Al doctor Naiman le gusta llamar al descanso el «sueño despierto», pues es posible que el mismo mecanismo neuroquímico intervenga tanto en la versión diurna como en la nocturna (un incremento en el neurotransmisor GABA en el cerebro). Él señala que cuanto más despiertos estamos durante el día, mejor dormimos por la noche, y que es deseable mantener esta clase de variedad conforme avanzamos por la vida. En nuestra cultura, sin embargo, la gente mayor tiende a perderla. «Estamos achatando las pautas», señala, «nos sentimos soñolientos durante el día y despiertos por la noche».

En parte se trata de un problema general de la civilización moderna. En el no tan lejano pasado, el día y la noche estaban marcados con muchísima más claridad, y las noches, sin la iluminación eléctrica masiva de que disponemos hoy, eran mucho más oscuras. La llegada de la noche traía peligros, pero también obligaba a la gente a pasar a un modo de consciencia distinto. Hoy la distinción es mucho menos clara, y podemos continuar con nuestra consciencia y actividades diurnas en hogares y oficinas totalmente iluminados hasta altas horas de la noche. (Puede usted experimentar un caso extremo de esta nueva tendencia en Las Vegas, donde los enormes casinos sin ventanas, inundados de luz, ruido y otros estímulos, aíslan completamente a la gente del ciclo natural de luz y oscuridad, de actividad y sueño.)

El doctor Naiman defiende que las variaciones en la cantidad de luz a la que estamos expuestos durante el día tienen una gran influencia en el ciclo de sueño y vigilia. «La mayoría de la gente no está lo suficientemente expuesta a la luz durante el día», dice. «Incluso en días nublados, la luz natural en el exterior es mucho más brillante que la que se consigue en una habitación iluminada. ¡Salga afuera!» Cree que también necesitamos más oscuridad durante la noche. La glándula pineal secreta melatonina, la hormona que nos induce al sueño, con la llegada de la oscuridad. Usted puede facilitar ese proceso natural pasando una hora o así en la penumbra antes de irse a la cama (poniéndose gafas de sol si no hay otro medio) y evitando exponerse a luces brillantes una vez que se haya ido a dormir. Eso quiere decir que no debe quedarse dormido con la televisión encendida en el dormitorio y que no debe encender la luz del lavabo si tiene que levantarse a orinar.

Otra de las recomendaciones de Naiman a las personas mayores es que traten de programar las cenas y las reuniones sociales más tarde. «Manténgase conectado durante la tarde», aconseja, pues probablemente esa era la tendencia natural de los asuntos humanos antes de que desdibujáramos la distinción entre el día y la noche.

Con la llegada de la oscuridad, la gente solía reunirse a comer y socializar, tanto por motivos de seguridad como de comodidad. Muchos jubilados de hoy en día hacen exactamente lo contrario: se reúnen y comen a primera hora de la tarde y pasan el resto de la tarde solos, enviándoles a sus cerebros mensajes equivocados sobre la hora que es.

Naiman presta también mucha atención a los sueños de los pacientes. La fase de sueño REM, de movimiento rápido de los ojos, es la asociada con los sueños y es cada vez menor conforme envejecemos. «La fase REM no es equivalente a soñar», dice Naiman. «Probablemente soñamos todo el tiempo; la fase REM es una ventana a través de la cual podemos observar los sueños». Él cree que los sueños son la expresión de otro tipo de consciencia, una ligada a la imaginación y la fantasía. Tanto el doctor Naiman como yo creemos que es importante acceder a ese reino. La meditación, el soñar despiertos y otros estados alterados de la consciencia son todos ventanas hacia ella. También lo es la melatonina, que usted puede consumir como suplemento. Mucha gente la usa como ayuda para dormir, especialmente cuando cruzan zonas horarias; uno de los efectos que tiene es hacer que se recuerden mejor los sueños, en ocasiones sueños muy vívidos. Nuestra producción natural de melatonina decrece con la edad y una serie de expertos, entre ellos el doctor Naiman, defienden una terapia de reemplazo de la melatonina para la gente mayor; yo estoy con ellos y le aconsejaré sobre el tema enseguida.

Tengo una vida muy activa en sueños. O, por decirlo mejor, estoy muy consciente de mis sueños, incluso si no logro recordarlos detalladamente. En general son placenteros, a menudo tratan de viajes y de aventuras en lugares exóticos. Estar consciente de ellos es una fuente de satisfacción y me da una sensación de bienestar. Tomo melatonina a la hora de irme a dormir quizá una vez cada cuatro noches y algo más frecuentemente si estoy de viaje, y atribuyo la viveza de mis sueños a su consumo.

Por último, el doctor Naiman nos ofrece esta reflexión: «Creo que el símbolo del *yin* y el *yang* es la imagen perfecta de la relación ideal entre el sueño y la vigilia. Las porciones claras y oscuras son iguales, y en el corazón de cada una de ellas aparece su opuesto. El complemento de una siesta diurna puede ser un período de consciencia lúcida por la noche». Eso puede significar un sueño lúcido, durante el cual usted está consciente de que está soñando, o cualquier otra experiencia consciente durante el ciclo de sueño. Quizá no es algo tan malo tener algún momento de despertar consciente en medio de la noche.

Aquí van mis consejos sobre el descanso y el sueño para envejecer de forma saludable:

- El descanso es importante. Piense en cómo conseguirlo. Haga tiempo para ello: períodos durante el día en el que usted pueda permanecer pasivo, sin estímulos, sin hacer nada. Para la salud general, el descanso es tan importante como la actividad física.
- Las siestas son buenas. Trate de acostumbrarse a echar una siesta: entre diez y veinte minutos en las primeras horas de la tarde, preferiblemente estirándose en una habitación a oscuras.
- Pase tiempo en el exterior siempre que pueda para exponerse a la luz natural brillante. Si le preocupan los efectos dañinos de la radiación solar, hágalo antes de las diez de la mañana y después de las tres de la tarde o use un protector solar.
- Dese tiempo —hasta una hora— en la penumbra antes de ir a dormir por la noche. Baje la iluminación de su casa y de su dormitorio y, si otros miembros de su hogar no están conformes, póngase unas gafas de sol.
- Preste atención a la higiene del sueño: todos los detalles del estilo de vida, incluida la ingestión de cafeína y el diseño del dormitorio, que afectan la calidad de su sueño. Cuando esté listo para dormir, trate de mantener su dormitorio completamente a oscuras.
- Para disminuir los despertares muy tempranos, posponga la comida nocturna hasta después del crepúsculo y programe alguna actividad estimulante durante las últimas horas de la tarde.
- Si su mente está demasiado activa cuando se vaya a la cama, no se dormirá, no importa lo cansado que esté. Es positivo conocer una o varias técnicas de relajación que le puedan ayudar a

desconectarse de sus pensamientos. Vea el capítulo siguiente para obtener algunas sugerencias.

- Los dos mejores somníferos naturales son la valeriana y la melatonina. La valeriana es una hierba sedante que se lleva usando durante siglos. Se pueden encontrar extractos estandarizados en las tiendas de alimentos naturales y en las farmacias. Tome una o dos cápsulas una media hora antes de ir a dormir. La valeriana no es tóxica y no crea adicción, pero algunas personas sienten después de tomarla una sensación confusa por la mañana. La melatonina es una hormona que regula el ciclo de sueño y vigilia y otros biorritmos diarios. Está disponible como suplemento sin receta desde hace poco. Yo prefiero las tabletas sublinguales (que se colocan bajo la lengua para que se vayan disolviendo); tome ocasionalmente 2,5 miligramos a la hora de irse a dormir y asegúrese de que su dormitorio esté completamente a oscuras. Nueva evidencia sugiere dosis de 0,25 a 0,3 miligramos para mejores resultados en uso regular.

  La melatonina causa en la mayoría de las personas un aumento de los sueños y a unos pocos les resulta intolerable porque les provoca pesadillas. Por lo demás no tiene efectos secundarios conocidos e incluso refuerza el sistema inmunitario. (Las dosis altas —de hasta 20 miligramos cada noche al ir a dormir— pueden prolongar la supervivencia de gente con cáncer metastatizado.)

- Si usted no está consciente de sus sueños nocturnos, pruebe la melatonina. Anotar los sueños o contárselos a su compañero de cama o dictarlos a cualquier grabadora puede ayudarle a desarrollar esta capacidad. Trate de tener un bloc de notas o una grabadora cerca de la almohada.

- La gente necesita cantidades distintas de sueño, desde sólo cuatro horas por noche hasta diez. La mayoría necesita entre siete y ocho, pero estas necesidades cambian con el tiempo. Generalmente, conforme uno va envejeciendo, necesita dormir menos.

- Si se levanta muy temprano, trate de usar el tiempo de forma productiva. Lea o escriba durante una hora y luego vuelva a dormir hasta la mañana. Piense en el *yin* y el *yang:* un período de vigilia nocturna es el complemento de su siesta diurna.

13

Cuerpo VI: Contacto humano y la sexualidad

No quiero abandonar el tema de las necesidades del cuerpo sin escribir unas pocas palabras sobre el contacto humano y el sexo. El contacto humano es un requisito básico para tener una salud óptima: los bebés privados de contacto físico, tanto humanos como animales, no se desarrollan con normalidad. Esta necesidad no disminuye con la edad, pero los ancianos suelen tener menos oportunidades para dar y recibir ese contacto físico que tanto contribuye a la salud. Puede que vivan solos, estén enfermos o aislados con otras personas ancianas y enfermas. Puede que se avergüencen de sus cuerpos y piensen que los demás no quieren tocarles ni que ellos les toquen. Puede que tengan miedo del contacto físico con gente más joven y fuerte o con niños muy activos, incluso sus propios nietos, por si les hacen daño.

A menudo estos temores son infundados, pero son totalmente comprensibles dado el predominio de la juventud en nuestra cultura. Las películas, los programas de televisión y las revistas suelen identificar lo atractivo y lo abrazable con la juventud, no con la vejez. Será interesante ver si la generación del *baby boom* será capaz de cambiar este prejuicio cultural. Son un segmento muy importante de la población, famoso por su sentimiento de consciencia social, que ahora se aproxima a sus años de ancianidad. Saben lo que quieren y se esfuerzan por conseguirlo. No creo que los *baby boomers* vayan a conformarse con quedar marginalizados, aislados y alejados del contacto físico de la mayor parte de la sociedad.

Mientras tanto, le apremio con la mayor urgencia a que encuentre la manera de tocar y que le toquen conforme avanza por la vida. Un medio, perfectamente legítimo, es darse el lujo de un masaje de forma regular. Existen muchas formas de trabajar el cuerpo, desde el conocido masaje sueco a una miríada de técnicas exóticas y especializadas. Puede que su seguro médico incluso le reembolse parte de este gasto, especialmente si un doctor se lo receta. Pregúntelo. He visto cómo el masaje hace maravillas tanto en las mentes y espíritus como en los cuerpos de gente mayor.

La falta de sexo no es tan fácil de remediar si uno vive solo o con una pareja que ha perdido el interés por las relaciones sexuales o ya no es físicamente capaz de hacer el amor. Está claro que mucha más gente mayor mantiene vidas sexuales activas y obtiene tanto o más placer de ellas que nunca, a pesar de que la forma en que practican el sexo pueda haber cambiado con el tiempo. Hace poco le hablé a un grupo de California sobre cómo envejecer con salud. Asistió al acto una pareja de ochenta y pocos años, y la mujer habló con mucho entusiasmo de los beneficios del sexo. «Es el mejor remedio que he encontrado para los achaques y dolores», me dijo. «Hace que me olvide inmediatamente de ellos». Y, de hecho, existen investigaciones que apuntan a que los ancianos que se mantienen sexualmente activos disfrutan de mejor salud emocional y física que aquellos que no lo hacen.

La cultura juvenil nos quiere hacer creer que el placer sexual es el derecho de nacimiento de los jóvenes y que los ancianos no deberían pensar en el sexo y que imaginar a gente mayor haciendo el amor es de mal gusto. Nada de eso es cierto. La gente que ha sido activa sexualmente desde joven acostumbra a seguir siéndolo a lo largo de su vida mientras su salud se lo permita. No obstante, los cambios que el envejecimiento provoca en el cuerpo suelen requerir alguna adaptación en la mecánica del sexo, desde la necesidad de lubricación vaginal para las mujeres postmenopáusicas hasta disfunciones eréctiles y menor sensibilidad a la estimulación en hombres mayores. Los medicamentos más comunes que se recetan a los ancianos, como los que tratan la hipertensión o la depresión, pueden también interferir con las actividades sexuales. Estos problemas tienen solución.

El hecho es que muchos ancianos dicen que la capacidad para el placer sexual aumenta con la edad, aunque no aumente la frecuencia ni la intensidad del sexo. El abanico de lo que se puede considerar actividad sexual normal es, sin embargo, inmensamente amplio a cualquier edad, y lo sigue siendo para los mayores. Veo a hombres ancianos que se desesperan ante la pérdida de virilidad y se obsesionan con los medicamentos y aparatos que puedan restaurarla, además de obsesionarse con mujeres mucho más jóvenes. Conozco a mujeres ancianas que son devotas de sus vibradores y los llevan consigo a todas partes. Pero una pauta común que detecto en las parejas de gente mayor es que aunque el deseo de tener relaciones sexuales se ha mitigado, no lo ha hecho el deseo del contacto físico íntimo. Es decir, que la gente quiere que sus compañeros les abracen y acaricien y acunen, e intercambiar caricias placenteras con ellos. Puede que todavía quieran orgasmos, pero no les interesa conseguirlos a través del acto sexual. La falta de la pasión sexual de sus días más jóvenes no les representa un problema, pero la ausencia de una conexión a través de caricias amorosas sí lo sería.

Lo que quiero decir es que la sexualidad cambia conforme uno se hace mayor. Si usted está de acuerdo en que el objetivo principal que tenemos que plantearnos es aceptar el hecho del envejecimiento, entonces debe usted llegar a un acuerdo pacífico con los cambios que se producen en su vida sexual. A continuación le recomiendo algunas estrategias para lograrlo:

- Si tiene problemas sexuales en etapas avanzadas de la vida (o, de hecho, en cualquier etapa) busque la ayuda de médicos, sexólogos o libros (vea el Apéndice B para encontrar algunas sugerencias). Existen buenos consejos y buenos remedios para los problemas más comunes.
- La comunicación abierta de las necesidades sexuales, así como de los miedos y las dificultades, es importante a lo largo de toda la vida. Si es usted anciano y vive con su pareja, trate de explicarle sus necesidades, especialmente si han cambiado. Vea si pueden hallar puntos en común para intercambiar alguna forma de contacto humano que pueda suplir esa necesidad.

- Puede que para los ancianos solteros resulte más complicado encontrar compañeros sexuales que para los solteros jóvenes, pero no es imposible. Hay incluso servicios de citas por Internet para la tercera edad.

- Siempre tiene usted la opción de autoestimularse. Considero que se trata de una práctica muy saludable que se puede practicar durante toda la vida.

- Recuerde que cada persona es distinta. No existen reglas para el sexo durante la vejez. Preste atención a cómo cambian sus intereses y deseos. Trate de adaptarse a los cambios. Y tenga siempre presente que para algunas personas la disminución del interés sexual puede ser un cambio bienvenido y liberador que trae el envejecimiento. Vuelva atrás y relea las palabras de Cicerón que cité anteriormente (ver pp. 208–209).

14

Mente I: Estrés

Puedo decirle todo lo que debe saber acerca del efecto del estrés en la salud en una sola frase. El cortisol, la hormona adrenal que actúa como desencadenante de las respuestas de estrés, es tóxico para las neuronas situadas en la parte del cerebro que controla la memoria y las emociones. Si desea reducir la pérdida de funciones mentales relacionadas con la edad, debe conocer y poner en práctica estrategias para neutralizar los efectos negativos del estrés en el cerebro y en otros órganos.

La vida es estresante, y siempre lo ha sido. Eliminar el estrés por completo no es una opción realista. Por supuesto, si en su vida hay fuentes identificables de estrés —como una relación personal, el trabajo o un problema de salud— puede y debe actuar para tratar de mitigar esas dificultades. Pero mi experiencia me dice que sucede lo siguiente: estamos sujetos a una especie de ley de conservación del estrés, en donde el estrés total permanece constante a lo largo del tiempo. Si la fuente de tensión de un área determinada desaparece, surge otro problema que incrementa su preocupación. Cuando sus finanzas se arreglan, lo que se estropea es su relación. Y cuando ésta parece que va mejor, son los hijos quienes le dan un disgusto. Si consigue que se porten mejor, no tardará en enterarse de que padece del corazón.

Por lo tanto, además de tratar de arreglar los problemas y situaciones que le crean estrés, no deje de aprender y poner en práctica todas las técnicas generales de prevención y protección contra el estrés que voy a describir a continuación. Dése cuenta de que no utilizo la expresión «reducción del estrés». El objetivo aquí es enseñarle a cambiar su forma de reaccionar ante el estrés para, de esa forma, proteger la salud de su cuerpo. Verá que estas técnicas son en su mayor parte métodos de relajación. Efectivamente, le animo a que cultive la «respuesta de la relajación» sobre la que el doctor Herbert Benson de la Universidad de Harvard ha investigado y escrito durante tanto tiempo. Esa respuesta consiste en un cambio dentro del sistema nervioso autónomo, cuyo dominio pasa del sistema simpático al parasimpático.

El sistema nervioso simpático es el que nos prepara para las situaciones en las que tenemos que luchar o huir. Es la forma que tienen el cuerpo y la mente de enfrentarse al peligro, sea real o imaginario, y es absolutamente necesario para la supervivencia. Como la inflamación, no obstante, debería intervenir sólo cuando es necesario y permanecer dentro de los parámetros que le corresponden. La estimulación simpática hace que el corazón acelere su latido, que suba la presión sanguínea, que aumente el nivel de azúcar en la sangre, que el riego sanguíneo se aparte de la superficie del cuerpo y vaya hacia el interior (causando el enfriamiento de las extremidades) y que la digestión se ralentice o detenga por completo. También sube el nivel de cortisol. Si el sistema nervioso simpático causa una sobreestimulación crónica, ésta, al igual que la inflamación crónica, puede causar una serie de enfermedades, desde arritmias e hipertensión a perturbaciones metabólicas, disfunciones endocrinas, desequilibrios en el sistema inmunitario y problemas gastrointestinales. Obviamente, se le asocia también con la ansiedad y los desórdenes del sueño y, muchas veces, con una actitud defensiva y un aislamiento de los demás.

Cuando el que domina es el sistema nervioso parasimpático, el ritmo cardíaco disminuye, la presión sanguínea cae, la sangre circula equilibradamente por todo el cuerpo (haciendo que las manos y la piel se calienten), los órganos digestivos trabajan sin problemas y el metabolismo y el sistema inmunitario están en su punto óptimo. La experiencia emocional que acompaña a esta respuesta psicológica es una sensación de bienestar que nos hace más propensos a identificarnos y conectarnos con los demás.

Creo que la excesiva actividad del sistema simpático es la causa principal de las enfermedades crónicas y uno de los mayores obstáculos para lograr un envejecimiento saludable. Por otro lado, se trata de una característica de la vida humana en todos los lugares y momentos. La civilización urbana moderna no tiene el monopolio de este problema. La ley de conservación del estrés que he mencionado anteriormente es cierta en cualquier lugar y en cualquier época. Si no son tigres de dientes de sable y la constante amenaza del hambre, son las prisas de la hora pico y las noticias de la televisión.

Recientemente los científicos han demostrado que existe una relación directa entre el estrés objetivo y subjetivo y el envejecimiento de las células. Midieron la longitud de los telómeros, la actividad de la telomerasa y el estrés oxidante en los leucocitos de mujeres premenopáusicas saludables, madres biológicas de un hijo sano o de un hijo con una enfermedad crónica. Las mujeres con vidas más estresantes tenían telómeros más cortos, menor actividad de la telomerasa y más estrés oxidante que sus colegas menos estresadas. Todas estas diferencias apuntan a un envejecimiento acelerado y, probablemente, a un aumento del riesgo de sufrir enfermedades relacionadas con la edad. En este estudio los cambios eran correlativos al estrés *subjetivo* y su duración en el tiempo; cuanta mayor era la sensación de estrés y más tiempo duraba, más dañina era.

Se debe usted preguntar por qué, después de todo lo que he escrito sobre sus efectos físicos, he colocado el tema del estrés en la sección del libro que trata sobre la mente. El motivo es que la mente es el centro de control de las reacciones de estrés, que se desencadenan por medio del sistema nervioso y del sistema hormonal. Es en la mente donde podemos actuar sobre la sensación de estrés. A un psicólogo amigo mío que ha sobrevivido a un cáncer le gusta decir que la vida se mueve de crisis a crisis. Estoy de acuerdo. Pero podemos escoger cómo reaccionamos a esas crisis, incluso si no estamos conscientes de nuestra reacción. Nuestra forma de reaccionar a las situaciones que nos inquietan es principalmente una cuestión de hábito. Y los hábitos pueden cambiarse.

Sea cual sea el estrés objetivo al que tiene usted que enfrentarse, puede aprender a activar una respuesta de relajación. Lo puede hacer de diversas maneras: trabajando su respiración, practicando yoga, entrenándose en *biofeedback,* flotando en el agua o acariciando a un gato o un perro al que usted le tenga cariño. Pero tiene que poner en práctica lo que sea que funcione para usted y debe ejercitarlo regularmente si quiere cambiar la respuesta habitual de dominio simpático e ir por la vida con el cuerpo controlado la mayor parte del tiempo por el sistema parasimpático.

Ya he hablado de la necesidad de descanso que tiene el cuerpo. Descanso y relajación no son sinónimos, pues el primero consiste en no hacer, mientras que la última implica el uso de técnicas para influir en el sistema nervioso. La relajación y la protección contra el estrés hace que nos resulte más sencillo descansar y que durmamos mejor. El descanso y el sueño son necesarios, pero no bastan para protegerle de los efectos dañinos del estrés.

Cuando me hago cargo de un historial médico, incluyo siempre las siguientes preguntas: «¿cuál es la mayor causa de estrés en su vida?», «¿qué hace usted para relajarse?», «¿ha asistido alguna vez a clases de relajación?» Las respuestas a las dos primeras son muy diversas; la respuesta a la última es, habitualmente, «no». Entre las respuestas más comunes que me encuentro a la segunda pregunta están: tomar una copa, ver la televisión, irme de vacaciones y hacer pesas. Déjeme explicarle por qué creo que estas no son actividades adecuadas para protegerse del estrés.

Muchísima gente utiliza el alcohol para relajarse después de un día estresante, especialmente en el trabajo, y, como usted sabe, muchos expertos afirman que el consumo moderado u ocasional de alcohol tiene efectos beneficiosos para la salud y el envejecimiento. El problema con el alcohol es que es adictivo y tóxico en las cantidades en las que lo consume la mayoría de la gente. Dado que en la vida siempre va a haber estrés, si depende usted de alguna sustancia para enfrentarse a él, sea legal o no, sea recetada o de las que se pueden comprar sin receta, usted tenderá inevitablemente a consumir esa sustancia de forma regular y se deslizará fácilmente hacia un consumo excesivo. Si le gusta el alcohol, consúmalo —con moderación, por favor—, pero trate de dominar también otros métodos de neutralizar el estrés que no impliquen drogas que alteren el estado de consciencia.

La televisión puede ser relajante, pero eso depende mucho de lo que usted vea. Buena parte de la programación es estimulante y simplemente dispara el sistema nervioso simpático en lugar de calmarlo. Sin duda es lo que sucede con los muchos programas que incluyen escenas de violencia. Incluso los anuncios crean más intranquilidad interior que relajación, al hacer que usted desee productos que no tiene y no necesita, o despertando su deseo de cualquier otro modo. Me encantan las películas y a menudo me entretengo con películas en casa por la tarde, pero ando con cuidado con lo que veo y no las utilizo como sucedáneo de las prácticas de relajación.

Las vacaciones pueden ser relajantes o no. Muy a menudo generan su propia clase de estrés, distinto al de la vida laboral, pero igualmente nocivo. En cualquier caso, tenemos vacaciones con demasiada poca frecuencia como para que sirvan para ayudarle a que su cuerpo se decante por la respuesta de relajación de forma regular.

En cuanto a la actividad física, he observado que mucha gente utiliza sesiones de ejercicio enérgicas como un medio para rechazar la ira, reducir la agresividad que se genera en el trabajo o de viaje y mejorar el humor. Es sencillo obtener una respuesta de relajación después de la actividad física, pero sólo si usted la provoca. De otro modo, el ejercicio físico puede fomentar la competitividad y las respuestas psicológicas más asociadas con la actividad simpática que con la parasimpática. Estoy completamente a favor de la actividad física regular, como usted sabe, pero no la utilizo como medio de protegerme del estrés.

En cambio, aquí están los métodos que sí empleo:

- *Ejercicios respiratorios.* Los lectores familiarizados con mis escritos saben que siempre he defendido que trabajar la respiración ofrece grandes beneficios y es el medio más simple y eficiente de sacar provecho de la conexión mente/cuerpo para mejorar nuestra salud tanto física como mental. Dicho en pocas palabras, la respiración está a horcajadas en la interfaz mente/cuerpo. Es una función muy peculiar que puede ser completamente voluntaria y consciente o completamente involuntaria e inconsciente. Ofrece la posibilidad de usar la mente consciente y los nervios voluntarios para modificar la mente inconsciente y los nervios involuntarios, incluyendo el equilibrio entre la actividad simpática y parasimpática.

He ofrecido instrucciones detalladas para trabajar la respiración en otros libros y materiales de audio (ver Apéndice B), y espero que desee echarles un vistazo. Una técnica específica de relajación que le insto a aprender es la siguiente:

1. Coloque la punta de la lengua contra el reborde que hay encima y detrás de sus dientes delanteros y manténgala allí durante todo el ejercicio.
2. Exhale completamente a través de la boca, haciendo ruido al resoplar.
3. Inhale profunda y tranquilamente a través de la nariz mientras cuenta hasta cuatro (con la boca cerrada).
4. Contenga la respiración mientras cuenta hasta siete.
5. Exhale sonoramente a través de la boca mientras cuenta hasta ocho.
6. Repita los pasos 3, 4 y 5 durante cuatro ciclos completos de respiración.

Puede realizar este ejercicio en cualquier postura; si está usted sentado, mantenga la espalda recta. Practíquelo al menos dos veces al día, además de hacerlo siempre que se sienta estresado, ansioso o descentrado. No haga más de cuatro respiraciones en cada sesión durante el primer mes, pero repita el ejercicio tantas veces como guste. Después de un mes, si se siente cómodo con la técnica, aumente las repeticiones a ocho cada vez.

En cuanto se adquiere práctica, éste se convierte en un medio muy poderoso para provocar la respuesta de relajación y, además, se vuelve todavía más efectivo con el tiempo. Es como un tónico para el sistema nervioso y traslada la energía del sistema simpático al parasimpático, con todos los beneficios fisiológicos que ello conlleva: reducción de la presión sanguínea y del pulso, mejor riego sanguíneo en las extremidades y en la piel, y mejor digestión. (Seguramente también reduce el estrés oxidante, aumenta la actividad de la telomerasa y ayuda a conservar la longitud de los telómeros de las células.) También le puede ayudar a mejorar su control sobre sus emociones y ansias.

A continuación, permítame exponerle algunos principios generales para trabajar la respiración: respire lenta, profunda, tranquila y más regularmente siempre que pueda; aumente la fase de exhalación de la respiración sacando más aire de los pulmones al final de cada respiración (de nuevo, siempre que piense en ello); y mantenga su atención sobre la respiración la mayor parte del tiempo. Las ventajas obvias de este tipo de práctica son que no requiere ningún tipo de equipo, que es gratuita y que se puede hacer en cualquier parte. Es el método de relajación más eficiente en términos de dinero y de tiempo que he descubierto, y se lo enseño a todos los pacientes que me consultan, además de a todos los profesionales de la salud que preparo.

• *Meditación.* He practicado la meditación sentado durante muchos años. Mi método es muy simple. En cuanto despierto, después de lavarme la cara y cepillarme los dientes, me siento con la espalda muy recta y las piernas cruzadas cómodamente, e intento centrar mi atención en mi respiración y en las sensaciones que emanan de mi cuerpo durante entre quince y veinte minutos. Durante el día, me sumerjo en ese mismo estado durante unos pocos minutos aquí y allí, siempre que me acuerdo de hacerlo, como un medio de estar plenamente consciente, de aportar una consciencia plena al momento presente. Creo que esta práctica me ha ayudado a controlar mis cambios de humor y me ha protegido de la depresión, además de neutralizar los efectos del estrés y aumentar mi efectividad en varios campos de actividades, desde la cocina hasta el hablar en público. También me ha hecho que esté más atento a mi vida inconsciente, que incluye aspectos como la intuición y los sueños.

La meditación no consiste en otra cosa que en concentrar la

atención y dirigirla hacia el interior o hacia el exterior—a la respiración, por ejemplo, que es probablemente el objeto más natural de la meditación, o a un foco visual externo o a una palabra o frase pronunciada silenciosamente. La meditación no está necesariamente asociada a ninguna práctica religiosa occidental u oriental y puede hacerse solo o en compañía. Puede usted aprender técnicas de meditación básica en diversos libros o asistir a grupos o retiros dedicados a este tema para recibir una preparación más completa. La aprenda de la forma que sea, no le resultará útil a menos que la practique regularmente. No es necesario dedicarle una gran cantidad de tiempo. Encontrará sugerencias sobre materiales de aprendizaje sobre la meditación en el Apéndice B.

• *Visualización.* Una serie de terapias mente/cuerpo se aprovechan del poder que tiene la imaginación visual para influir sobre el cuerpo e impulsar la relajación. A menudo envío pacientes para que se sometan a terapias con hipnosis y otros especialistas en visualización de imágenes que realizan este tipo de trabajos y obtienen buenos resultados clínicos. Una técnica básica de estas terapias es pedirle a la gente que se imagine lugares reales que ha visitado y en los que se han sentido plenamente felices, seguros y en paz. Puede tratarse de una playa, el claro de un bosque o una habitación de la casa en la que uno creció. La instrucción consiste entonces en imaginarse a uno mismo en ese lugar y tratar de recrear la sensaciones que suscitaba en los sentidos de la manera más vívida posible. ¿Adónde iría usted en una sesión de visualización guiada? Yo voy a un estanque en un pequeño cañón del parque nacional que está cerca de mi casa en el desierto, un lugar que visito a menudo en mi vida real y en el que acostumbro a meditar.

Se trata de otra forma muy eficiente de activar la respuesta de relajación. Al igual que el trabajar la respiración, se basa en una capacidad que todos tenemos desarrollada, no requiere ningún tipo de equipo, y no cuesta dinero. En realidad, es una prolongación del soñar despiertos y de las fantasías que tenemos, actividades que nuestra cultura considera, en el mejor de los casos, poco importantes. Tendemos a pensar que el tiempo que pasamos fantaseando es tiempo perdido y a menudo les decimos a los niños que sueñan despiertos que presten atención. Están prestando atención —a una realidad interna en lugar de a una externa— y es precisamente a través de la puerta que abre la imaginación visual por donde accedemos a la respuesta de relajación y a sus muchos efectos beneficiosos para la salud y el envejecimiento. Le recomiendo que desarrolle esta capacidad, sea solo, con la ayuda de un terapeuta o sirviéndose de libros o audiolibros como los que aparecen en la lista del Apéndice B.

• *Masajes*. En el capítulo anterior he mencionado el trabajo sobre el cuerpo como una forma de satisfacer la necesidad de contacto físico, algo que considero básico para lograr una salud óptima y un buen envejecimiento. Aquí quiero hacerle consciente de otro efecto potencial del masaje: puede provocar una poderosa respuesta de relajación.

Cuando recibo un buen masaje, casi siempre me deslizo de la vigilia consciente normal a un estado alterado de percepción que se encuentra en la frontera entre el sueño y la vigilia y que, a veces, va un poco más allá y se convierte en un sueño ligero. Luego regreso a una cierta consciencia de mi cuerpo, de la habitación y de las manos del masajista. La característica definitoria de este estado es la pasividad. Dado que me mantengo activo de muy diversas maneras durante todo el día, tanto física como mentalmente, me parece magnífico poder rendirme a la pasividad y dejar que otro manipule mi cuerpo. No es lo mismo que estar tumbado en una hamaca o en una playa descansando, lo que también puede ser muy agradable. Me parece que más bien es la decisión consciente de entregar el control a otra persona lo que genera la respuesta de relajación y me recuerda una forma de hallarse que siento que es importante preservar. Lo cierto es que no me es posible conseguir siempre un buen masaje, igual que a la mayoría de la gente, pero lo recomiendo, pues ayuda a dejarse ir y por ende, a cambiar la percepción del estrés.

Estos son los métodos de protección contra el estrés que yo utilizo. Hay muchas otras posibilidades, desde escuchar música a estar en la naturaleza, y es positivo contar con más de un método en nuestro repertorio de estrategias de relajación. En el capítulo anterior comenté que el baño también era una vía posible. Como la mayoría de los hombres, tomo muchas duchas y pocos baños, pero conozco a muchas mujeres que utilizan el baño como uno de los métodos principales para neutralizar el estrés al acabar la jornada, convirtiéndolo en un ritual con velas, música y aceites aromáticos. Cuando era niño me encantaban los baños, pero ya de adulto la mayoría de las bañeras en las que me he metido no parecían diseñadas para mi cuerpo. No fue hasta que visité Japón cuando descubrí los beneficios de sumergirse en agua caliente sin sentirse confinado a los estrechos límites de una bañera occidental. He tratado de recrear esa experiencia en mi casa con bañeras calentadas con madera, gas e incluso (en el sur de Arizona) con la luz del sol. Todavía no he conseguido recrear la experiencia que tuve en Japón, pero sigo trabajando en ello.

Me gustaría que usted hiciera un inventario de su vida e identificase los medios por los que puede activar y cultivar la respuesta de relajación. Recuerde que se trata de algo que tiene que hacer conscientemente y de forma regular. Sólo entonces podrá contar con ello cuando llegue la siguiente e inevitable crisis, pues depende de usted cambiar la forma de responder al estrés que todos nosotros sufrimos para evitar que perjudique su salud y le impida envejecer bien.

15

Mente II: Pensamientos, emociones y actitudes

Sus pensamientos, emociones y actitudes ante la vida son factores determinantes de cómo envejecerá. Déjeme explicarle cómo influyen en su salud y en el proceso de envejecimiento; luego pasaré a sugerirle acciones para modificarlos en el mejor sentido.

Los pensamientos (junto con las imágenes visuales) son una fuente primaria de emociones, comportamiento y, a medida que pasa el tiempo, de la actitud que mantenemos acerca de nosotros mismos y del mundo en que vivimos. La mayoría de los estados de ánimo negativos, como la tristeza o la ansiedad, están enraizados en pensamientos, y en nuestras pautas habituales de reflexión. Tendemos a no estar conscientes de esta conexión, y no estamos entrenados para modificarla.

Las formas más comunes de desequilibrio emocional —la depresión y la ansiedad— están tan extendidas que perfectamente podríamos calificarlas de epidemias. Afectan a personas de todas las edades, incluyendo un elevado porcentaje de gente mayor, y sin duda representan un perjuicio para su calidad de vida, a la par que interfieren con sus posibilidades de alcanzar una vejez saludable. Los médicos las manejan mediante fármacos, antidepresivos y agentes ansiolíticos; la palabra clave aquí es «manejarlas». Estos medicamentos suprimen la depresión y la ansiedad, pero no las curan ni atacan sus causas. Yo estoy a favor del uso de fármacos psiquiátricos durante una terapia a corto plazo para pacientes graves, pues no hay que olvidar que la depresión puede tener consecuencias fatales, y la ansiedad incapacita al enfermo. Sin embargo, animo tanto a pacientes como a médicos a que tengan presentes otras medidas alternativas. Los fármacos pueden ser tóxicos, llegar a producir dependencia y cambiar la química del cerebro de tal forma que las probabilidades de sufrir trastornos emocionales en el futuro se incrementen, en lugar de disminuir.

La depresión a menudo surge a partir de pensamientos repetitivos en el individuo, que se siente falto de valía y aislado, y al que le asalta la ansiedad de no controlar una determinada situación o ser incapaz de reaccionar ante las demandas y exigencias diarias que la vida nos impone. A medida que nos hacemos mayores, es fácil que este tipo de reflexiones se haga más frecuente. En una cultura orientada al culto a la juventud, la gente mayor a menudo termina aceptando esa extendida creencia de que el valor de la vida disminuye con la edad, y acaban aislados en un grupo, el de los ancianos. Inevitablemente, su cuerpo irá fallando a medida que pasa el tiempo, y tendrá que abandonar ciertas actividades más propias de la juventud, dejándole con una sensación de menor control y más temor frente al futuro.

Me he dado cuenta de que la gente mayor a menudo se atormenta con tres grandes preocupaciones: 1) no quieren sufrir; 2) no quieren ser una carga para los demás; 3) quieren que el tiempo que les queda de vida tenga un sentido. Sin duda son problemas reales en esa etapa de la vida, y uno debe hacerles frente, aunque no obsesionarse al respecto. El primero requiere que se siente a hablar con sus médicos y sus familiares, para hablar precisamente de lo que quiere o no que se haga en caso de que se le diagnostique una enfermedad mortal, o se encuentre en una situación de incapacidad similar. Las decisiones que acuerden deberían quedar fijadas por escrito, y comunicarse a todos los posibles implicados en el cuidado de su salud. El segundo punto exige una preparación previa parecida, en este caso con abogados, familiares y asesores financieros. La tercera le compete más directamente, y queda en el ámbito de su responsabilidad: reflexionar acerca de las actividades que pueden enriquecer su vida y dotarla de contenido, y aumentar su autoestima. Quizá algún tipo de voluntariado o ayuda social le resultará gratificante, o bien explorar una forma de expresión creativa. En lugar de rumiar acerca de lo vacía que es su vida, búsquese algo que hacer.

La psicoterapia convencional puede ayudar a que las personas se den cuenta de las pautas mentales que dan lugar a diversos problemas emocionales, pero raras veces contribuye a que los pacientes modifiquen sus hábitos de pensamiento, y de ahí viene la permanente popularidad de las medicaciones que tienen efectos supresivos. A mí me parece que es importante que aprendan a modificar estas pautas circulares de pensamiento. De lo contrario, siempre correrá el riesgo de caer en la depresión o la ansiedad, dos obstáculos para alcanzar una tercera edad saludable. La depresión puede minar su motivación de cuidar bien de su cuerpo, pues interfiere con los hábitos de alimentación correctos y con la necesidad de ejercitar el cuerpo y proporcionarle descanso, por ejemplo; también puede atacar directamente sus defensas. La ansiedad está asociada a un incremento de la actividad del sistema nervioso simpático, que bloquea la respuesta de relajación.

Para modificar los hábitos mentales es necesario realizar un esfuerzo consciente, y practicar a menudo, amén de contar con ayuda externa. Las mejores fuentes de apoyo que he descubierto son las formas innovadoras de psicoterapia y la psicología budista.

La terapia cognitiva conductual o TC se ha popularizado recientemente. En realidad, sus orígenes se remontan a las enseñanzas del Buda y a un filósofo griego, Epicteto (que vivió entre el 55 y el 135 d. de J.C.), un antiguo esclavo que elaboró una ciencia de la felicidad. Enseñó a la gente a vivir de acuerdo con la naturaleza, a desaprender la mala costumbre de juzgar todo lo que sucede en términos absolutos de bueno o malo, y a aprender a distinguir lo que podemos cambiar, y lo que no. «Haz buen uso de lo que está en tu mano cambiar, y toma el resto como venga» es una de las citas que suele atribuírsele. Otra muy relacionada con el tema de este capítulo y del siguiente, es ésta: «Lo que más afecta a las personas no es lo que sucede, sino lo que creen que significa».

(Una conocida expresión de la filosofía de Epicteto es la

plegaria de la serenidad, atribuida al fallecido teólogo protestante Reinhold Niebuhr [1892–1971], y muy utilizada por los grupos de Alcohólicos Anónimos y otras asociaciones de apoyo mutuo: «Que Dios me conceda la serenidad para aceptar las cosas que no puedo cambiar, el valor para cambiar las que sí puedo y la sabiduría para discernirlas».)

Quinientos años antes, Buda enseñaba a sus seguidores que la infelicidad proviene de la incesante costumbre de juzgar cada experiencia vital como algo agradable, desagradable o neutral, y de tratar de aferrarse a las agradables al tiempo que rechazamos las desagradables. Habló largamente de la tiranía de la mente indisciplinada, y recomendó la meditación como una vía para desarrollar la capacidad de observar nuestro propio proceso de pensamiento sin estar atados a él. Implicarse demasiado en el pensamiento, según la concepción budista, lleva al desequilibrio emocional y a su vez provoca un comportamiento que aumenta el sufrimiento.

Pero los rezos y la meditación son estrategias a largo plazo que sólo algunos estamos dispuestos a practicar. En los años setenta, una «revolución cognitiva» en el campo de la psicoterapia incorporó estas ideas a la psicología moderna, e inspiró el desarrollo de métodos para ponerlas en práctica. Como resultado, hoy en día existen tecnologías que ayudan a las personas a cambiar sus pautas de pensamiento, y las emociones y comportamientos que de ellos se derivan. (Al utilizar la palabra «tecnologías» me refiero a terapias estratégicas como la CBT, y no al empleo de artilugios de ningún tipo.) Además, estas nuevas formas de psicoterapia son eficaces —al menos tanto como los fármacos de última generación, según varios estudios— y funcionan con rapidez, sin necesidad del tiempo y el dinero que exigen otras terapias más tradicionales.

Un destacado exponente de esta nueva psicología es Martin E. P. Seligman, profesor de psicología de la Universidad de Pennsylvania y autor del clásico *Learned Optimism*. Seligman estudió las diferencias que hay entre las personas con tendencia a la depresión como resultado de un golpe en su vida, y la gente que se rehace y sale adelante. Descubrió un rasgo esencial muy distinto entre ambos grupos: el «estilo explicativo», es decir, la manera en que las personas se explican los rechazos y los fracasos, en su fuero interno. Los pesimistas las interpretan como la confirmación de sus propios defectos y falta de valía, mientras que los optimistas no las ven como algo permanente, y no dejan que afecten a su sentido de la autoestima. El descubrimiento más importante de Seligman fue que esta diferencia no es una característica intrínseca de las personas, sino de cómo han aprendido a interpretar sus experiencias vitales. Así pues, el optimismo se puede aprender. Y a los optimistas les va mejor en casi cada aspecto de sus vidas, entre ellos el buen funcionamiento de su sistema inmunitario.

El proceso de aprendizaje del optimismo empieza identificando esos pensamientos auto-destructivos; esto le resultará más fácil con la ayuda de un terapeuta cognitivo. Una vez que se dé cuenta del momento en que sus hábitos mentales le llevan a experimentar emociones negativas, puede empezar a sustituir estas reflexiones perniciosas por otras. Por ejemplo, si nota que ya está dándole vueltas a un tema recurrente como «no valgo nada y este último fracaso sólo lo confirma», sustitúyalo por algo así: «esto sólo es algo transitorio. Lo superaré, porque soy una persona capaz y fuerte». La teoría que subyace es sencilla: no es posible sostener dos ideas de signo opuesto en nuestra mente al mismo tiempo, y el impacto de un pensamiento negativo se puede cancelar si se logra suscitar un pensamiento positivo. A medida que practique más esta técnica de sustitución, gradualmente se convertirá en su tendencia dominante. Es la parte cognitiva de la terapia CBT. Luego, la terapia conductual puede mostrarle cómo modificar su comportamiento en base a esta nueva pauta de pensamiento.

Los psicoterapeutas, incluso los más favorables a la nueva psicología, suelen prestar más atención a las reflexiones de los pacientes que a las imágenes mentales, pero mi experiencia es que las imágenes poseen casi el mismo poder de convocar emociones e influir en el comportamiento de los individuos, y que debemos hacerles frente con las mismas armas. Es decir, que el impacto de las imágenes negativas puede neutralizarse si nos esforzamos conscientemente por evocar imágenes positivas, como las que utilizaríamos en la labor de visualización que describimos en el capítulo previo.

George Lakoff, profesor de ciencia cognitiva y lingüística en la Universidad de California, en Berkeley, ha escrito acerca de su experiencia durante el atentado terrorista contra el World Trade Center el día 11 de septiembre de 2001, en su notable libro, *Don't Think of an Elephant!*:

> Ahora comprendo que la imagen del avión dirigiéndose hacia la Torre Sur representaba para mí una bala atravesándole la cabeza a alguien, con las llamas que se derramaban por el otro lado del edificio semejantes al estallido de la sangre. Fue un asesinato. La torre derrumbándose era el cuerpo desfalleciendo... La imagen posterior era la del infierno: cenizas, humo y vapores elevándose, el esqueleto del edificio, la oscuridad, el sufrimiento, la muerte... De día, las consecuencias de aquello invadían mi mente; de noche las imágenes me provocaban una profunda respiración, y las pesadillas me impedían conciliar el sueño. Estos símbolos estaban grabados en los centros emocionales de mi cerebro.

Estamos ante una poderosa descripción del poder de las imágenes mentales y su relación con las emociones. Yo he tenido varios pacientes que también necesitaban cambiar el paisaje mental en el que estaban atrapados, con imágenes que despertaban miedos en su interior y bloqueaban el camino hacia la estabilidad emocional. Uno de ellos era un hombre joven que padecía de un trastorno inmunitario que atacaba sus plaquetas y sus células rojas, causándole anemias episódicas y hemorragias. Después de un terrible accidente de coche, en el que chocó de frente con un conductor que cruzaba en dirección contraria, se enfermó gravemente. El paciente creía que se trataba de un acto suicida; lo último que vio antes del impacto fue la cara de la conductora, con una escalofriante mueca pintada en el rostro. Ella murió, y los pasajeros que viajaban en su coche resultaron heridos. Aunque físicamente salió relativamente ileso, el trauma psicológico del accidente —simbolizado por esa imagen fijada en su mente— desató su sistema autoinmunitario. Fue incapaz de borrar esa imagen de su memoria, y siempre que la recordaba revivía el terror del accidente. Le mantuvo en un estado de desequilibrio mental y corporal que contribuyó a fomentar su enfermedad autoinmunitaria.

Este paciente descubrió por el camino difícil que no es posible olvidarse de una imagen negativa, sencillamente tratando de no verla, igual que tampoco se puede expulsar un pensamiento nocivo diciéndose que no debe pensar en ello. (De ahí el título del libro de Lakoff.) Cuando uno se esfuerza en no pensar en imágenes o reflexiones indeseables, sólo consigue infundirles más energía mental, reforzándolas y contribuyendo a que persistan en su mente. La única estrategia que funciona es invertir su energía en el pensamiento o imagen opuestos, incompatibles con los que no deseamos fomentar y que tengan la capacidad de evocar sentimientos opuestos. Mediante diversas sesiones de imágenes guiadas, mi paciente aprendió a convocar la estampa de un lugar donde se sentía seguro y feliz, siempre que la memoria visual del accidente empezaba a asomar por su consciencia. Practicó convencido esta estrategia, y a medida que la imagen no deseada y la carga emocional asociada a ella se desvanecían, su enfermedad remitió.

A continuación voy a enumerar algunas sugerencias para ayudarle a manejar este aspecto de su mente, como parte del programa para alcanzar una vejez saludable:

- Aprenda a identificar las imágenes y reflexiones que habitualmente le producen sentimientos de tristeza y ansiedad, especialmente los relacionados con el proceso de envejecimiento y los cambios que se reflejan en su cuerpo y su apariencia. Si le resulta difícil lograrlo por sí mismo, piense acerca de la posibilidad de buscar un terapeuta cognitivo, aunque sólo sea durante algunas sesiones. Puede ser una estrategia eficaz y a corto plazo que le ayudará a mejorar su salud mental.
- No intente poner freno a los pensamientos o las imágenes negati-

vas. En lugar de eso, trate de sustituirlos por ideas y paisajes positivos, que susciten en su ánimo sentimientos de felicidad y seguridad.

- Recuerde que hace falta practicar para modificar nuestros hábitos mentales. Sencillamente, siga insistiendo.

A lo largo del tiempo, los hábitos mentales dan lugar a las actitudes que caracterizan nuestras posturas frente a la vida, y nuestra forma de interpretar la experiencia de hacernos mayores. Querría llamar su atención sobre dos actitudes que yo asocio con el ideal de vejez saludable: la flexibilidad y el sentido del humor.

Ya me he detenido sobre la bondad de cultivar la flexibilidad de su cuerpo, realizando estiramientos o practicando yoga, por ejemplo. Cuanto más flexible sea físicamente, menos le preocuparán los dolores y entumecimientos rutinarios propios de la edad, y menor será la probabilidad de que sufra una lesión grave si se cae o resbala. Pues existe una cualidad análoga, la flexibilidad de su mente, que puede protegerle de los resbalones mentales del envejecimiento.

Déjeme darle un ejemplo de lo que quiero decir. Cuanto más viejo se es, crece la probabilidad de que pierda algo o a alguien: padres, familiares, amigos, compañeros, mascotas, su juventud y el atractivo físico, la agudeza sensorial, su independencia, las funciones corporales, incluso hasta algún miembro. Cualquiera de estas pérdidas puede recordarle todas las demás, arrastrándole a un estado de lamentación y desespero. Pero recuerde la enseñanza fundamental de Epicteto: «Lo que más afecta a las personas no es lo que sucede, sino lo que creen que significa». Está señalando una verdad de la mayor importancia: podemos elegir cómo interpretar una experiencia, y el significado que le atribuimos sólo depende de nosotros.

La psicología budista también dirige nuestra atención a dicha capacidad de elección. Su objetivo es ayudarnos a experimentar una mayor libertad, asignando un sentido determinado a lo que nos sucede mediante el proceso de desaprender nuestros antiguos hábitos y fomentar la práctica de otros nuevos. He sido testigo de la exitosa incorporación en el ámbito médico de una técnica de meditación derivada de la tradición budista, la Reducción del Estrés Basada en la Consciencia (MBSR). Esta terapia se utiliza para ayudar a los enfermos crónicos a mejorar su calidad de vida y aprender a hacer frente a los síntomas que los tratamientos médicos no pueden cambiar. La MBSR es particularmente eficaz en los casos de dolor crónico, sea cual sea su origen. A medida que los pacientes aprenden y practican esta técnica, experimentan una creciente libertad a la hora de interpretar sus sensaciones. Incluso aunque sientan dolor, la mente puede aprender a verlo de una forma nueva y distinta, contribuyendo a reducir el estrés y la ansiedad que éste genera. Luego, cuando el individuo ya es capaz de dejar de defenderse del dolor, la experiencia del mismo a menudo suele cambiar, para mejor.

La mente es capaz de hacer este tipo de magia. Saber que existen estas alternativas y descubrir cómo beneficiarse de ellas es muy útil —y yo diría que esencial— para alcanzar una vejez saludable.

El sentido del humor es una actitud relacionada que ayuda a reasignar sentido a la experiencia, y es una virtud que mi madre consideraba vital para envejecer bien, y que conservó a lo largo de sus últimos años. Es una forma de ver el aspecto ridículo de la vida, las incongruencias y absurdos que pueden arrancarle una carcajada aun en medio de la mayor de las desgracias, y especialmente en esa tesitura. La risa puede ser, desde luego, la mejor medicina, y al igual que el optimismo, es posible aprenderla. El doctor Madan Kataria, un médico de Mumbai, en India, ha abierto una consulta en donde imparte una disciplina llamada «yoga de la risa», en donde un gran número de personas se reúne para reír juntos, una forma de ejercicio físico y mental. Ha viajado por todo el mundo, inaugurando clubs de la risa. (Vea la página web www.laughteryoga.org.) En ellos, la gente se ríe sin razón alguna, utilizando técnicas de respiración de yoga al principio de la sesión y sin necesidad de bromas, números cómicos o incluso sentido del humor. Pronto, las risas fingidas se convierten en carcajadas sinceras, que duran entre quince y veinte minutos, y después de los cuales la gente se siente genial. Ser capaz de reírse de una experiencia mala, o una pérdida, por ejemplo, es la señal más segura de que ha aceptado esa circunstancia adecuadamente, y que ha sabido adaptarse a ella*.

* De hecho, uno de los retratos más sensibles que conozco del potencial de la mente en este sentido es una de las primeras películas de Federico Fellini, *Le Notti di Cabiria* (1957) *(Las noches de Cabiria)*. En ella, una joven prostituta romana lo pierde todo absolutamente, incluyendo sus ahorros de toda la vida, y el amor. Aunque queda destrozada por lo que le sucede, sin embargo conserva la capacidad de interpretar su experiencia de un modo distinto, y en una última escena triunfante recupera su sentido del humor y de la autoestima. Giulietta Masina, que encarna con maestría el personaje de la prostituta, expresa este cambio de consciencia sin pronunciar palabra; su interpretación es tan brillante que muchos espectadores consideran ese fragmento de la película uno de los tres minutos más magistrales de la historia del cine. Es una impactante expresión de la filosofía que le animó a aplicar a su propia vida.

16

Mente III: Memoria

El declive cognitivo relacionado con la edad es el término médico para uno de los cambios más aterradores que trae consigo la vejez: la erosión de la mente. Recuerde el estudio de la Fundación MacArthur, que identificaba la conservación de las redes intelectuales y sociales a lo largo de la vida como la característica principal de una vejez saludable, junto con el ejercicio físico continuado. Si su intelecto, su memoria, su capacidad de aprendizaje, su empleo del lenguaje, su concentración y su atención pierden con la edad, usted no podrá cumplir con ese requisito esencial.

De entre las múltiples funciones de la mente, la memoria parece ser la más vulnerable al paso del tiempo. La pérdida de memoria relacionada con la edad es el umbral de lo que se solía llamar «senilidad» y que ahora se considera generalmente una señal temprana de la enfermedad de Alzheimer, esa temida dolencia que ataca la esencia de un individuo, dejando el cuerpo intacto mientras destruye su mente. La enfermedad de Alzheimer es la causa más común de demencia en la gente mayor. Es una dolencia neurodegenerativa relacionada con la edad, y se desconoce su origen; desde luego no es una consecuencia del proceso de envejecimiento normal.

Por supuesto, usted debe hacer todo lo que esté en sus manos para prevenir la aparición del Alzheimer, especialmente porque hoy en día aún no hay ninguna cura, y los tratamientos que se aplican son tremendamente inadecuados. Este tema forma parte de un debate más amplio, qué hacer para preservar nuestras funciones cerebrales y mentales en general, y para protegernos del declive cognitivo consecuencia de la edad; algunas autoridades lo consideran parte del proceso normal de envejecimiento, similar a la pérdida de masa muscular y de densidad ósea.

Todos los consejos que le he dado en la segunda parte de este libro le ayudarán a conservar su buen juicio. He dicho ya que el Alzheimer empieza con una inflamación en el cerebro, como otras enfermedades neurodegenerativas. También sabemos que el cortisol, la hormona del estrés, es tóxica para las células nerviosas de la zona del cerebro relacionadas con la memoria (el hipocampo); el estrés oxidante también mina la función cerebral. La dieta anti-inflamatoria que he descrito anteriormente, una buena selección de suplementos, el ejercicio físico continuado, un buen descanso y sueño adecuados, y la neutralización del estrés son formas distintas de trabajar en una misma dirección: proteger el cerebro y la mente. Otra causa habitual de demencia son las enfermedades cardiovasculares, que pueden privar de suministro sanguíneo a algunas áreas del cerebro. Si sigue las recomendaciones que realizaré a lo largo de los próximos capítulos, también podrá reducir las probabilidades de que eso suceda.

Existen dos factores que también influyen en el declive cognitivo relacionado con la edad, que merecen un comentario más extenso. Son la educación y la nicotina.

Si usted ha recibido una buena educación, es menos probable que le diagnostiquen Alzheimer, o que le asalten declives cognitivos asociados con la edad. Y en caso de que alguna vez sufra de estas dolencias, aparecerán en una etapa más tardía de su vida, en comparación con personas menos instruidas. Así pues, la educación contribuye a comprimir la morbidez cerebral y mental. La causa parece que tiene que ver con la «redundancia neuronal», el número total de conexiones extra entre las células nerviosas del cerebro.

El sistema nervioso central es altamente plástico. Su estructura y sus funciones están siempre sumidas en un flujo dinámico, en respuesta a los cambios en las necesidades y los estímulos del cuerpo. El estudio provoca cambios estructurales en esta red neuronal, y en la forma en que las neuronas individuales se conectan entre ellas. Cuanto más haya aprendido, más conexiones habrá en su cerebro; muchas de estas conexiones son redundantes, es decir, que son superfluas y están duplicadas, pero añaden riqueza y plasticidad al conjunto. Una consecuencia práctica es que se puede perder o dañar una fracción mayor de una red neuronal de estas características sin pérdida de funciones, de modo que si se produce efectivamente un proceso degenerativo, tardarán más en aparecer los síntomas de declive cognitivo o de demencia.

La nicotina afecta la química cerebral de muchas formas, y protege tanto contra el Alzheimer como contra la enfermedad de Parkinson. Algunos estudios incluso sugieren que los fumadores tienen la mitad de posibilidades que los no fumadores de tener Alzheimer. El problema es que la inhalación de nicotina es extremadamente adictiva y también tiene otros efectos muy perjudiciales en la salud en general, y en la salud del cerebro, en concreto. Es un potente constrictor de las arterias, por ejemplo, que reduce el flujo sanguíneo hacia el cerebro y otros órganos. Y en el humo del cigarrillo también se incluye una batería de elementos químicos nocivos que incrementan notablemente el estrés oxidante. Los estudios médicos demuestran claramente que los fumadores reincidentes corren un riesgo mucho mayor de desarrollar una discapacidad cognitiva en una etapa más temprana de su vida que los no fumadores; estaríamos hablando de un diagnóstico de ese tipo a los cincuenta años.

Así, ¿qué debemos concluir de esta paradoja? Sin duda, nadie debería caer en el tabaco por razones de salud, y espero que nadie defienda el tabaco arguyendo los efectos benéficos de una adicción moderada, como hacen otros, legítimamente, acerca del consumo moderado de alcohol. Sin embargo, debería saber que los investigadores de las empresas farmacéuticas están tratando de hallar sustancias análogas a la nicotina, con menor nivel de toxicidad, con el objeto de utilizarlas tanto para la prevención como para el tratamiento de las enfermedades neurodegenerativas. Asimismo, estos análisis acerca de la nicotina plantean una pregunta más amplia: ¿existen otros productos naturales que puedan evitar el declive cognitivo asociado a la edad?

Encontrará todo tipo de afirmaciones extravagantes de este tipo en muchos anuncios de diversos productos que se venden en tiendas de alimentos naturales, en Internet e incluso leyendo libros sobre la medicina anti-edad. De hecho, existe toda una clase de las así llamadas «drogas inteligentes» que desde hace varias décadas gozan de cierta popularidad. Algunas son fármacos que deben adquirirse con receta, otras están disponibles en el extranjero, y muchas son suplementos dietéticos que se supone incrementan los niveles de neurotransmisores en el cerebro. La gran mayoría son inofensivas, pero no existen pruebas reales de que sean eficaces. Hablaré a continuación de las tres más prometedoras, un remedio de hierbas y dos suplementos.

El ginkgo, un extracto de las hojas del árbol del ginkgo *(Ginkgo biloba)*, es un remedio botánico que ha sido muy estudiado, y que aumenta el riego sanguíneo hacia la cabeza. Se ha demostrado que ralentiza el avance de la demencia en las primeras etapas de la enfermedad de Alzheimer. Tiene fama de ser un agente potenciador de la memoria —algunos estudiantes hasta lo toman en época de exámenes— pero yo creo que sólo resulta útil en las personas con problemas de circulación en el cerebro (como resultado de la ateroesclerosis, por ejemplo). En cualquier caso, hacen falta de seis a ocho semanas de uso continuo para que se detecte algún efecto. Puede obtener extractos estándar de ginkgo en cualquier tienda de alimentos naturales. (Deberían contener un 24 por ciento de glicósidos flavonoides de gingko y un 6 por ciento de terpene lactones; la dosis es de 60 a 120 miligramos, dos veces al día con las comidas.) El gingko tiene una toxicidad muy baja. Es posible que cause ligeros dolores estomacales, y quizá presente algún efecto anticoagulante, por lo tanto debemos ser prudentes cuando se combine con medicamentos cuyo objetivo es la licuación de la sangre.

Anteriormente he mencionado la acetil-L-carnitina (también llamada ALC o ALCAR), un derivado de los aminoácidos. Es uno de los dos componentes de la fórmula rejuvenecedora que Bruce Ames desarrolló y probó con las ratas. Una afirmación típica de los folletos comerciales de los productos con ALC sostiene que: «la acetil-

L-carnitina cruza rápidamente la barrera sanguíneo-cerebral y su papel potencial en la protección de la función neurológica está claro». De hecho, los estudios científicos sobre este compuesto escasean, y las pruebas divergen. Un grupo objetivo, el Foro de Investigación sobre el Alzheimer, dice que «existen ligeras indicaciones que apuntan a que la ALCAR tiene un efecto modesto en los pacientes más jóvenes y con un diagnóstico más temprano del Alzheimer, [pero] no hay pruebas sustanciales o convincentes acerca de la eficacia de la ALCAR. Además, existen estudios que sugieren que realmente acelera el declive cognitivo en los pacientes de más edad afectados de Alzheimer». Mucha gente toma ALC debido a su supuesta función como potenciador cognitivo. La dosis es de entre 500 y 1.000 miligramos dos veces al día en ayunas. La ALC no es tóxica, pero se trata de un régimen bastante caro.

La fosfatidilserina (FS), un lípido de producción natural, es un componente de las membranas celulares. Se le considera un nutriente de las células cerebrales, y en los estudios científicos realizados con humanos que consumieron suplementos con FS se ha demostrado que posee efectos positivos en la memoria y la concentración. La FS puede mejorar la función cognitiva en los adultos normales, y también ayudar a revertir el declive cognitivo asociado con la edad. El suplemento, derivado a partir de la soya, se consigue fácilmente, aunque de nuevo no se trata de un producto barato. La dosis inicial es de 100 miligramos, dos o tres veces por día. Si después de un mes se obtienen resultados, es posible reducir la cantidad hasta una dosis de mantenimiento. La FS no es tóxica, y de estos tres productos naturales es el que yo probaría primero.

Sin embargo, no confiaría en los suplementos para conservar la memoria y otros aspectos de sus funciones mentales a medida que envejece. Lo que yo haría, además de seguir todos los consejos generales sobre el estilo de vida que le he dado en las páginas anteriores, es concentrarme de nuevo en el efecto protector de la educación, y tratar de identificar los tipos concretos de aprendizajes que mantendrán a su cerebro activo y a su mente fuerte. Me encuentro con muchas personas preocupadas por el ejercicio físico. Trabajan su cuerpo a consciencia, pero no se toman un momento para pensar en las formas de ejercitar sus mentes del mismo modo. «Úsalo o tíralo» no sólo se aplica a los músculos; también es válido para las funciones cerebrales.

De hecho ya existe un sistema registrado, llamado Brain Gym® que afirma que desarrolla las vías neuronales, facilita el aprendizaje y mejora la memoria y la capacidad de concentración, pero lo hace mediante ejercicios físicos. Y hay muchos libros, juegos y programas de computadora interactivos que también dicen hacer lo mismo, tanto para niños como para adultos. (Alguien recientemente me envió un juego de mesa llamado *GinkGo!* que se supone que «estimula los centros de memoria del cerebro».) Yo suelo recomendar los juegos de cartas y las crucigramas de palabras a aquellas personas interesadas en ejercitar sus funciones cognitivas.

Pero cuanto más pienso en ello, más me doy cuenta de que hay un tipo concreto de experiencia cognitiva que proporciona el ejercicio mental más esencial. Se puede practicar de distintas formas, y yo hablaré de dos: aprender a utilizar un sistema operativo nuevo en una computadora y aprender un idioma extranjero.

Si está familiarizado con el uso de la computadora, sin duda sabrá la especial frustración que le asalta a uno cuando cambia de sistema operativo. (Si no utiliza la computadora, piense en lo difícil que resulta aprender a usarla.) Es simplemente enloquecedor. Justo cuando estaba listo y usted se había acostumbrado a las funciones y formatos que aparecían en su pantalla, todo cambia. Y a usted le gustaría que volviera a ser como antes; hace falta un verdadero esfuerzo para adaptarse al cambio, y eso le da dolor de cabeza y le cansa. Ese sentimiento —la frustración, el dolor de cabeza, la fatiga— es exactamente el tipo de reto mental que obliga a la red neuronal del cerebro a cambiar, a establecer nuevas conexiones y a conservarse flexible y joven. Es igual que la inercia del cuerpo que no quiere ejercitarse, pero que más tarde agradece el esfuerzo.

Durante un breve período de tiempo, generalmente unos días, se sentirá así mientras se acostumbra al nuevo sistema operativo. Si tiene que aprender a utilizar una computadora por primera vez, este lapso de tiempo se prolongará bastante más. Es un reto perfecto para la flexibilidad mental de la gente mayor.

En estos momentos, existe en nuestra sociedad una división generacional entre la gente que sabe utilizar computadoras y los que no. La mayoría de las personas menores de sesenta sabe hacerlo, y muchos que sobrepasan esa edad, no. Es bastante infrecuente que los ancianos de setenta, ochenta y noventa años estén familiarizados con las computadoras. Eso es malo por varias razones, principalmente porque el correo eléctronico e Internet son una maravillosa oportunidad para fomentar los contactos sociales e intelectuales entre personas que quizá padecen discapacidades físicas que les impiden desplazarse tanto como cuando eran jóvenes. Obviamente, esta situación será muy distinta en los años venideros.

Cuando mi madre tenía unos ochenta y cinco años, me esforcé para que tratara de utilizar el correo electrónico. La apunté a unas clases, y pensé que le resultaría sencillo aprender a usarlo. Todos nuestros intentos terminaron en fracaso. Fue incapaz de sobreponerse al bloqueo mental que ese tipo de tecnología le planteaba, y finalmente terminó por cubrir la computadora con un tapete: fue su manera de comunicarme a mí y a sus amigos que lo había abandonado de una vez por todas. Ojalá le hubiera propuesto que aprendiera a usarla un poco antes, porque sé que habría mejorado su calidad de vida y habría sido un aprendizaje positivo para su cerebro.

Intente pensar en los tipos de aprendizaje que le crean esa intensa frustración. Y a continuación, oblíguese a hacerlo. No hace falta que tenga éxito; es el esfuerzo invertido lo que aumenta la plasticidad y la flexibilidad del cerebro.

Por eso, aprender un nuevo idioma puede ser un desafío perfecto para las personas de cualquier edad. Es un compromiso permanente y sin limitaciones que le mantendrá en un perpetuo estado de flexibilidad mental, a la par frustrante y gratificante. Incluso hay un fascinante estudio científico que relaciona directamente el bilingüismo con la mejora de las funciones cerebrales. Sabemos que los niños educados en un entorno bilingüe tardan un poco más en adquirir sus habilidades lingüísticas que aquellos que habitan en un entorno monolingüe, pero terminan demostrando mayor competencia mental. Recientemente se ha difundido un estudio que informa que los sujetos bilingües, tanto los jóvenes como los mayores, reaccionan con mayor rapidez y son más capaces de eliminar la información irrelevante, que aquellos individuos que sólo hablan un idioma. Los investigadores sugieren que ambas actividades (el dominio de dos lenguas y la selección de información pertinente) comparten los mismos procesos cerebrales que garantizan la concentración y el manejo de la atención: se trata de una habilidad denominada «inteligencia fluida». La inteligencia fluida es una de las primeras áreas de la función cerebral que se deteriora durante el declive cognitivo asociado con la edad. Por lo tanto, el dominio de dos lenguas teóricamente actúa como una protección, en mi opinión más efectiva que cualquiera de las drogas inteligentes o los suplementos vitamínicos.

No aprendí una segunda lengua hasta que empecé a estudiar alemán en la secundaria. Fueron cuatro años de instrucción lingüística a la antigua que me resultaron muy duros, pero que me permitieron hablar ese idioma con fluidez cuando pasé una temporada en Berlín, en un intervalo entre mi graduación y mi entrada en la universidad. Mucho más tarde aprendí el español rápidamente, sin necesidad de asistir a clases; me limité a vivir en un pueblo mexicano, y me vi obligado a hablarlo. Descubrí que durante ese proceso recordé gran parte del alemán que había aprendido en la secundaria, como si estuviera ejercitando algún centro de procesamiento del lenguaje en mi cerebro. Hablo el español con fluidez, y ahora estoy decidido a aprender japonés. Cuento ya con un amplio vocabulario y un buen acento, fruto de mis numerosos viajes a Japón. Confío en que después de pasar un par de meses en ese país, sin contacto con angloparlantes, lo hablaría pasablemente bien.

Por cierto, no considero que aprender otro idioma sea ningún hito intelectual. El único talento que se necesita es ser capaz de escuchar e imitar sonidos. Después de todo, los bebés aprenden a hablar sin haber desarrollado su intelecto por completo, y sin utilizar libros de gramática. Lo que sí es esencial para la adquisición de un lenguaje es la motivación. Los niños están muy motivados, al igual que los adultos cuya situación les obliga a comprender y hacerse comprender.

Si desea conservar su cerebro en un estado juvenil y evitar en la medida de lo posible el declive cognitivo asociado con la edad, aprenda a utilizar una computadora si aún no sabe, cambie con frecuencia su sistema operativo, y aprenda otro idioma. Y por cierto, tampoco estoy plenamente convencido de que el declive cognitivo sea una consecuencia inevitable de la edad. Más bien opino que mucha gente simplemente no se plantea los desafíos intelectuales y mentales que su cerebro necesita para retener su funcionalidad.

17

Espíritu I: Esencia inmutable

Le voy a contar algo que me ha sucedido muchas veces. Me encuentro con alguien a quien conocía muy bien —pongamos un amigo de la universidad— pero a quien no he visto en veinte años o más. No se trata de una de aquellas personas que están igual que como las recordaba. De hecho, los cambios que el tiempo ha causado son tan drásticos, tan enormes, que me cuesta encontrar similitudes entre la imagen que recordaba de aquella persona y la realidad actual. La conmoción es tan grande que la interacción social se resiente. Pero tras unos pocos minutos, una vez que nos relajamos y empezamos a conversar, me ajusto gradualmente a los cambios y comienzo a identificar a la persona que tengo junto a mí con el recuerdo que tenía de ella. Comienzo a ver más allá de los cambios en la apariencia y percibo una especie de esencia inmutable.

Hay una experiencia que es paralela a esta, una experiencia que ya cité en la introducción y que creo que todos hemos tenido. A pesar de todas las pruebas que demuestran lo contrario, hay una parte de mí que me parece que ha permanecido igual desde mis primeros recuerdos de la infancia. Obviamente no se trata de mi cuerpo, que ahora veo y siento diferente de como lo veía y sentía diez años atrás, no digamos ya cincuenta. Tampoco puede tratarse de mi mente, que ha aprendido mucho y almacenado muchas experiencias durante medio siglo. Yo lo llamo la esencia inmutable—esa parte del yó a la que no afecta el paso del tiempo. Pero a lo que realmente apunto es al espíritu, a ese núcleo no físico de nuestro ser.

Uno de los principios de la medicina integrativa que practico es que la salud y la enfermedad no sólo tienen que ver con el cuerpo; una medicina de calidad debe dirigirse a las personas como un todo, lo que quiere decir que tiene que atender a sus cuerpos, mentes y espíritus. Durante mis conferencias en Japón sobre este tema, me he encontrado con que los traductores tienen un problema. La traducción habitual que se utiliza para la palabra «espíritu» lleva a mi audiencia a pensar que hablo sobre fantasmas, sobre el culto a los antepasados y la posesión por otro espíritu. No es así, por supuesto. Lo único que quiero es llamar la atención sobre nuestra esencia inmutable.

Está claro, sin embargo, que mucha gente tanto aquí como en Japón no le dan a ese concepto mucha más credibilidad que la que le conceden a los fantasmas. Si usted es un materialista, si cree que la única realidad es aquella que puede percibirse a través de los sentidos, le costará seguirme en lo que voy a explicarle en este capítulo y en el siguiente. Léalos de todas formas. Y luego espero que coteje las ideas que expongo en ellos con su propia experiencia personal. Pueden resultarle muy útiles, estoy convencido, para hacer las paces con el proceso de envejecimiento.

La realidad no material es a menudo el reino de la religión y la fé. Si usted cree en algo que no puede percibir a través de los sentidos, tiene que hacerlo a través de la fé. Para muchos la fé es simplemente una serie de creencias sin fundamento, creencias sin pruebas que las sustenten, y eso, para la mente científica, es un anatema. Hoy existe un gran movimiento a favor de la «medicina basada en pruebas científicas», un intento de desbrozar de la medicina ideas y prácticas que no estén sustentadas por el tipo de prueba que los médicos prefieren: los resultados de ensayos aleatorios controlados. Esta forma de pensar no tiene en cuenta el peso de la experiencia. Yo mantengo que es posible observar el mundo de forma científica y al mismo tiempo estar consciente de la realidad no material, y considero importante que tanto los médicos como los pacientes sepan cómo evaluar la salud espiritual.

Existe una tendencia minoritaria en la educación médica actual que aboga por ofrecer algún tipo de preparación en esta área. Se suele ofrecer, si se ofrece, como una asignatura de libre elección en lugar de como una asignatura obligatoria, y a menudo está vinculada con enseñanzas sobre la muerte y cómo morir. En el mejor de los casos hace que los estudiantes de medicina estén conscientes de esta otra dimensión de la vida humana y les ofrece herramientas para ayudar a sus pacientes a conocer sus propios puntos fuertes y débiles, aunque no sufran enfermedades graves que amenacen su vida.

Kathleen Dowling Singh, psicóloga transpersonal y antigua trabajadora de una residencia para enfermos desahuciados, ha escrito sobre lo importante que es realizar una evaluación o inventario espiritual:

Nunca es demasiado tarde para hacer el balance de nuestra vida, ni siquiera en las últimas semanas o días de una enfermedad terminal. Y para aquellos de nosotros que estamos en el medio de nuestra trayectoria vital, con la aparente seguridad y tranquilidad que nos ofrece nuestra salud, nunca es demasiado pronto. Nos quede el tiempo que nos quede por vivir, la respuesta a las siguientes preguntas, formuladas en la tranquila honestidad de nuestros propios corazones, nos ofrecen una guía para el resto de nuestra vida.

¿Quién he sido todo este tiempo?

¿Cómo he usado el regalo de la vida humana?

¿Qué necesito «dejar» o de qué necesito «desprenderme» para conseguir mayor paz?

¿Qué le da sentido a mi vida?

¿Por qué estoy agradecido?

¿Qué he aprendido sobre la verdad y hasta qué punto he aprendido a vivir sinceramente?

¿Qué he aprendido del amor y hasta qué punto he aprendido a amar?

¿Qué he aprendido sobre la ternura, la vulnerabilidad, la intimidad y la comunión con los otros?

¿Qué he aprendido sobre el valor, la fuerza, el poder y la fé?

¿Qué he aprendido de la condición humana y qué tan grande es mi compasión?

¿Qué tal llevo mi sufrimiento?

¿Cuál es la mejor forma de compartir lo que he aprendido?

¿Qué me ayuda a abrir mi corazón y vaciar mi mente y a experimentar la presencia del Espíritu?

¿Qué me dará fuerza cuando muera? ¿Cuál es mi relación con lo que me dará fuerza cuando muera?

Si supiese que mis respiraciones están contadas, ¿cuál sería mi relación con esta respiración ahora mismo?

¿Quién soy?

Hacerse y responder a esas preguntas le puede ayudar a conectarse con el núcleo de su ser y a sentirse más vinculado con los demás y con la naturaleza, y a acceder a un grado de consciencia más alto.

El cambio es universal. Todo cambia, es decir, todo cuanto percibimos, incluyendo nuestros pensamientos, que están elevándose constantemente, persisten durante unos momentos y luego se desvanecen. Al mismo tiempo, una cierta esencia de todo permanece inmutable. Meditar sobre esta paradójica naturaleza de la realidad puede afectar profundamente la forma en la que nos vemos a nosotros mismos y lo que pensamos sobre el envejecimiento y la muerte. Puede ser un estímulo para un despertar y un desarrollo espiritual, sea usted seguidor de alguna religión o no.

El mejor ejemplo que puedo dar para ilustrar lo que acabo de decir es un relato que nos ha sido transmitido a través de 2.500 años de historia. Es el comienzo de la leyenda de la iluminación de Buda, una narración arquetípica de un héroe épico. Como escribió Joseph Campbell en *El héroe de las mil caras*, el viaje del héroe comienza con una llamada a la aventura, un suceso que provoca el despertar del yó. A continuación veamos cómo explica Campbell la historia:

El padre del joven príncipe Gautama Sakyamuni, el Futuro Buda, le había preservado de cualquier contacto con la vejez, la enfermedad, la muerte o el monacato, por temor a que se despertara en él un deseo de renunciar a la vida, pues le profetizaron al nacer que el bebé sería el emperador del mundo entero o un Buda. El rey —que prefería la vocación real— le dio a su hijo tres palacios y cuarenta mil bailarinas para mantener su mente ligada al mundo. Pero todo ello sólo sirvió para adelantar lo inevitable; pues cuando todavía era relativamente joven, el príncipe agotó los placeres de la carne y quedó maduro para nuevas experiencias. En cuanto estuvo preparado, aparecieron inmediatamente los heraldos adecuados.

Entonces, un día, el Futuro Buda quiso ir al parque y le dijo al conductor de su carro que lo preparara. Obediente, el hombre trajo un carro lujoso y elegante, lo adornó ricamente, lo enganchó a cuatro caballos de la raza de Sindhava, tan blancos como pétalos de loto, y anunció al Futuro Buda que todo estaba listo. El Futuro Buda montó en el carro, que era como un palacio de los dioses, y salió hacia el parque.

«El momento de la iluminación del príncipe Siddhartha se acerca», pensaron los dioses, «debemos mostrarle una señal»: y uno de ellos se transformó en un decrépito anciano desdentado, de pelo gris y de cuerpo deforme y retorcido que se sostenía sobre un bastón temblando, y se mostró ante el Futuro Buda, de modo que sólo él y el conductor del carro lo vieron.

Entonces el Futuro Buda le dijo al conductor, «Amigo, te ruego me digas quién es ese hombre. Ni siquiera su pelo es como el de los demás hombres». Y tras escuchar la respuesta, dijo, «Desgraciado es el nacer, pues todo aquel que ha nacido le ha de llegar la vejez». Y, con el corazón agitado, regresó de inmediato y subió a su palacio.

«¿Por qué ha regresado tan pronto mi hijo?», preguntó el rey.

«Señor, ha visto a un anciano», fue la respuesta, «y porque ha visto a un anciano, está a punto de retirarse del mundo».

Tres mensajeros más continuaron lanzando la llamada. En sucesivas excursiones el príncipe ve a un enfermo, a un muerto y a un monje, y esos cuatro encuentros hacen que se aparte del ambiente protegido del palacio, renuncie a la vida terrenal y busque la iluminación. El despertar espiritual del Futuro Buda comenzó con su toma de consciencia sobre la vejez, con la comprensión de que la vida no es estática, sino que cambia constantemente y que el resultado final de esos cambios es la senectud y la decadencia.

Esta historia apunta a un potencial del envejecimiento que raramente se le reconoce: su contemplación puede ser el catalizador que desencadene el despertar del ser e impulse el desarrollo y crecimiento espiritual. Uno de los medios por los que lo consigue es forzándonos a considerar qué aspecto del yó no cambia por mucho que el tiempo altere nuestro cuerpo y nuestra mente. Más todavía, la consciencia del envejecimiento y la mortalidad nos puede inspirar a comprometernos más con nuestra propia vida, a vivirla plenamente y a realizar nuestro potencial. Mi reflexión personal es que, conforme me he ido haciendo mayor, me he vuelto más productivo, más centrado y me preocupo más por lo que dejaré tras de mí como legado. Por cierto, es precisamente por este potencial por lo que me opongo firmemente a la negación del envejecimiento y aconsejo contra ella.

En *Salud total en ocho semanas*, escribí sugerencias semana a semana para realizar cambios en nuestro estilo de vida que afecten a los tres componentes del ser humano: lo físico, lo mental y lo espiritual. Aquí, a riesgo de repetirme, van algunas de las recomendaciones que hice para potenciar la salud y el bienestar espiritual:

- Preste atención a su respiración. Muchas culturas identifican a la respiración con el espíritu y ven en el ciclo de la respiración el movimiento del espíritu en el cuerpo humano. Prestar atención a la respiración tratando de no influir en ella es un medio de aumentar su consciencia de su esencia no física. (También es mucho más seguro que centrar su atención en pensamientos o imágenes, que a menudo son fuentes de emociones negativas.) Por último, la respiración es el vínculo con la energía vital básica que circula por todos nosotros —lo que los chinos llaman *qi* (chi) y los yogis *prana*— y nos conecta con la fuente de energía universal. El simple hecho de prestar atención a la respiración es un medio para expandir la consciencia más allá del ego, de experimentar la trascendencia.

- Entre en contacto con la naturaleza. Puede hacerlo caminando o sentándose en un paraje natural; un parque en una ciudad será suficiente. Permítase ir despacio, abandonar sus rutinas habituales y simplemente déjese influir por lo que le rodea.
- Haga una lista de la gente en su vida en cuya compañía usted se siente más vivo, feliz y optimista. Haga un esfuerzo por pasar más tiempo con ellos. Nuestro yo espiritual resuena con el de los demás, y es una conexión taumatúrgica.
- Lleve flores a su hogar y disfrute su belleza.
- Escuche música que le inspire y levante el espíritu.
- Admire una obra de arte que le levante el espíritu: una pintura, una escultura, una obra de arquitectura...
- Ábrase a los demás y trate de recuperar el contacto con alguien de quien se haya distanciado; practique el perdón.
- Preste algún tipo de servicio a la comunidad. Dele algo de su tiempo y su energía a los demás. Las posibilidades son infinitas, pero no basta con mandar un cheque a alguna organización benéfica.

Puede que al leer esta lista usted piense que no se trata de actividades espirituales. Eso se debe a que en nuestra cultura es habitual confundir la espiritualidad con la religión. Las prácticas religiosas, como la plegaria y otros rituales, pueden tener un propósito espiritual, pero las prácticas espirituales pueden no tener nada que ver con la religión. Las sugerencias anteriores pretenden ayudarle a estar más consciente de su yo espiritual. Cualquier actividad que le haga sentir más vivo, más conectado a los demás y a la naturaleza, menos aislado, más cómodo con el cambio, es beneficiosa. Mejorará su salud mental y física. Le ayudará a aceptar el hecho de su envejecimiento. Le ayudará a envejecer bien.

18

Espíritu II: Herencia de nuestro ser

Recientemente descubrí una antigua práctica, hoy modernizada y que se está popularizando, para alcanzar el bienestar espiritual. Se trata del *testamento ético*.

Un testamento normal o unas últimas voluntades hablan principalmente de cómo deben disponerse las posesiones materiales después de la muerte del individuo. Un testamento ético habla de los dones no materiales: los valores y las lecciones vitales que usted desea dejar a los suyos.

En muchas culturas, los mayores, los sabios y los santos acumulan lo más esencial de sus enseñanzas para beneficio de los estudiantes y discípulos que se reúnen en la cabecera de sus lechos de muerte. Los santos hindúes, los maestros del zen y los rabinos judíos acostumbran a destacar por esa circunstancia: muchas de sus últimas palabras han quedado escritas para la posteridad. Los documentos formales que resumen la sabiduría adquirida a medida que se acerca el final de la vida también existen en otras culturas, pero la mayoría están asociadas con la tradición judía. Se conservan testamentos éticos judíos de casi mil años de antigüedad, y la práctica se remonta aún otros mil años antes.

He estudiado algunos ejemplos de esta literatura procedentes de comunidades judías en Europa, que se remontan a algunos cientos de años atrás. Algunos son emocionantes, otros tediosos y otros más, graciosos. La mayoría de los viejos testamentos éticos que he leído son las palabras de hombres moribundos que animan a su descendencia, especialmente a sus hijos varones, a llevar vidas piadosas y ser fieles a los valores de sus padres. Algunos textos exhortan, otros suplican. «¡Sabes bien, hijo mío! los sinsabores y dispendios que he soportado a causa del matrimonio de tus hermanas, la mayor y las más jóvenes». Así empieza uno de los consejos paternos. He aquí algunas otras citas que también me gustan:

> ¡Así pues, hijo mío! Cuida de ejercitarte cuando aún seas joven, con mayor motivo si ya ahora te lamentas de tu débil memoria. ¿Qué harás entonces cuando llegue la vejez, la madre de todos los olvidos? ¡Despierta, hijo mío! Sal de tu sueño; dedícate a la ciencia y a la religión.
>
> ¡Hijo mío! No bebas agua que haya permanecido descubierta durante la noche. El mundo está plagado de escollos, y en muchas de sus trampas caen los hombres, igual que los pájaros quedan presos en una red.
>
> Hónrate a ti mismo, honra tu casa y a tus hijos, proveyéndoles de buenas ropas, hasta donde tus medios te lo permitan; pues no es procedente que nadie, cuando no está trabajando, vista con ropas andrajosas. ¡Ahorra privando a tu estómago, para poder cubrir tu espalda!
>
> Estas son las cosas que mis hijos e hijas harán, siguiendo mi petición. Irán al templo de las plegarias cada mañana y cada tarde... Tan pronto como termine el servicio, se ocuparán ora con la Torá, con los Salmos o con labores caritativas. Deberán llevar su negocio con honestidad, tanto en sus tratos con judíos como con gentiles.
>
> Y dejadme también que os recuerde lo que sigue. ¡El castigo de incumplir una promesa es mayor carga de lo que un hombre pueda soportar!

Algunos de estos pasajes nos pueden sonar extraños, arcaicos, y parecernos irrelevantes para la vida moderna. Es pues interesante que un gran número de personas se decanten hoy en día por el testamento ético, y no solamente judíos, y no siempre en relación a una circunstancia luctuosa; además, ha adquirido una gran relevancia, particularmente para aquellos de nosotros que deseamos aportar sentido a nuestras vidas y al hecho de que envejecemos.

Hay una página web dedicada a los testamentos éticos que aconseja a la gente que piense en esta opción como si escribiera «una carta de amor a su familia». (Yo ampliaría el concepto de familia, para incluir a los amigos y a la comunidad en general.) También nos dice que «los testamentos éticos son una forma de compartir sus valores, sus bendiciones y las lecciones vitales; sus sueños y esperanzas para el futuro, el amor y el perdón... Hoy en día, las personas redactan testamentos éticos cuando llegan a un punto de inflexión en sus vidas: cuando se encuentran frente a situaciones vitales complicadas, o estadios de transición. Generalmente los comparten con la familia y el entorno en el que se mueven, cuando el individuo que prepara el testamento aún está vivo».

No se me ocurre una mejor manera de terminar este libro que recomendarle que se ponga manos a la obra y redacte su propio testamento ético. No importa la edad que tenga, será un ejercicio que le ayudará a hacer el balance de su experiencia vital, y a destilar los valores y la sabiduría que ha acumulado a lo largo de los años. Luego puede apartarlo y conservarlo para leerlo durante su vida, y rectificarlo según le parezca apropiado. Ciertamente, un testamento ético puede ser un maravilloso regalo para su familia cuando ya no esté, pero creo que su importancia radica en lo que puede aportarle a usted en la plenitud de su vida.

Me gustaría compartir con usted parte del contenido de mi propio testamento ético, tal y como está ahora que tengo sesenta y dos años, a punto de convertirme en un anciano, y en un momento en que la ciencia médica me lleva a esperar que empiece el principio del declive físico y mental asociado con la edad.

He aprendido a confiar mucho en mi intuición, en mi propio sentido del bien y del mal, de la verdad y de la mentira. He cultivado la capacidad de escuchar esa voz interior y ponerla constantemente a prueba, cotejando lo que siento con mi experiencia y las fuentes de información externas. Creo que todo el mundo es intuitivo; lamentablemente, nuestros sistemas educativos no nos enseñan a potenciar esa facultad. Debe aprender a hacerlo por sí sólo.

La certeza absoluta siempre me crea dudas, ya sea en la ciencia, en la medicina o en cualquier otro campo del conocimiento. Siempre que alguna autoridad o experto me dice que así son las cosas, mi mente busca otras interpretaciones alternativas de esos datos inamovibles. La incertidumbre me resulta cómoda, y le aconsejo que aprenda a disfrutar de ello. Vivimos en un universo incierto.

Las formulaciones del tipo *blanco/negro* me inquietan de verdad. Prefiero con mucho las afirmaciones que van por la vía del *ambos/y*. A primera vista parecen extrañas, pero abren muchas más posibilidades y hacen que la vida sea más interesante. Pruébelo. (Por ejemplo, yo trato de asumir tanto mi lado oscuro, como las mejores cualidades de mi naturaleza, igual que disfruto tanto del día como de la noche.)

Viajar y conocer otras culturas ha influido profundamente en mis puntos de vista. Creo en la existencia de múltiples realidades. Es posible construir imágenes distintas de la realidad a partir de nuestros datos sensoriales, y es posible que a la vez éstas sean coherentes y válidas. Hace falta un esfuerzo notable para deshacerse de las vendas que nuestra propia cultura nos impone, y darnos cuenta de esta verdad.

Es importante vivir en armonía con la naturaleza. Muchas personas me cuentan que le tienen miedo a la naturaleza, pues la ven como un entorno esencialmente hostil. Lamento decir que esta actitud está muy extendida en mi profesión. Muchos de mis colegas médicos realmente creen que los fármacos y productos farmacéuticos son más seguros que los remedios de origen vegetal, por ejemplo, porque las drogas son elementos conocidos y puros. Mi experiencia es que en realidad sucede lo contrario. (El porcentaje de plantas, hongos o insectos que puede matar o dañarle gravemente es muy reducido; mientras que el porcentaje de medicamentos con los mismos efectos no es nada desdeñable.) La naturaleza quizá sea compleja y salvaje, pero usted debe convertirla en su aliada, y no en su enemiga.

Observo una curiosa y fascinante interacción entre la realidad externa y la interna. Lo que pasa por nuestras cabezas afecta y determina nuestra experiencia del mundo. Un ejemplo común que se suele citar es que el miedo a los animales, como los perros, despierta en ellos reacciones agresivas. Cuando se encuentre con cosas que no le gustan, vale la pena que se detenga a pensar cómo puede modificarlas, si cambiando su percepción sobre las mismas, o su relación con ellas.

Sin duda este principio es claramente válido para las interacciones entre las personas. Siempre vale la pena buscar puntos de correspondencia y similitud entre usted y los demás: es la base de la compasión. He aprendido que cuando hay algo en el otro que no puedo soportar, a menudo suele ser un reflejo de un aspecto negativo de mí mismo, o algo que no puedo admitir como propio. Todo es una proyección, hasta que se demuestra lo contrario.

También creo en la magia y en el misterio. Y estoy comprometido con el método científico, y con el conocimiento basado en la evidencia. ¿Cómo puede ser? Le he dicho ya que opero desde una mentalidad de suma y acumulación, de *ambos/y*, en lugar de una que sólo acepte *blanco* o *negro*.

Creo que la consciencia es algo primario, mucho más básico que la materia o la energía, y que dirige la evolución del universo material. No me interesa tratar de demostrar esta convicción, ni argumentarla con científicos materialistas. Los materialistas creen que el universo nació a partir de un proceso ciego de selección natural, y que la consciencia sólo es un «epifenómeno» derivado de la actividad eléctrica y bioquímica del cerebro. Mi forma de pensar me parece válida, y encaja mucho más con mi experiencia acumulada que cualquier otra creencia que haya explorado en mi vida.

Soy susceptible de sufrir altibajos emocionales y noches oscuras del alma como el que más. No obstante, cuando estoy centrado y veo las cosas claras, poseo un sentido más profundo y poderoso y, estoy tentado de decir, *no racional*, que me asegura que todo es tal y como se supone que debería ser, incluyendo el hecho de que envejezco y avanzo hacia la muerte. No puedo explicarlo, pero cuando me asalta esa sensación, disminuye mi ansiedad y soy capaz de aceptar la situación.

Finalmente, quiero transmitirle mi bendición y mis mejores deseos para que alcance una vejez saludable y digna a medida que pasan los años. Espero que descubra y disfrute de los beneficios que la edad trae consigo: sabiduría, un carácter más rico, la matización de aquellos rasgos que se consideran duros o desagradables, que lo pasajero se evapore, y que quede sólo la concentración de la valía esencial.

Y no olvide comprarse ropa decente; no es bueno andar por ahí vestido con andrajos.

Un programa de doce puntos para envejecer con salud

Pensé que sería útil condensar los consejos de este libro en una lista muy breve de instrucciones. Y aquí están:

1. Siga una dieta anti-inflamatoria.
2. Utilice sabiamente los suplementos dietéticos para ayudar a las defensas del cuerpo y potenciar su capacidad natural de curación.
3. Use la medicina preventiva con inteligencia: conozca las enfermedades relacionadas con el envejecimiento que tiene más riesgo de sufrir y consiga un diagnóstico y las pruebas y vacunas adecuadas, y trate los problemas (como la hipertensión o el colesterol) en sus primeras fases.
4. Realice actividad física a lo largo de toda su vida.
5. Descanse y duerma lo necesario.
6. Aprenda y practique métodos para protegerse del estrés.
7. Ejercite su mente además de su cuerpo.
8. Mantenga contactos sociales e intelectuales conforme avance en la vida.
9. Sea flexible tanto mental como físicamente: aprenda a adaptarse a las pérdidas y abandone las actividades que ya no son apropiadas para su edad.
10. Piense en los beneficios que comporta el envejecimiento y trate de descubrirlos por sí mismo.
11. No niegue la realidad del envejecimiento ni dedique sus energías

a tratar de detenerlo. Utilice la experiencia del envejecimiento como un estímulo para el crecimiento y el despertar espiritual.

12. Mantenga un registro de las lecciones que aprende, de la sabiduría que adquiere y de los valores que le son queridos. En los puntos críticos de su vida, relea ese documento, añada lo que crea, revíselo y compártalo con las personas a las que quiere.

Glosario

Las remisiones están en *cursiva*.

Ácidos grasos poliinsaturados (AGP): Moléculas constituyentes de las grasas que tienen más de un enlace doble o triple entre los átomos de carbono de sus cadenas. Las grasas y los aceites vegetales con un alto contenido en ácidos grasos poliinsaturados se presentan en estado líquido a temperatura ambiente, y contra más presencia de dichos ácidos, más baja es la temperatura a la que se solidifican las grasas.

Acromegalía: Un desorden caracterizado por el progresivo crecimiento de cabeza, cara, manos y pies debido a la excesiva secreción de la hormona del crecimiento en adultos; también se puede producir el crecimiento de órganos internos y diabetes.

ADN: Ácido desoxirribonucleico, el material genético común a todas las formas de vida. Los genes son segmentos de ADN con los códigos para producir proteínas específicas.

ADN recombinante: ADN modificado resultante de la inserción en la cadena de una secuencia originalmente no presente en ella. Se trata de una técnica muy usada por las empresas farmacéuticas para convertir a las bacterias en fábricas para producir hormonas y otros productos genéticos.

Aminoácidos: Las partes constituyentes de las proteínas; compuestos *orgánicos* simples que contienen nitrógeno.

Anabolizante: Referente a la fase de construcción del *metabolismo* que convierte moléculas pequeñas en otras mayores, como los *esteroides anabolizantes*.

Asexual: Sin sexo, como en la reproducción asexual (vegetativa).

Autoinmunidad: Dolencia en la que el sistema inmunitario ataca los propios tejidos del cuerpo.

Bariátrico: Referente al peso corporal. La medicina bariátrica es la medicina que se dedica a lograr que el paciente pierda peso.

Bloqueadores beta: Un tipo de medicamentos que puede bloquear o inhibir alguna de las respuestas a la actividad del sistema nervioso simpático, muy usados para tratar desórdenes cardiovasculares como la *hipertensión*.

Cadena alimenticia: La secuencia de organismos en la que aquellos que están arriba se alimentan de los que están por debajo de ellos.

Carcinógeno: Que produce cáncer.

Carga glicémica: Medida del impacto en el cuerpo de un alimento con carbohidratos. Tiene en cuenta la cantidad de carbohidratos en una ración del alimento y el ritmo al que ese particular hidrato de carbono se transforma en azúcar en la sangre (glucosa).

Catalizador: En química, una sustancia que acelera una reacción química sin que ella misma quede gastada o cambiada.

Células germinales: Óvulos y espermatozoides, en oposición a las células *somáticas*.

Células hijas: El producto de la división (replicación) de las células *somáticas*. Cuando una célula se divide, el resultado habitual son dos células hijas genéticamente idénticas.

Celulosa: La base de la fibra vegetal. Un carbohidrato complejo (demasiado complejo para que el sistema digestivo humano pueda descomponerlo) compuesto de largas cadenas de moléculas de azúcar.

Centenarios: Personas de cien años de edad o más.

Cognitivo: Relativo al proceso mental del conocimiento, incluida la consciencia, la percepción, el razonamiento y el juicio.

Compresión de la morbidez: Reducción de la cantidad de tiempo que se pasa enfermo o en decadencia al final de la vida. Es la estrategia más importante para conseguir envejecer saludablemente.

Cromosomas: Estructuras en forma de pequeñas varas que contienen material genético (ADN) en el núcleo de una célula. La células *somáticas* humanas tienen 46 pares de cromosomas, y las *células germinales* tienen 23 cromosomas sin emparejar.

Entrecruzamiento: Formación de vínculos químicos anormales entre cadenas de proteínas adyacentes que deforman las proteínas, a menudo perturbando la función que tienen que cumplir en el cuerpo.

Demencia: Pérdida, habitualmente progresiva, de las funciones intelectuales y *cognitivas*, sin empeoramiento de la percepción ni de la consciencia.

Destilación: Proceso de purificación de un líquido calentándolo hasta el punto de ebullición para luego recoger y condensar el vapor.

Diuréticos: Sustancias que incrementan la producción y flujo de orina.

Esteroides anabolizantes: Drogas que aumentan el tamaño de los músculos y la densidad ósea como consecuencia de sus efectos en el *metabolismo*.

Estrés oxidante: La presión total que ejercen las reacciones de *oxidación* en un organismo, incluyendo la producción de *radicales libres* tóxicos durante el funcionamiento normal del metabolismo. El cuerpo necesita defensas frente al estrés oxidante para mantener la salud.

Estrógeno: Cualquier sustancia, natural o sintética, que provoca los efectos biológicos propios de las hormonas sexuales femeninas. El estrógeno estimula las características sexuales secundarias y controla el ciclo menstrual de las mujeres.

Fermentación: Un cambio químico, facilitado por una *enzima,* por el cual los compuestos *orgánicos* complejos se dividen en compuestos más simples; el proceso por el cual los microorganismos digieren y obtienen energía de las moléculas de alimento sin usar oxígeno.

Fotosíntesis: El proceso bioquímico por el cual las plantas verdes utilizan la energía del sol para escindir las moléculas de agua y combinar sus átomos con el dióxido de carbono para producir glucosa y liberar oxígeno como subproducto.

Genoma: La secuencia completa de genes específica de un organismo. El genoma humano contiene entre 20.000 y 25.000 genes, toda la información necesaria para crear a un nuevo ser humano.

Glicación: Una reacción química entre los azúcares y las proteínas.

Grasas trans: *Ácidos grasos poliinsaturados* deformados, que tienen una forma empalmada en lugar de la habitual curvada. En su mayor parte son consecuencia del tratamiento de aceites comestibles con calor y elementos químicos.

Hatha yoga: El tipo de yoga más conocido en Occidente. Pone énfasis en las posturas físicas, llamadas «asanas».

HCH: Hormona de crecimiento humano, producida de forma natural por la glándula pituitaria y también manufacturada por las compañías farmacéuticas.

Hipertensión: Presión sanguínea alta.

Hipocampo: Una estructura en el cerebro que procesa la memoria y las emociones.

Homeóstasis: Conjunto de procesos mediante los cuales el cuerpo mantiene el equilibrio (compensación entre presiones opuestas) de varias funciones y de la composición química de fluidos y tejidos.

Hormona: Una sustancia química formada en un órgano o parte del cuerpo que se transporta en la sangre hasta otro órgano o parte, donde altera la estructura o funcionamiento del cuerpo.

Inmortalización: Proceso mediante el cual las células *malignas* sobrepasan el *límite de Hayflick* y logran reproducirse a sí mismas indefinidamente. Sobre todo conlleva la activación de la *telomerasa.*

Leucotrienos: Una clase de *hormonas* que median en las respuestas inflamatorias y alérgicas. El cuerpo los forma a partir del ácido araquidónico, un componente de las grasas de la dieta.

Lignina: Un tipo de compuestos químicos formados por una larga cadena de subunidades de alcohol que aportan resistencia a la madera; se da junto a la *celulosa* en la madera y en otras fibras vegetales.

Límite de Hayflick: El número de veces que una célula puede dividirse (replicarse). El límite de Hayflick difiere de especie a especie y se corresponde con la longitud de los *telómeros,* la parte final de los *cromosomas.*

Macronutrientes: Hidratos de carbono, grasas y proteínas; alimentos de los que se necesitan grandes cantidades para mantener el *metabolismo* y el crecimiento.

Maligno: Cancerígeno, con la propiedad de crecimiento invasivo y destructivo y de *metástasis.*

Margen de error: Distorsión de los resultados de una investigación como consecuencia de no trabajar con un grupo de individuos representativos de la población que se estudia.

Metabolismo: La suma de cambios químicos y físicos que ocurren en el tejido vivo y cuyo papel es liberar o aportar energía.

Metabolismo respiratorio: La *oxidación* de los elementos de los alimentos en las células, liberando energía y produciendo dióxido de carbono y agua.

Metabolito: Cualquier sustancia que sea producto del *metabolismo.*

Metástasis: La extensión de una enfermedad de una parte del cuerpo a otra, como sucede en el cáncer, en el que las células *malignas* abandonan el lugar en el que se han originado y crean nuevos tumores en otros sitios.

Micronutrientes: Alimentos necesarios en cantidades relativamente pequeñas para mantener el nivel normal del *metabolismo* y de crecimiento: vitaminas, minerales, fibras y fitonutrientes.

Mitocondria: Estructuras (orgánulos) dentro de las células en donde tiene lugar la *respiración metabólica.* Se cree que las mitocondrias son bacterias que las células de los animales capturaron en el transcurso de la evolución.

Monozigótico: Que se desarrolla a partir de un único óvulo fertilizado, como sucede en el caso de los gemelos idénticos.

Orgánico: En química, se refiere a los compuestos de carbono; en agricultura, a la producción de alimentos prescindiendo del uso de pesticidas o fertilizantes químicos o de manipulación genética.

Oxidación: 1) Una combinación química con oxígeno. 2) Una pérdida de electrones desde un átomo o compuesto, que lo deja con una carga positiva mayor.

PCB: Bifenilos policlorados, un tipo de compuestos químicos creados por el hombre, usados en el pasado como lubricantes y refrigerantes en equip. industrial, y hoy prohibidos porque se acumulan en el medio ambiente y provocan daños a la salud.

Políporo: Una gran familia de hongos que **producen células reproductivas**

(esporas) desde una capa de tejido con muchos pequeños agujeros o poros. Muchos son hongos que crecen en la madera de árboles vivos o muertos.

Prostaglandinas: (Ácido prostanóico) Un tipo de sustancias fisiológicamente activas, presentes en muchos tejidos y derivadas de los ácidos grasos de la dieta, que intervienen en la *respuesta inflamatoria,* provocan la contracción y dilatación de los vasos sanguíneos, y afectan a los músculos involuntarios de varios órganos.

Proteólisis: La descomposición de las proteínas.

Radicales libres: Un átomo o grupo de átomos inestable y altamente reactivo que cuenta con un electrón desparejado.

Respiración: 1) El intercambio de oxígeno y dióxido de carbono en los pulmones. 2) La *oxidación* de elementos de los alimentos en las células, liberando energía y produciendo dióxido de carbono y agua.

Respuesta inflamatoria: Enrojecimiento localizado, subida de la temperatura, calor, hinchazón y dolor en el lugar de la lesión o infección.

Senectud: La fase de declive durante el envejecimiento. A un nivel celular, la senectud se caracteriza por la incapacidad para duplicarse.

Síndrome metabólico: Un desorden caracterizado por baja *tolerancia a la glucosa,* alto nivel de triglicéridos plasmáticos, poco colesterol HDL (bueno) en la sangre y una tendencia hacia la *hipertensión* y a ganar peso en el abdomen.

Sinérgico: Que tiene un efecto conjunto mayor que la suma de los efectos de las partes que lo componen.

Sistema cardiovascular: El corazón, los vasos sanguíneos y la sangre circulante.

Somático: Referido al cuerpo. A un nivel celular, referido a las células que componen el cuerpo en oposición a las células reproductivas o *células germinales,* que tienen la mitad del número normal de cromosomas.

Somnífero: Sustancia que induce el sueño.

Taninos: Una gran clase de componentes complejos de las plantas que se han usado para el curtido de las pieles de animales y como tintes. Forman manchas negras en combinación con el hierro, motivo por el cual se usan en las tintas.

TCEB: Tomografía computarizada por haz de electrones, una prueba de diagnóstico en la que se usa un rápido escáner de rayos X para determinar la existencia o ausencia de depósitos de calcio en o alrededor de las arterias coronarias.

Telomerasa: Una enzima, ausente en la mayoría de las células normales, que aumenta la longitud de los *telómeros,* y devuelve a las células *senectas* la capacidad de reproducirse.

Telómero: La parte final de un cromosoma; consistente en secuencias cortas y repetidas de ADN. Una parte del telómero se pierde con cada división de las células, hasta que se llega al *límite de Hayflick* y se detiene la replicación.

Tolerancia a la glucosa: La capacidad del cuerpo de eliminar la glucosa de la sangre, que se suele medir dándole a beber a una persona una cantidad determinada de solución de glucosa y luego midiendo la glucosa en la sangre a intervalos regulares. La menor tolerancia a la glucosa es una característica del *síndrome metabólico* y de la diabetes.

Transformación maligna: El proceso por el cual una célula normal se vuelve cancerígena. La *inmortalización* es una de las características de la transformación maligna.

Zigoto: Un óvulo fertilizado, resultante de la unión del óvulo y un espermatozoide.

Apéndice A

LA DIETA ANTI-INFLAMATORIA

A continuación encontrará un resumen con los elementos concretos de una dieta diseñada para prevenir las inflamaciones perjudiciales, y así reducir el riesgo de aparición de las enfermedades asociadas con la edad. También recomiendo este tipo de dieta para cualquier persona que quiera alcanzar un óptimo estado de salud a cualquier edad.

CONCEPTOS GENERALES

- Coma de forma variada
- Incluya tantos alimentos frescos como le sea posible
- Minimice su consumo de alimentos procesados y de comida rápida
- Coma frutas y verduras en abundancia

INGESTA CALÓRICA

- La mayoría de los adultos necesitan consumir entre 2.000 y 4.000 calorías diarias.
- Las mujeres y las personas más pequeñas y sedentarias necesitan menos calorías.
- Los hombres y la gente más robusta y activa necesitan más calorías.
- Si está comiendo una cantidad de calorías adecuada para su nivel de actividad, su peso no debería presentar fluctuaciones notables.
- La distribución de calorías que consuma debería ser la siguiente: entre un 40 y 50 por ciento de carbohidratos, un 30 por ciento de grasas y entre un 20 y un 30 por ciento de proteínas.
- Intente incluir una combinación de carbohidratos, grasas y proteínas en cada comida.

CARBOHIDRATOS

- Las mujeres adultas deberían consumir entre 200 y 250 gramos de carbohidratos diarios.
- Los hombres adultos deberían consumir entre 260 y 320 gramos de carbohidratos diarios.
- La mayor parte de esta cantidad debería proceder de alimentos poco procesados, no refinados y con una baja carga glucémica.
- Reduzca su consumo de alimentos preparados con harina blanca y azúcar, especialmente pan y casi toda la gama de aperitivos preparados (como papas y galletas saladas).
- Coma más granos enteros (no alimentos elaborados con harina integrativa), granos, calabazas, coles y boniatos.
- Cocine la pasta *al dente* y consúmala con moderación.
- Evite los productos elaborados con jarabe de maíz con alto contenido de fructosa.

GRASAS

- De una dieta de 2.000 calorías diarias, 600 calorías podrían proceder de la grasa, es decir, unos 67 gramos. Deberían seguir una proporción de 1:2:1 de grasas saturadas respecto a monosaturadas y poliinsaturadas.
- Reduzca su ingesta de grasas saturadas comiendo menos mantequilla, crema, queso y otros productos lácteos con alto contenido en grasa, pollos con piel, alimentos grasos, y productos hechos a base de aceites de coco y de palma.
- Utilice aceite de oliva virgen como su principal aceite de cocción. Si desea un aceite de sabor neutral, utilice el aceite orgánico de colza obtenido a partir de presión fría. Las versiones altamente oleicas del aceite de girasol y de cártamo también son aceptables, preferiblemente no procedentes de transgénicos.
- Evite los aceites de girasol y de cártamo normales, así como el aceite de maíz, de semilla de algodón, y otras mezclas de aceites vegetales.
- Evite estrictamente las margarinas de todo tipo, y todos los productos que las utilicen como ingredientes. Especialmente evite los productos elaborados con aceites hidrogenados de cualquier tipo.
- Incluya en su dieta aguacates y nueces, especialmente las nueces de nogal, los anacardos, las almendras y todas las mantequillas derivadas de ellas.
- Para garantizar su consumo de ácidos grasos omega-3, coma salmón

(preferiblemente fresco, o salvaje congelado, o rojo enlatado), sardinas enlatadas con agua o aceite de oliva, arenques y bacalao negro; huevos enriquecidos con omega-3, semillas de cáñamo y de lino (preferiblemente recién cosechadas). También puede consumir suplementos de aceite de pescado (ver más abajo).

PROTEÍNA

- Para una dieta calórica de 2.000, su consumo diario de proteínas debería situarse entre los 50 y los 100 gramos. Coma menos proteínas si tiene problemas de riñón o de hígado, así como alergias o enfermedades autoinmunitarias.
- Reduzca su consumo de proteínas de origen animal, exceptuando el pescado y los productos lácteos bajos en grasas.
- Consuma más proteínas vegetales, especialmente de granos en general, y soya en particular. Familiarícese con la gran variedad existente de productos derivados de la soya y encuentre alguno que le guste.

FIBRA

- Intente comer 40 gramos de fibra diariamente. Puede conseguirlo, incrementando su consumo de fruta, especialmente las bayas, las verduras (especialmente los granos) y cereales integrales.
- Los cereales listos para comer pueden ser una buena fuente de fibra, pero lea con atención el etiquetado para asegurarse de que incluyen al menos 4 y preferiblemente 5 gramos de afrecho por cada onza de ración.

FITONUTRIENTES

- Para lograr la máxima protección natural contra las enfermedades asociadas con la edad, incluyendo las dolencias cardiovasculares, el cáncer y las enfermedades neurodegenerativas, así como para hacer frente a la toxicidad ambiental, consuma frutas, verduras y champiñones variados.
- Escoja frutas y verduras de todo el espectro de color, especialmente bayas, tomates, frutas de color naranja y amarillo, y verduras de hojas verdes.
- Opte por los alimentos orgánicos siempre que sea posible. Entérese de cuáles son las marcas comerciales con más probabilidades de tener residuos de pesticidas (vea www.foodnews.org) y evítelas.

- Coma hortalizas crucíferas (de la familia de las coles) con regularidad.
- Incluya alimentos de soya en su dieta.
- En lugar de café beba té, especialmente las variantes de té blanco, verde o té oolong de buena calidad.
- Si bebe alcohol, opte por el vino tinto siempre que pueda.
- Disfrute del chocolate negro con moderación (con un contenido mínimo de cacao del 70 por ciento).

VITAMINAS Y MINERALES

- La mejor forma de obtener todas sus vitaminas, minerales y micronutrientes diarios es consumiendo una dieta con una elevada cantidad de alimentos frescos, con abundantes frutas y verduras.
- Adicionalmente, puede complementar su dieta con el siguiente cóctel antioxidante:

  Vitamina C, 200 miligramos diarios

  Vitamina E, 400 IU de una mezcla de tocoferoles naturales (d-alfa-tocoferol junto con otros tocoferoles, o mejor aún, 80 miligramos de tocoferoles y tocotrienoles naturales)

  Selenio, 200 microgramos de una forma orgánica (en hongos)

  Una mezcla de carotenoides, entre 10.000 y 15.000 IU diarias.
- Adicionalmente, tómese un suplemento multivitamínico y multimineral que garantice al menos 400 microgramos de ácido fólico y al menos 1.000 IU de vitamina D. No debería contener hierro ni vitamina A preformada (retinol).
- Tome suplementos de calcio, preferiblemente de citrato de calcio. Las mujeres necesitan entre 1.200 y 1.500 miligramos diarios, en función de la ingesta dietética de este mineral. Los hombres no deberían obtener más de 1.200 miligramos de calcio diarios de toda su dieta.

OTROS SUPLEMENTOS DIETÉTICOS

- Si no come pescado graso al menos dos veces por semana, tome un suplemento de aceite de pescado, en cápsulas o en forma líquida, entre 1 y 2 gramos diarios. Asegúrese de que los productos obtenidos por destilación molecular estén libres de metales pesados u otros contaminantes.
- Hable con su médico del consumo de aspirinas de dosis bajas, una o dos aspirinas infantiles al día (entre 81 y 162 miligramos).
- Si no consume jengibre y cúrcuma con regularidad, piense en la posibilidad de tomarlos como suplementos (vea el Apéndice B).

- Añada Co-Q-10 a su régimen diario: entre 60 y 100 miligramos en cápsulas de gel blando, con su comida más fuerte.
- Si tiene tendencia al síndrome metabólico, tome ácido alfa-lipoico, entre 100 y 400 miligramos diarios.

AGUA

- Intente beber entre 6 y 8 vasos de agua pura o bebidas que estén compuestas de agua prácticamente en su totalidad (como té, jugos de fruta muy diluidos, agua mineral con gas y con limón).
- En su casa utilice agua embotellada, o un purificador de agua en su grifo si ésta sabe a cloro u otros contaminantes, o si sospecha que el agua de la zona en donde habita está contaminada.

SITIO WEB

- Para obtener más información acerca de la dieta anti-inflamatoria, incluyendo la planificación de la alimentación, guías de compra y recetas, vea la siguiente página web: www.saludconlaedad.com

Apéndice B

LECTURAS RECOMENDADAS, RECURSOS Y PROVEEDORES

LIBROS

Herbert Benson, *The Relaxation Response* (New York: HarperTorch, 1976). Trad. esp: *La relajación: la terapia imprescindible para mejorar su salud* (Barcelona: Grijalbo 1997)

Wayne Booth, *The Art of Growing Older: Writers on Living and Aging* (Chicago: University of Chicago Press, 1996)

Thomas R. Cole y Mary G. Winkler, *The Oxford Book of Aging: Reflections on the Journey of Life* (New York: Oxford University Press, 1994)

Ken Dychtwald, *Age Power: How the 21st Century Will be Ruled by the New Old* (Los Angeles: Tarcher, 2000)

Leonard Hayflick, *How and Why We Age* (New York: Ballantine, 1996). Trad. esp.: *Cómo y por qué envejecemos* (Barcelona: Herder 1999)

David Heber: *What Color Is Your Diet?* (New York: Regan Books, 2002)

Lana Holstein, *How to Have Magnificent Sex: Improve Your Relationship and Start to Have the Best Sex of Your Life* (New York: Three Rivers Press, 2003)

Jon Kabat-Zinn, *Wherever You Go There You Are: Mindfulness Meditation in Everyday Life* (New York: Hyperion, 1995). Trad. esp.: *Cómo asumir su propia identidad* (Barcelona: Plaza y Janés, 1995)

Jon Kabat-Zinn, *Full Catastrophe Living: Using the Wisdom of Your Body and Mind to Face Stress, Pain, and Illness* (New York: Delta, 1990). Trad. esp.: *Vivir con plenitud las crisis: cómo utilizar la sabiduría del cuerpo y de la mente para afrontar el estrés, el dolor y la enfermedad* (Barcelona: Kairós 2004)

Tom Kirkwood, *The Time of Our Lives: The Science of Human Aging* (New York: Oxford University Press, 1999)

Nick Lane: *Oxygen: The Molecule That Made the World* (New York: Oxford University Press, 2002)

David Mahoney y Richard Restak, *Longevity Strategy: How to Live to 100 Using the Brain-Body Connection* (Hoboken, New Jersey: Wiley, 1999). Trad. esp.: *La estrategia de la longevidad: cómo alcanzar la edad madura en plena forma* (Barcelona: Kairós, 1998)

S. Jay Olshansky y Bruce Carnes, *The Quest for Immortality: Science at the Frontiers of Aging* (New York: W.W. Norton, 2001). Trad. esp.: *En busca de la inmortalidad* (Barcelona: Grijalbo, 2001)

David Perlmutter y Carol Colman, *The Better Brain Book: The Best Tools for Improving Memory and Sharpness and for Preventing Aging of the Brain* (New York: Riverhead Books, 2004)

Thomas T. Perls, Margery Hutter Silver, John Lauerman, *Living to 100: Lessons in Living to Your Maximum Potential at Any Age* (New York: Basic Books, 2000)

John W. Rowe y Robert L. Kahn, *Successful Aging* (New York: Pantheon, 1998)

Robert M. Sapolsky, *Why Zebras Don't Get Ulcers: An Updated Guide to Stress, Stress-Related Diseases, and Coping* (New York: W. H. Freeman, 2nd ed., 1998). Trad. esp.: *¿Por qué las cebras no tienen úlcera? La guía del estrés* (Madrid: Alianza, 1995)

Zalman Schachter-Shalomi y Ronald S. Miller, *From Age-ing to Sage-ing: A Profound New Vision of Growing Older* (New York: Warner Books 1997)

Martin E.P. Seligman, *Learned Optimism* (New York: Alfred A. Knopf, 1971)

David Snowdon, *Aging With Grace: What the Nun Study Teaches Us About Leading Longer, Healthier, and More Meaningful Lives* (New York: Bantam, 2002). Trad. esp.: *678 monjas y un científico* (Barcelona: Planeta, 2002)

George E. Vaillant, *Aging Well: Surprising Guideposts to a Happier Life from the Landmark Harvard Study of Adult Development* (Boston: Little, Brown, 2003)

Andrew Weil, *Natural Health, Natural Medicine: The Complete Guide to Wellness and Self-Care for Optimum Health* (Boston: Houghton Mifflin, rev. ed., 2004). Trad. esp.: *Salud y medicina natural: manual para el bienestar y el cuidado de uno mismo* (Barcelona: Urano, 1998)

Andrew Weil, *Spontaneous Healing: How to Discover and Enhance Your Body's Natural Ability to Maintain and Heal Itself* (New York: Ballantine, 2000). Trad. esp.: *La curación espontánea: descubre la capacidad natural de tu cuerpo para conservar la salud y curarse a sí mismo* (Barcelona: Urano, 1995)

Andrew Weil, *8 Weeks to Optimum Health: A Proven Program for Taking Full Advantage of Your Body's Natural Healing Power* (New York: Ballantine, rev. ed., 2006). Trad. esp.: *Salud total en 8 semanas: un programa de autocuración para disfrutar de la vida saludable* (Barcelona: Urano, 1997)

Andrew Weil, *Eating Well for Optimum Health: The Essential Guide to Bringing Health and Pleasure Back to Eating* (New York: HarperCollins, 2001). Trad. esp.: *¿Sabemos comer?* (Barcelona: Urano, 2001)

Bradley J. Willcox, D. Craig Willcox y Makoto Suzuki, *The Okinawa Program: How the World's Longest-Lived People Achieve Everlasting Health—And How You Can Too* (New York: Three Rivers Press, 2002)

Walter C. Willett y P. J. Skerrett, *Eat, Drink, and Be Healthy: The Harvard Medical School Guide to Healthy Eating* (New York: Free Press, 2002)

Rodney Yee, *Moving Toward Balance: 8 Weeks of Yoga with Rodney Yee* (Emmaus, Pennsylvania: Rodale Press, 2004)

BOLETINES INFORMATIVOS *(NEWSLETTERS)*

Self-Healing
42 Pleasant Street
Watertown, Massachusetts 02472
www.drweilselfhealing.com
800-523-3296

PÁGINAS WEB

DrWeil.com: www.drweil.com y www.saludconlaedad.com en español

Estudio longitudinal de la edad en Baltimore: www.grc.nia.nih.gov/branches/blsa/blsa.htm

Centro de Gerontología de la Universidad de Georgia: www.geron.uga.edu/centenarian_study.html

Centro Nacional para el Envejecimiento Creativo: www.creativeaging.org

Instituto Nacional del Envejecimiento: www.nia.nih.gov

Institutos Nacionales de la Salud—Tercera Edad: www.nihseniorhealth.gov/listoftopics.html

AUDIOLIBROS

Andrew Weil, "Breathing: The Master Key to Self Healing", *Sounds True audio edition,* 1999

Andrew Weil y Jon Kabat-Zinn, "Meditation for Optimum Health: How to Use Mindfulness and Breathing to Heal Your Body and Refresh Your Mind", *Sounds True audio edition,* 2001

SUPLEMENTOS DIETÉTICOS

Le recomiendo que utilice las vitaminas de la marca Weil Lifestyle que podrá encontrar en DrWeil.com (o www.saludconlaedad.com en español). He desarrollado estas fórmulas científicas y supervisado su producción. Vaya a y haga click en el Centro de Suplementos, o diríjase al Asesor Vitamínico, o bien llame al 800-585-5055 para solicitar información. Estos productos también están disponibles en muchas tiendas especializadas y en las franquicias Weil Lifestyle.

Todos los beneficios después de los impuestos que generan estos productos van destinados a financiar una organización sin fines de lucro que apoya el desarrollo de la medicina integrativa. Para obtener más información, visite la página web www.weilfoundation.org.

Los restantes productos de esta sección cumplen mis criterios de exigencia sobre calidad.

*Astragalus, Dong Quai, Ginkgo Biloba y otras
hierbas medicinales chinas*

Herbal Fortress
2106 South Big Bear Road
Coeur d'Alene, Idaho 83814
www.herbalfortress.com

Bastones de apoyo

Exerstrider Products, Inc.
P.O. Box 3087
Madison, Wisconsin 53714
800-554-0989
www.exerstrider.com

Hierbas con propiedades anti-inflamatorias

Para adquirir extractos de jengibre y cúrcuma, especialmente necesarios, así como una combinación de hierbas anti-inflamatoria llamada Zyflamend, vaya a:

New Chapter Company
22 High Street
Brattleboro, Vermont 05301
800-543-7279
www.newchapter.info

Hongos medicinales

Esta empresa elabora un producto llamado Mycosoft Gold con el que alimento a mis compañeros caninos.

Fungi Perfecti
P.O. Box 7634
Olympia, Washington 98507
1-800-780-9126
www.fungi.com

El tónico a base de hongos medicinales que tomo cada día se llama Host Defense Liquid y está disponible en:

New Chapter Company
22 High Street
Brattleboro, Vermont 05301
800-543-7279
www.newchapter.info

Purificadores de aqua

Purefecta
Pall Corporation
674 South Wagner Road
Ann Arbor, Michigan 48103
888-426-7255
www.pall.com/purefecta

Sistemas de limpieza de piscinas libres de cloro

Sigma Water
1330 West Boxwood Avenue
Gilbert, Arizona 85233
800-222-7032
www.sigmawater.com

Suplementos de aceite de pescado

Nordic Naturals
94 Hanger Way
Watsonville, California 96076
800-662-2544
www.nordicnaturals.com

Una nota acerca de la medicina integrativa

La medicina integrativa nace de una orientación curativa y de tomar en cuenta a la persona en su totalidad —cuerpo mente y espíritu—, incluyendo todos los aspectos de la vida diaria. Hace énfasis en la relación entre el terapeuta y su paciente, y utiliza las terapias apropiadas, tanto convencionales como alternativas.

He fundado y continúo a la cabeza del Programa de Medicina Integrativa de la Universidad de Arizona. Mi objetivo ha sido dirigir una transformación en el cuidado de la salud a través de la educación y el apoyo a profesionales expertos en las prácticas y los principios de éste nuevo sistema.

El Programa de Medicina Integrativa alcanza sus objetivos a través de cuatro estrategias:

1. *Capacitación.* El programa prepara a médicos para que practiquen y sean ejemplo de la medicina integrativa, así como líderes de programas e instituciones a lo largo de los Estados Unidos. Centros académicos de medicina, hospitales y compañías de seguro médico y mantenimiento de salud recurren constantemente al Programa de Medicina Integrativa en búsqueda de personal para posiciones de responsabilidad en sus centros. La capacitación se ofrece a médicos, enfermeras, residentes, estudiantes de medicina y otros, en contextos tanto presenciales como a larga distancia.

2. *Iniciativa nacional.* El Programa desarrolla el liderazgo de los profesionales de la salud en todo el país, provee material académico, prepara ensayos para publicaciones médicas y ayuda a asegurar la participación de los médicos de la medicina integrativa en la creación de políticas públicas relacionadas con la salud.

3. *Investigación.* Los investigadores demuestran a una comunidad médica escéptica, cómo la implementación de un complejo tratamiento integra-

tivo, puede ser evaluado rigurosamente, sin reducir dichos tratamientos a intervenciones individuales aisladas de otros factores del cuerpo, la mente y el espíritu. Desde el año 2002, el Programa ha recibido 3 millones de dólares del NIH (Instituto Nacional de la Salud de los Estados Unidos, Nacional Institute of Health de los Estados Unidos) y de otras fuentes relacionadas con la investigación y la capacitación de los investigadores en el área de la medicina integrativa.

4. *Cuidado clínico*. Más de 3 mil personas han recibido tratamiento en la clínica del Programa, y la lista de espera es larga.

Para mayor información, visite: www.integrativemedicine.arizona.edu

Notas

1. LA INMORTALIDAD

13 Hasta 1961, los investigadores creían: L. Hayflick y P. S. Moorhead, «The Limited *In Vitro* Lifetime of Human Diploid Cell Strains», *Experimental Aging Research* 25, 585–621, 1961.

14 Las células HeLa, sin embargo, pueden dividirse indefinidamente: Leonard Hayflick, *How and Why We Age* (New York: Ballantine Books, 1996), p. 115.

15 Pero eso es otra historia: Rebecca Skloot, «Henrietta's Dance», *Johns Hopkins University Magazine,* abril 2000; Beth Potier, «Filmmaker Immortalizes 'Immortal' Cells», *Harvard University Gazette,* 19 de julio, 2001.

17 En 1985, las doctoras Carol Greider y Elizabeth Blackburn: C. W. Greider y E. H. Blackburn, «Identification of a Specific Telomere Terminal Transferase Activity in *Tetrahymena* Extracts», *Cell* 43, 405–13, 1985.

18 Algunos ejemplos son las células madre embrionarias, las células madre adultas, y las células germinales: Stem Cell Information: The Official National Institutes of Health Resource for Stem Cell Research: *http://stemcells.nih.gov/.*

21 En alguna de mis otras obras, escribí: Andrew Weil, M.D., *Spontaneous Healing: How to Discover and Enhance Your Body's Natural Ability to Maintain and Heal Itself* (New York: Ballantine Books, 1996), p. 81.

22 Ha llevado a cabo con éxito en los fibroblastos humanos: F. S. Wyllie *et al.,* «Telomerase Prevents the Accelerated Cell Ageing of Werner Syndrome Fibroblasts», *Nature Genetics* 24 (1) 16–7, enero de 2000.

24 Olshansky es el coautor (con Bruce A. Carnes): S. Jay Olshansky y

Bruce A. Carnes, *The Quest for Immortality: Science at the Frontiers of Aging* (New York: W. W. Norton, 2001).

24   *Declaración de posiciones sobre el envejecimiento:* S. Jay Olshansky, Leonard Hayflick, y Bruce A. Carnes, «Position Statement on Human Aging». *Journals of Gerontology A: Biological Sciences and Medical Sciences* 57, 292–7, 2002.

26   Pero la naturaleza suele favorecer firmamente el método sexual: Olshansky and Carnes, *The Quest for Immortality,* pp. 50–79.

27   Olshansky y Carnes afirman: *op. cit.,* p. 52.

28   Una teoría del envejecimiento postula la acumulación de errores en el ADN: Alexander P. Spence, *Biology of Human Aging,* 2a ed. (Upper Saddle River, New Jersey: Prentice-Hall, 1999), pp. 21–2.

29   El doctor Thomas Perls, que estudia la genética de la longevidad: Thomas Perls, M.D., comunicación personal, 2004.

30   Una de mis novela favoritas trata de este tema: se titula *The Sibyl:* Pär Lagerkvist, *The Sibyl,* traducida por Naomi Walford (New York: Vintage, 1963), pp. 12, 17–8.

2. LAS FUENTES DE LA ETERNA JUVENTUD

34   Shangri-La jamás se le había ofrecido tan bello: James Hilton, *Lost Horizon* (New York: Pocket Books, 1960), p. 160.

34   Las denominan leyendas *antediluvianas, hiperbóreas,* y del *manantial:* Olshansky and Carnes, *op. cit.,* pp. 44–9.

34   No existe ninguna prueba científica que sostenga la hipótesis de una mayor longevidad en una era anterior: *ibid.,* pp. 70–2.

35   A Conway . . . se le ocurre: James Hilton, *op. cit.,* p. 70.

35   El ingrediente secreto: *ibid.,* p. 136.

36   El padre Perrault: *ibid.,* p. 140.

36   En cada caso, las reivindicaciones de los pueblos resultaron carecerde base: Leonard Hayflick, *How and Why We Age* (New York: Ballantine Books, 1996), pp. 196–202.

37   Un resumen del estudio sobre el envejecimiento de la Fundación MacArthur realizado en Estados Unidos: John W. Rowe y Robert L. Kahn, *Successful Aging* (New York: Pantheon, 1998).

38   Se han llevado a cabo varios estudios sobre individuos centenarios: The New England Centenarian Study *(www.bumc.bu.edu/Dept/Home.aspx?DepartmentID=361);* el estudio sobre las personas centenarias de Okinawa *(www.okinawaprogram.com/;* el estudio sobre los centenarios de Georgia *(www.geron.uga.edu/research/centenarian study.php).*

38   Leonard W. Poon: Judy Purdy, «Hale and Hearty at 100», *University of Georgia Research Reporter* 25 (1), verano 1995.

40   Okinawa: Bradley J. Willcox, D. Craig Willcox y Makoto Suzuki, *The Okinawa Program: How the World's Longest Lived People Achieve Everlasting Health—And How You Can Too* (New York: Clarkson Potter, 2001).

41   Melón amargo: A. Raman y C. Lau, «Anti-diabetic Properties and Phytochemistry of Momordica charantia L. (Cucurbitaceae)». *Phytomedicine* 2 (4), 349–62, 1996.

41   Cúrcuma: *http://new-chapter.com/research/turmeric.html*.

42   «En Okinawa no existe ningún juego de adivinanzas...»: Willcox, Willcox y Makoto, *op. cit.*, p. 5.

44   *[Kajimaya]* [...] la comunidad organiza esta celebración: *ibid.*, p. 231.

45   La longevidad okinawense está empezando a declinar: Norimitsu Onishi, «On U.S. Fast Food, Okinawans Are Super-Sized», *New York Times,* 30 de marzo, 2004, p. A-1.

47   En mis escritos he analizado el ginseng: Andrew Weil, M.D., *Spontaneous Healing* (New York: Ballantine Books, 1996), pp. 179–80; Andrew Weil, M.D., *8 Weeks to Optimum Health: A Proven Program for Taking Full Advantage of Your Body's Natural Healing Power* (New York: Ballantine Books, 1998), pp. 130–2, 136–7.

47   Reishi: Terry Willard, *Reishi Mushroom: Herb of Spiritual Potency and Medical Wonder* (Issaquah, Washington: Sylvan Press, 1991); S. Wachtel-Galor, B. Tomlinson e I.F.F. Benzie, «Ganoderma Lucidum (Lingzhi), A Chinese Medicinal Mushroom: Biomarker Responses in a Controlled Human Supplementation Study», *British Journal of Nutrition* 91 (2), 263–9, 2004.

48   Raíz ártica: Richard P. Brown, Patricia L. Gerbarg y Barbara Graham, *The Rhodiola Revolution: Transform Your Health with the Herbal Breakthrough of the 21st Century* (Emmaus, Pennsylvania: Rodale Press, 2004); R. P. Brown, P. L. Gerbarg, Z. Ramazanov, «*Rhodiola rosea*: A Phytomedicinal Overview», *HerbalGram* 56, 40–52, 2002.

49   Otros muchos productos naturales son denominados tónicos o adaptógenos: I. I. Brekhman e I. V. Dardymov, «New Substances of Plant Origin Which Increase Non-Specific Resistance», *Annual Review of Pharmacology* 9, 419–30, 1968.

50   El mejor candidato en este grupo es la hormona de crecimiento humano (HCH): Roy G. Smith y Michael O. Thorner, *Human Growth Hormone: Research and Clinical Practice* (Totowa, New Jersey: Humana Press, 2000).

52   Un artículo escrito por el doctor Daniel Rudman: D. Rudman *et al.,*

«Effects of Human Growth Hormone in Men Over 60 Years Old», *New England Journal of Medicine* 323 (1), 1–6, 1990.

55 Seymour (Si) Reichlin: comunicación personal, 2004.

3. LA MEDICINA ANTI-EDAD

59 Los taoístas identificaron este principio o esencia con las emisiones de semen: Eric Yudelove y Eric Steven Yudelove, *Taoist Yoga and Sexual Energy: Internal Alchemy and Chi Kung* (St. Paul, Minnesota: Llewellyn Publications, 2000).

59 «Es curioso, sin embargo, que respirar el aire de jóvenes chicos vírgenes...» : Olshansky y Carnes, *op. cit.,* p. 41.

59 *The Joy of Laziness:* Peter Axt y Michaela Axt-Gadermann, *The Joy of Laziness: Why Life is Better Slower—And How to Get There* (Alameda, California: Hunter House, 2003).

59 Terapia celular: Robert Thomson, «Niehans Cellular Therapy», *Grosset Encyclopedia of Natural Medicine* (New York: Grosset & Dunlap, 1980).

61 Es importante destacar que aquellos que practican la medicina «ortodoxa»: *www.extendlife.com/livecell.html.*

61 La Academia Americana de Medicina Anti-Edad: *www.world health.net.*

62 *Declaración de posiciones sobre el envejecimiento humano:* S. Jay Olshansky, Leonard Hayflick y Bruce A. Carnes, *op. cit.*

62 A continuación reproduzco una cita representativa de este artículo: S. J. Olshansky, L. Hayflick y B. A. Carnes, «No Truth to the Fountain of Youth», *Scientific American* 14 (3), 98–102, 2002.

63 El doctor Klatz envió un «Mensaje urgente»: *www.wellnesstoday. com/anti_aging_under_attack!htm.*

68 De hecho, este último enfoque, conocido como «compresión de la morbidez»: J. F. Fries, «Aging, Illness, and Health Policy: Implications of the Compression of Morbidity», *Perspectives in Biological Medicine* 3 (31), 407–28, 1988.

70 «No hay genes de la muerte o del envejecimiento. Punto final»: Stephen S. Hall, *Merchants of Immortality: Chasing the Dream of Human Life Extension* (Boston: Houghton Mifflin, 2003), p. 203.

70 «No existen los genes del envejecimiento. Lo afirmo categóricamente . . .»: *ibid.,* p. 9.

71 Perls y sus colegas identificaron una región en el cromosoma humano 4: A. A. Puca *et al.,* «A Genome-Wide Scan for Linkage to Human Exceptional Longevity Identifies a Locus on Chromosome 4»,

Proceedings of the National Academy of Sciences 98 (18), 10505–8, 2001.

71 Algunos genes de la longevidad puede que tengan que ver con el transporte del colesterol en el cuerpo: N. Barzilai *et al.*, «Unique Lipoprotein Phenotype and Genotype Associated with Exceptional Longevity», *Journal of the American Medical Association* 290, 2030–40, 2003.

71 Michael Rose, un biólogo evolutivo: M. R. Rose, «Genetics of Increased Lifespan in Drosophila», *Bioessays* 11, 132–135, 1989.

72 Restricción Calórica con Nutrición Adecuada: Leonard Hayflick, *How and Why We Age*, pp. 284–95; *www.infoaging.org* (busque «*caloric restriction*»).

72 Y hay ciertos abogados de la restricción calórica que han publicado dietas para prolongar la vida: Brian Delaney y Lisa Walford, *The CR Diet: A Practical Guide to Living 120 Vital Years* (New York: Marlowe & Co., 2004).

72 La restricción calórica es una forma de infundir estrés al organismo: Leonard Hayflick, *loc. cit.*

73 Los experimentos con una especie de nemátodo: C. J. Kenyon *et al.*, «A C. elegans Mutant That Lives Twice as Long as Wild Type», *Nature,* 366, 461–4, 1993.

73 Kenyon ha cofundado recientemente una empresa: Elixir Pharmaceuticals *www.elixirpharm.com.*

74 Cynthia Kenyon respondió: D. E. Duncan, «The Biologist Who Extends Lifespans», *Discover* 25 (3), 16–9, marzo 2004.

75 Encontraron un candidato prometedor en el resveratrol: Nicholas Wade, «Study Spurs Hope of Finding Way to Increase Human Life», *New York Times,* 25 de agosto, 2003; K. T. Howitz *et al.*, «Small Molecule Activators of Sirtuns Extend *Saccharomyces cerevisiae* Lifespan,» *Nature* 425, 191–6, 11 de septiembre, 2003.

75 Longevinex: *www.longevinex.com.*

77 Fernando Torres-Gil: «The Boomers Are Coming: Challenges of Aging in the New Millennium», testimonio frente al Comité Especial sobre Envejecimiento del Senado de los Estados Unidos, 8 de noviembre de 1999 (número de serie 106–20) (Washington, D.C.: Oficina de Publicaciones del Gobierno, 2000); F. Torres-Gil, «Toward a New Politics of Aging in America», *In Depth: A Journal for Values and Public Policy* 2 (3), 37–8, 1992.

78 Estos son sólo algunos de los problemas a los que deberá enfrentarse una sociedad: H. J. Aron and W. B. Schwartz, *Coping With Methusaleh: The Impact of Molecular Biology on Medicine and Society* (Washington, D.C.: Brookings Institution Press, 2004).

78   Un reciente artículo de Susan Dominus: «Life in the Age of Old, Old Age», *New York Times Magazine,* 22 de febrero, 2004, p. 24.

4. POR QUÉ ENVEJECEMOS

80   El envejecimiento es un proceso de deterioro: Leonard Hayflick citado en Hall, *op. cit.,* p. 10.

81   La caramelización se produce en una secuencia de seis pasos: *www.agsci.ubc.ca/courses/fnh/410/colour/3_81.htm.*

81   Se conoce como la reacción Maillard: J. O'Brien, H. E. Nursten, M. J. C. Crabbe y J. M. Ames, *The Maillard Reaction in Foods and Medicine* (Londres: Royal Society of Chemistry, 1998). Ver también, Harold McGee, *On Food and Cooking: The Science and Lore of the Kitchen* (New York: Scribner, 2004), p. 778-9.

82   «Las implicaciones de estos hechos...»: Peter Forbes, «Recipe For Success», *Guardian,* 23 de enero, 2003.

83   El doctor Anthony Cerami: A. Cerami, H. Vlassara y M. Brownlee, «Hypothesis: Glucose as a Mediator of Aging», *Journal of the American Geriatric Society,* 33 (9), 626-34, 1985.

83   Las proteínas entrecruzadas en el cerebro: L. Melton, «AGE Breakers», *Scientific American,* julio de 2000, p. 16; L. Lorand, «Neurodegenerative Diseases and Transglutaminase», *Proceedings of the National Academy of Sciences* 93, 14310-3, 1996.

83   Las proteínas que se entrecruzan quedan deformadas: A. Cerami, «Pharmaceutical Intervention of Advanced Glycation End Products», *Novartis Bulletin,* Symposium 235, 2000.

84   Pimagedine: *www.alteonpharma.com/pimag1.htm.*

85   «genes ahorrativos»: J.V. Neel, «Diabetes Mellitus: A 'Thrifty' Genotype Rendered Detrimental by 'Progress'?» *American Journal of Human Genetics* 14, 353-362, 1962.

88   Lipofuscina: U. T. Brunk y A. Terman, «Lipofuscin: Mechanisms of Age-Related Accumulation and Influence on Cell Function», *Free Radical Biology & Medicine* 33 (5), 611-9, 2002.

89   La teoría del envejecimiento y los radicales libres: Leonard Hayflick, *How and Why We Age,* pp. 244-8.

95   A continuación expondré los argumentos esgrimidos contra el consumo de estos suplementos: Nick Lane, *Oxygen the Molecule That Made the World* (New York: Oxford University Press, 2002), capítulo 9.

96   Investigaciones posteriores demostraron que los fumadores y ex fumadores: The Alpha-Tocopherol, Beta-Carotene Cancer Prevention Study Group, «The Effect of Vitamin E and Beta-carotene on the Incidence of Lung Cancer and Other Cancers in Male Smokers»,

New England Journal of Medicine 330, 1029–35, 1994; G. E. Goodman *et al.*, «The Beta-carotene and Retinol Efficacy Trial: Incidence of Lung Cancer and Cardiovascular Disease Mortality During 6-Year Follow-Up After Stopping Beta-carotene and Retinol Supplements», *Journal of the National Cancer Institute* 96 (23), 1743–50, 2004.

99   La inflamación innecesaria y prolongada en el lugar inadecuado puede ser la causa de muchas enfermedades crónicas y degenerativas: T. Esch y G. B. Stefano, «Proinflammation: A Common Denominator or Initiator of Different Pathophysiological Disease Processes», *The Medicine Science Monitor* 8 (5), HY1-9, 2002.

100   «Puesto que el estrés oxidante es fundamental para que nos recuperamos de las infecciones...»: Lane, *op. cit.*, pp. 296–301.

101   Las montañas Grenville: *http://earthnet.bio.ns.ca/french/geology/qa/land/q4.html*.

103   Estamos sujetos a la segunda ley de la termodinámica: Hayflick, *op. cit.*, pp. 257–8; Harold Blum, *Time's Arrow and Evolution* (Princeton: Princeton University Press, 1968).

5. LA NEGACIÓN DEL ENVEJECIMIENTO

104   No voy a subirme al tren de Hollywood: Patrick Sawer, «Redford Slams 'Sick Hollywood'», *This Is London*, 9 de enero, 2002.

107   En abril de 2003, la EPA propuso reducir el valor: Don Hopey, «What's an Older Person's Life Worth?» *Pittsburgh Post-Gazette*, 15 de abril, 2003.

108   A continuación incluyo un extracto de un artículo del *New York Times*: Ginia Bellafante, «Is This Cream Worth $500?» *New York Times*, 15 de junio de 2003, sección 9, p. 1.

110   diosgenina: *www.ibiblio.org/herbmed/archives/Best/1995/yam.html*.

111   Se sabe que el IGF puede causar la aparición de tumores: V. A. Blakesley *et al.*, «Role of the IGF-1 Receptor in Mutagenesis and Tumor Promotion», *Journal of Endocrinology* 152, 339–44, 1997.

111   Más del setenta por ciento de los usarios de cirugía cosmética: Vea la página web de la Sociedad Americana de Cirujanos Plásticos: *www.plasticsurgery.org*.

112   Según una cirujana plástica: Daphne Merkin, «Keeping the Forces of Decrepitude at Bay», *New York Times*, 2 de mayo, 2004, Style Section.

112   Estoy de acuerdo con Carl Jung cuando decía: C. J. Jung, *Man in Search of a Soul* (New York: Harcourt Brace & Co., 1936), p. 129.

113   «Cómo ha sucedido?»: Merkin, *op. cit.*

113 «Hacerse mayor es la forma que la naturaleza tiene de prepararnos para la muerte»: *ibid.*

114 «Supongo que hacerte mayor tiene algo positivo»: *ibid.*

117 Pero Oscar Wilde nos dio este consejo: citado en Merkin, *op. cit.*

6. EL VALOR DEL PROCESO DE ENVEJECIMIENTO

122 Observen esta descripción de Van Winkle, un reserva especial de doce años: *www.missionliquor.com/Store/Qstore/Qstore.cgi.*

122 «Mi familia siempre ha creído...»: *www.Cocktailtimes.com/distillery/ky/4.aging.shtml.*

122 «El whisky viejo es simplemente más interesante...»: Julian Van Winkle III, comunicación personal, 2004.

125 Un experto lo describe así: *www.bbr.com.*

126 He aquí lo que dice la página web de Chateau d'Yquem: *www.chateau-Yquem.com.*

127 «el salto de la leche hacia la inmortalidad»: Clifton Fadiman (1904–99), presentador de radio, autor y editor estadounidense.

129 En *The New Yorker,* leí un reportaje: Burkhard Bilger, «Raw Faith», *The New Yorker,* 19 y 26 de agosto, 2003.

129 La abadía benedictina de Regina Laudis: Sara Davidson, «What They Did For Bliss», *O Magazine,* marzo, 2004 (disponible en *www.saradavidson.com;* ver también *www.abbeyofreginalaudis.com*).

132 «La carne de res, al igual que el buen vino, mejora con la edad»: *www.beefinfo.org/aging.cfm.*

133 «Sin embargo, nadie niega que la curación es básicamente un proceso...»: Richard Chamberlain, de Chamberlain's Steak & Chop House, Dallas, TX, citado en «Almost Everything You Need to Know About Dry Aged Beef», *www.askthemeatman.com/dry_aging_beef_info.htm.*

133 Jeffrey Steingarten, afirma lo siguiente: Jeffrey Steingarten, *It Must Have Been Something I Ate* (New York: Alfred A. Knopf, 2002), pp. 460–1.

134 El cedro de Jomon: Thomas Pakenham, *Remarkable Trees of the World* (New York: W. W. Norton & Co., 2002), pp. 50–1.

134 *El señor de los anillos:* J. R. R. Tolkien, *The Two Towers: Being the Second Part of the Lord of the Rings* (Boston: Houghton Mifflin, 1993), pp. 66 *ff.*

135 El venerable árbol de Tule, al sur de México: Pakenham, *op. cit.,* pp. 24–9.

136 Bonsai: *www.bonsaisite.com.*

137 Los pinos *bristlecone:* Pakenham, *op. cit.,* pp. 71–7; también *www.sonic.net/bristlecone/growth.html.*

137 He aquí lo que opina Leonard Hayflick sobre el tema: *How and Why We Age,* p. 35.

139   A finales del siglo diecinueve: Richard Ward, comunicación personal, 2004.

141   Ted y Virginia, una pareja de Tucson: Dennis Gaffney, «A Hand-Woven Treasure», www.pbs.org/wgbh/pages/roadshow/series/highlights/2002/tucson/tucson_follow1.html.

143   La epidemia de gripe de 1918 que asoló Filadelfia: John M. Barry, *The Great Influenza: The Epic Story of the Deadliest Plague in History* (New York: Penguin, 2004), pp. 197–227.

8. CUERPO I: UNA PIZCA DE PREVENCIÓN

154   La secuenciación del genoma humano: para obtener información sobre el Proyecto Genoma Humano, visite *www.genome.gov.*

154   Estudios de gemelos monozigóticos: Jeff Wheelwright, «Study the Clones First», *Discover* 25 (8), agosto de 2004.

155   La dieta y el cáncer de mama: *http://envirocancer.cornell.edu/Link/Diet/link.diet.cfm.*

157   No sucede así en las culturas tribales «primitivas»: Marshall David Sahlins, *Stone Age Economics* (Chicago: Aldine, 1972).

158   «niveles del colesterol fraccionado»: H. Robert Superko (con Laura Tucker), *Before the Heart Attacks: A Revolutionary Approach to Detecting, Preventing, and Even Reversing Heart Disease* (Emmaus, PA: Rodale Press, 2003).

158   Tomografía computarizada de haz de electrones (TCEB): «American College of Cardiology/American Heart Association Expert Consensus Document on Electron-Beam Computed Tomography for the Diagnosis and Prognosis of Coronary Artery Disease», *Journal of the American College of Cardiology* 36, 326–40, 2000.

164   Es muy posible que nuestros criterios sobre la obesidad: Paul Campos, *The Obesity Myth: Why America's Obsession with Weight Is Hazardous to Your Health* (New York: Gotham Books, 2004).

164   Ahora simplemente digo que aquellos que tienen un ligero sobrepeso en la edad adulta: *ibid.*

9. CUERPO II: LA DIETA ANTI-INFLAMATORIA

170   La frecuencia del asma se ha incrementado en todo el mundo por razones desconocidas: A. J. Woolcock y J. K. Peat, «Evidence for the Increase in Asthma Worldwide», *CIBA Foundation Symposia* 206, 122–34, 134–9, 157–9, 1997.

170   Actualmente los cardiólogos están de acuerdo en que la causa real es la inflamación: J. Danesh, P. Whincup, M. Walker *et al.*, «Low Grade

Inflammation and Coronary Heart Disease: Prospective Study and Updated Meta-Analysis», *British Medical Journal* 321, 199–204, 2000.

171   Un neurólogo especializado: David Perlmutter, *Brain Recovery.com: Powerful Therapy for Challenging Brain Disorders* (Naples, FL: Perlmutter Health Center, 2000).

171   Los estudios más recientes indican que quizá sea debido a una micro-inflamación: G. Barbara *et al.*, «A Role for Inflammation in Irritable Bowel Syndrome?» *Gut* 51, i41–4, 2002.

174   Sir John Vane: See *http://nobelprize.org/medicine/laureates/1982/.*

174   Numerosos especialistas en nutrición creen que en el pasado la dieta del ser humano presentaba la misma proporción entre los ácidos grasos omega-6 y omega-3: Andrew Weil, *Eating Well for Optimum Health: The Essential Guide to Bringing Health and Pleasure Back to Eating* (New York: Quill, 2001); Walter C. Willett and P. J. Skerrett, *Eat, Drink, and Be Healthy: The Harvard Medical School Guide to Healthy Eating* (New York: Free Press, 2002); Artemis P. Simopoulos y Jo Robinson, *The Omega Diet: The Lifesaving Nutritional Program Based on the Diet of the Island of Crete* (New York: HarperPerennial, 1999).

178   Los AGE pueden fomentar inflamaciones de forma directa: R. C. de Groof, «Remodeling of Age- and Diabetes-Related Changes in Extracellular Matrix», *Proceedings of 10th International Association of Biomedical Gerontology* (New York Academy of Sciences, 2003).

184   El doctor David Heber: *What Color Is Your Diet?* (New York: Regan Books, 2002).

185   Antocianinas: «Special Issue on Anthocyanins—More Than Nature's Colours», *Journal of Biomedicine and Biotechnology* 2004 (5), 1 de diciembre, 2004.

185   Frutas y verduras cultivadas de forma orgánica: D. K. Asami *et al.*, «Comparison of the Total Phenolic and Ascorbic Acid Content of Freeze-Dried and Air-Dried Marionberry, Strawberry, and Corn Grown Using Conventional, Organic, and Sustainable Agricultural Practices», *Journal of Agriculture and Food Chemistry* 51 (5), 1237–41, 2003.

186   En un prefacio del programa: Izabela Konczak y Wei Zhang, «Anthocyanins—More Than Nature's Colours», *Journal of Biomedicine and Biotechnology* 2004 (5), 239, 1 de diciembre, 2004.

188   Todos los tés de verdad: Ver *www.teahealth.co.uk.*

189   Carotenoides: H. Pfander, «Carotenoids: An Overview», *Methods in Enzymology* 213, 3–13, 1992; H. Nishino, «Cancer Prevention by Carotenoids», *Mutation Research* 402, 159–63, 1998. Ver también *www.astaxanthin.org/carotenoids.htm.*

191 Nuevos compuestos benéficos para la salud en las plantas: Ver *http://www.barc.usda.gov/bhnrc/pl/*.

191 Compuestos de las plantas que ingerimos son capaces de modificar la expresión de nuestros genes: Anne Underwood y Jerry Adler, «Diet and Genes», *Newsweek,* 17 de enero, 2005.

10. CUERPO III: SUPLEMENTOS Y REMEDIOS NATURALES

192 Ahora dicen que son peligrosos: «CR Investigates: Dangerous Supplements Still at Large», *Consumer Reports* 69 (5), 12 de mayo, 2004.

193 Por ejemplo, la naturaleza produce la vitamina E en un complejo: M. G. Traber y L. Packer, «Vitamin E: Beyond Antioxidant Function», *American Journal of Clinical Nutrition* 62, 1501S–9S, 1995. Ver también *http://ods.od.nih.gov/factsheets/vitamine.asp*.

193 El betacaroteno por si sólo puede llegar incluso a aumentar el riesgo de enfermarse de cáncer: vea las citas de la p. 138 anterior.

194 indol-3-carbinol: C. M. Cover *et al.,* «Indole-3-carbinol Inhibits the Expression of Cyclin-dependent Kinase-6 and Induces a G1 Cell Cycle Arrest of Human Breast Cancer Cells Independent of Estrogen Receptor Signalling», *Journal of Biological Chemistry* 273 (7), 3838–47, 1998.

196 Ames investigó los efectos de dos suplementos dietéticos en ratas: T. N. Hagen *et al.,* «Feeding Acetyl-L-carnitine and Lipoic Acid to Old Rats Significantly Improves Metabolic Function While Decreasing Oxidative Stress», *Proceedings of the National Academy of Sciences* 99 (4), 1870–5, 2002.

196 Juvenon: Ver *www.juvenon.com*.

196 El *Berkeley Wellness Letter* de agosto de 2003: «The Latest on ALA». Ver *www.berkeleywellness.com/html/ds/dsAlphaLipoicAcid.php*.

199 Co-Q-10: Vaya a *www.cancer.gov* y busque Coenzima Q PDQ.

199 proantocianidinas o PCO: Michael Murray y Joseph Pizzorno, eds. *The Textbook of Natural Medicine.* 2ª ed. (Londres: Churchill Livingston; 1999), pp. 899–902.

200 Ácido alfa-lipoico: Vea *www.lef.org/abstracts/codex/alpha_lipoic_acid_abstracts.htm*.

200 Jengibre y cúrcuma: En relación al jengibre ver Mark Blumenthal *et al.,* eds., *The ABC Clinical Guide to Herbs* (Austin, TX: American Botanical Council, 2003), pp. 171–83. En relación a la cúrcuma ver *www.new-chapter.com*.

202 Aspirina: Diar Muid Jeffreys, *Aspirin: The Remarkable Story of a*

Wonder Drug (New York: Bloomsbury USA, 2004). Ver también *www.aspirin-foundation.com/uses/aspirin-cancer/*.

202 Ibuprofeno: *www.nlm.nih.gov/medlineplus/print/druginfo/medmaster/a682159.htm*.

205 Astrágalo: Dennis J. McKenna, Kenneth Jones, Kerry Hughes y Sheila Humphrey, *Botanical Medicines: The Desk Reference for Major Herbal Supplements* 2ª ed., (New York: The Haworth Herbal Press, 2002), pp. 1–17.

205 Las setas que potencian el sistema inmunitario: Christopher Hobbs y Harriet Beinfield, *Medicinal Mushrooms: An Exploration of Tradition, Healing & Culture* (Santa Cruz, CA: Botanica Press, 2003). Ver también *www.fungi.com*.

206 Leche de cardo: McKenna *et al., op. cit.,* pp. 765–808.

207 Ginseng: *ibid.,* pp. 505–547.

207 Ginseng de raíz de eleutero: *ibid.,* 255–71.

208 Raíz ártica: Ver referencia para la p. 68 arriba.

208 Cordyceps: McKenna *et al., op. cit.,* pp. 169–84.

208 Marco Tulio Cicerón escribió: *De Senectute,* traducido por E. S. Shuckburgh; se puede encontrar el texto íntegro de la obra en *http://ancienthistory.about.com/library/bl/bl_text_cicero_desenec.htm*.

209 Testosterona: Catharyn T. Liverman, Dan G. Blazer y National Research Council, *Testosterone and Aging: Clinical Research Directions* (Washington, DC: National Academies Press, 2004). Ver también *www.mayoclinic.com/invoke.cfm?id=MC00030*.

209 Bufera: Ver *www.herbmed.org/Herbs/Herb136.htm*.

11. CUERPO IV: ACTIVIDAD FÍSICA

211 Estudio sobre el envejecimiento de la Fundación MacArthur: John W. Rowe y Robert L. Kahn, *Successful Aging* (New York: Pantheon Books, 1998), pp. 97–111.

211 He aquí la descripción de uno de ellos: Anthony Faiola, «Old But Not Retiring: Japan's Astoundingly Healthy Seniors Climb Peaks, Cross Deserts, Sail Seas», *The Washington Post,* 10 de octubre, 2004, p. A-01.

214 Las lesiones repetidas derivadas de fuertes impactos, como sucede en el fútbol americano y el fútbol: Barry Yeoman, «Lights Out: Can Contact Sports Lower Your Intelligence», *Discover* 25 (12), diciembre 2004.

214 Quizá esa es la razón por la cual la esclerosis lateral amiotrófica se manifiesta con más frecuencia entre los atletas: N. Scarmeas *et al.,* «Premorbid Weight, Body Mass, and Varsity Athletics in ALS», *Neurology* 59, 773–5, 2002.

224 Incluso puede mejorar el bienestar físico y mental de los ancianos: Wayne Westcott *et al.*, «Strength Training Elderly Nursing Home Patients», *Mature Fitness* (formerly *Senior Fitness Bulletin*) 6 (4), 1999; disponible en Internet en *www.seniorfitness.net/strength.htm*.

225 Método Pilates: *www.pilatesmethodalliance.org*.

226 Yoga: Rodney Yee: *Moving Toward Balance: 8 Weeks of Yoga with Rodney Yee* (Emmaus, PA: Rodale Press, 2004).

227 La gente mayor que practica tai chi tiene menos probabilidades de caerse: S. L. Wolf *et al.*, «Intense Tai Chi Exercise Training and Fall Occurrences in Older, Transitionally Frail Adults: A Randomized Controlled Trial», *Journal of the American Geriatrics Society* 51 (12), 1693–1701, 2003.

12. CUERPO V: SUEÑO Y DESCANSO

231 La gente que echa siestecitas suele disfrutar de mejor salud y efectividad mental: Scott S. Campbell *et al.*, «Effects of a Nap on Nighttime Sleep and Waking Function in Older Subjects», *Journal of the American Geriatrics Society* 53 (1), 48, 2005.

232 Los antropólogos subrayan que en las culturas «primitivas»: ver referencia en p. 251 arriba.

235 Doctor Rubin Naiman: comunicación personal, 2005. Ver también *www.drnaiman.com*.

236 La llegada de la noche traía peligros: A. Roger Ekirch, *At Day's Close: Night in Times Past* (New York: W. W. Norton, 2005).

237 Tanto el doctor Naiman como yo creemos que es importante acceder a ese reino: Andrew Weil, *The Marriage of the Sun and Moon: Dispatches from the Frontiers of Consciousness,* edición revisada, (Boston: Houghton Mifflin, 2004).

238 Preste atención a la higiene del sueño: *www.thesleepsite.com/hygiene. html*. Ver también Andrew Weil, *Natural Health, Natural Medicine*, capítulo 6.

239 Melatonina: *www.ahrq.gov/clinic/epcsums/melatsum.htm*.

13. CUERPO VI: CONTACTO HUMANO Y LA SEXUALIDAD

240 El contacto humano es un requisito básico: Robert W. Hatfield, «Touch and Human Sexuality», en V. Bullough y A. Stein, eds., *Human Sexuality: An Encyclopedia* (New York: Garland Publishing, 1994).

241 Existen investigaciones que apuntan a que los ancianos que mantienen sexualmente activos: Warren E. Leary, «Older People Enjoy Sex,

Survey Says», *New York Times,* 29 de septiembre, 1998, p. F-8;
Debora Demeter, «Sex and the Elderly», texto completo disponible en
www.umkc.edu/sites/hsw/age/.

243 Hay incluso servicios de citas por Internet para la tercera edad: Por
ejemplo, *www.SeniorCupid.com.*

14. MENTE I: ESTRÉS

244 Cortisol...es tóxico para las neuronas: Robert M. Sapolsky, *Why
Zebras Don't Get Ulcers: An Updated Guide to Stress, Stress-Related
Diseases, and Coping,* 2ª ed. (New York: W. H. Freeman, 1998).

245 La «respuesta de relajación»: Herbert Benson, *The Relaxation
Response* (New York: HarperTorch, 1976).

246 Recientemente, los científicos han demostrado: E. S. Epel *et al.,*
«Accelerated Telomere Shortening in Response to Life Stress»,
Proceedings of the National Academy of Sciences 101 (49), 17312–5,
2004.

15. MENTE II: PENSAMIENTOS, EMOCIONES, ACTITUDES

256 La depresión...puede atacar directamente sus defensas: L. McGuire *et
al.,* «Depressive Symptoms and Lymphocyte Proliferation in Older
Adults», *Journal of Abnormal Psychology,* 111 (1), 2002.

256 Terapia cognitiva conductual: Judith S. Beck, *Cognitive Therapy:
Basics and Beyond* (New York: Guilford Press, 1995).

257 Quinientos años antes, el Buda enseñaba: Ron Leifer, *The Happiness
Project: The Three Poisons That Cause the Suffering We Inflict on
Ourselves and Others* (Ithaca, NY: Snow Lion Publications, 1997).

257 Además, estas nuevas formas de psicoterapia son eficaces: Ver
www.cognitivetherapy.com.

257 Martin E.P. Seligman: *Learned Optimism* (New York: Alfred A.
Knopf, 1971).

259 *Don't Think of an Elephant:* George Lakoff, *Don't Think of an
Elephant!* (White River Junction, VT: Chelsea Green Publishing,
2004), p. 53.

262 Reducción del Estrés Basada en la Consciencia (MBSR): Ver la página
web del Center for Mindfulness in Medicine, Health Care, and
Society (CFM) en *www.umassmed.edu/cfm.*

262 Doctor Madan Kataria: *www.laughteryoga.org.*

16. MENTE III: MEMORIA

265 El sistema nervioso central es altamente plástico: R. K. Carlin and P. Siekevitz, «Plasticity in the Central Nervous System: Do Synapses Divide?» *Proceedings of the National Academy of Sciences* 80 (11), 3517–21, 1983.

266 La nicotina afecta la química cerebral de muchas formas: Wanda Hamilton, «Nicotine Benefits», texto completo con notas disponible en *www.forces.org/evidence/hamilton/other/nicotine.htm*. Ver también A. Ott *et al.*, «Effect of Smoking on Global Cognitive Function in Nondemented Elderly», *Neurology* 62, 920–4, 2004.

267 Ginkgo...se ha demostrado que ralentiza el avance de la demencia: P. L. LeBars *et al.*, «A Placebo Controlled Double-blind, Randomized Trial of an Extract of *Ginkgo biloba* for Dementia», *Journal of the American Medical Association* 278, 1327–32, 1997. Un grupo imparcial, el Alzheimer Research Forum, dice: *www.alzforum.org/dis/tre/drt/gingko.asp*.

268 Fosfatidilserina, o FS: T. H. Crook *et al.*, «Effects of Phosphatidylserine in Age-Associated Memory Impairment», *Neurology* 41 (5), 644–9, 1991.

271 Un estudio que informa que los sujetos bilingües: E. Bialystock, «Bilingualism May Counter Effects of Aging», *Psychology and Aging* 19, 290–303, 2004.

17. ESPÍRITU I: ESENCIA INMUTABLE

275 Kathleen Dowling Singh: «Taking a Spiritual Inventory», entrevista de la cadena de televisión PBS, del programa *On Our Own Terms: Moyers on Dying*, 2000, transcripción disponible en *www.pbs.org/wnet/onourownterms/articles/inventory2.html*.

276 Como escribió Joseph Campbell: *The Hero with a Thousand Faces*, reedición, (Princeton, NJ: Princeton University Press, 1972), pp. 56–7.

18. ESPÍRITU II: HERENCIA DE NUESTRO SER

280 He estudiado ejemplos de esta literatura: Harold Abrahams, ed., *Hebrew Ethical Wills* (Philadelphia: The Jewish Publication Society of America, 1926, edición facsímil de 1976).

281 Un gran número de personas se decanten hoy en día por el testamento ético: Barry K. Baines, *Ethical Wills: Putting Your Values on Paper* (Cambridge, MA: Perseus Publishing, 2001); Barry K. Baines, *The Ethical Will Writing Guide Workbook* (Minneapolis, MN: Josaba Ltd., 2001). Ver también *www.ethicalwill.com*.

Agradecimientos

Para escribir este libro tuve que investigar mucho. Tuve la suerte de que muchas personas me ayudaron a identificar, recopilar y evaluar la información relevante. Entre ellas, el doctor Howard Silverman, el doctor Seymor Reichlin, el doctor Jay Olshansky, el profesor Fernando Gil-Torres, el doctor Rubin Naiman y la doctora Victoria Maizes. Un agradecimiento muy especial al equipo de Rebus por preparar un excelente resumen de la investigación sobre la lipofuscina, un pigmento del envejecimiento.

Entre otros que han aportado material a estas páginas, están Deborah Coryell, Adele Simmons, Kathy Goodman, Paul Stamets, la madre Noella Marcellino de la Abadía de Regina Laudis, Julian P. Van Winkle III de la Old Rip Van Winkle Distillery y Richard Ward de Ifshin Violins.

Le estoy agradecido a mis amigos Tim McLean y Yoshiko Takaoka, en Shizuoka, Japón, por presentarme a Okinawa y facilitarme allí contactos y servicios de traducción junto con Remi Ie. Los doctores Bradley y Craig Willcox también me ayudaron a conocer a gente en esas maravillosas islas, al igual que el doctor David Itokazu y el señor Hazama Yasuyuki, de Ishigaki.

Varias personas leyeron versiones preliminares del manuscrito y me hicieron valiosas sugerencias para mejorarlo, especialmente Kathy Goodman. También quiero dar las gracias a Sara Davidson, al doctor Jim Nicolai y al doctor Dan Shapiro.

Mi socio médico, el doctor Brian Becker, fue el responsable de comprobar los datos y reunir la bibliografía. Hizo un trabajo de primera que le agradezco mucho.

En casa conté con la ayuda de Richard Baxter, Karen Hill y Dena Jaffee, además de disfrutar de la siempre agradable compañía de Daisy y Jambo.

Mi editor en Alfred A. Knopf, Jonathan Segal, hizo su magia habitual al pulir el manuscrito para su publicación. Su ayuda fue siempre bienvenida. Como siempre, estoy encantado de contar con el apoyo de Sonny Mehta y de mi agente, Richard Pine.

Vail, Arizona
Febrero 2005

Índice